JN029233

メディカルスタッフ
のための

栄養療法ハンドブック

改訂
第3版

編集 佐々木雅也

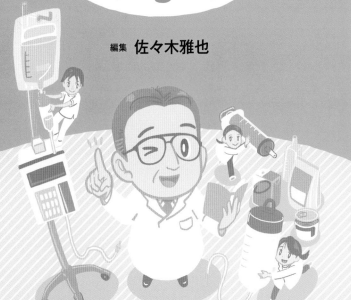

南江堂

■編　集

佐々木雅也　ささき　まさや　甲南女子大学医療栄養学部医療栄養学科 教授
　　　　　　　　　　　　　　　　滋賀医科大学 客員教授

■執　筆（執筆順）

神谷　貴樹　かみや　たかき　滋賀医科大学医学部附属病院薬剤部
　　　　　　　　　　　　　　　　医薬品安全管理室長／医療安全管理部 副部長
佐々木雅也　ささき　まさや　甲南女子大学医療栄養学部医療栄養学科 教授
　　　　　　　　　　　　　　　　滋賀医科大学 客員教授
栗原　美香　くりはら　みか　滋賀医科大学医学部附属病院栄養治療部
　　　　　　　　　　　　　　　　主任管理栄養士
西田　　香　にしだ　かおり　滋賀医科大学医学部附属病院栄養治療部
　　　　　　　　　　　　　　　　管理栄養士

改訂第3版の序

　栄養サポートチーム（NST）は全国で1,600以上の病院で稼働し，組織横断的な活動が展開されています．また病棟担当管理栄養士，病棟担当薬剤師が，それぞれ受け持つ病棟の患者さんの栄養管理に関わるのが日常となっています．またICUにおいても，管理栄養士が担当医と密に連携し，栄養管理に深く関わるようになってきました．

　2014年3月に発刊した『メディカルスタッフのための栄養療法ハンドブック』は，NST回診やベッドサイドでの栄養管理に広くご活用いただきました．成書に劣らない内容を含みながら，ポケット版で，白衣などにも入れることができ，辞書代わりにも活用していただきました．今回，2019年の改訂第2版に続いて，改訂第3版を発刊することとなりました．栄養アセスメント手法として，新たにGLIM基準を紹介しました．各疾患の診療ガイドラインは最新版に刷新し，新たに認知症，妊婦・授乳婦，神経疾患の項目を追加しました．さらにNST活動でも有用と思われる内容として，栄養療法に関連した薬剤投与の項目も新たに作成しました．

　各項目は原則として1頁に収まるように工夫し，臨床の現場で必要とされる実践的な内容を網羅するように工夫しました．病院での栄養管理，あるいは在宅での栄養管理に，広くご使用いただける一書になっております．常に持ち歩いて，ご活用いただければ幸いです．

2024年1月

佐々木雅也

目 次

準備編

実践編

付録

準 備 編

I 解剖・生理

1 口腔・食道の解剖と摂食・嚥下の流れ

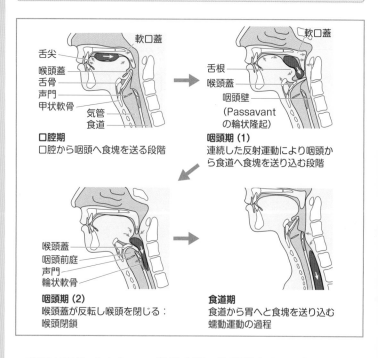

口腔期
口腔から咽頭へ食塊を送る段階

咽頭期 (1)
連続した反射運動により咽頭から食道へ食塊を送り込む段階

咽頭期 (2)
喉頭蓋が反転し喉頭を閉じる：喉頭閉鎖

食道期
食道から胃へ食塊を送り込む蠕動運動の過程

（図中ラベル：軟口蓋、舌尖、喉頭蓋、舌骨、声門、甲状軟骨、気管、食道、舌根、喉頭蓋、咽頭壁（Passavantの輪状隆起）、喉頭蓋、咽頭前庭、声門、輪状軟骨）

● 嚥下は咽頭に入るまでの2期（先行期，準備期）を含め，合計5期に分類される．
  ① 先行期：食物を口に入れる前に，食物を認知し，何をどれぐらい食べるか決定する段階．
  ② 準備期：口腔内に食物が取り入れられ，咀嚼されて嚥下しやすいように食塊が形成される段階．
  ③ 口腔期：食塊を口腔から咽頭へと送る段階．
  ④ 咽頭期：咽頭から食道へ食塊が送り込まれる反射運動の過程．協調運動と蠕動運動によって下方へ送り込まれる．
  ⑤ 食道期：食塊が食道の蠕動運動と重力によって胃まで運ばれる過程．

2 口腔・咽頭の知覚神経支配と唾液分泌

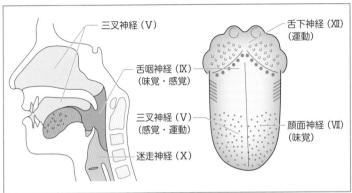

[日本静脈経腸栄養学会（編）：コメディカルのための静脈経腸栄養ハンドブック，南江堂，p3，2008を参考に著者作成]

- 摂食・嚥下には，主に三叉神経，顔面神経，舌咽神経，迷走神経が関連する．
  - 三叉神経：舌の前方2/3，口蓋の前方の温痛覚・触覚，咀嚼運動．
  - 顔面神経：舌の前方2/3の味覚，舌下腺・顎下腺からの唾液分泌．
  - 舌咽神経：舌の後方1/3の味覚，温痛覚・触覚．耳下腺からの唾液分泌．咽頭の感覚や嚥下に関わる挙上運動．
  - 迷走神経：咽頭・喉頭運動や感覚．自律神経系としての唾液分泌．
- 舌咽神経と迷走神経は口蓋・咽頭の機能や知覚を重複して司る咽頭神経叢を形成する．
- 舌の運動には咽頭神経叢と舌下神経が関連する．
  - 咽頭神経叢：口蓋舌筋の運動を司る．
  - 舌下神経：口蓋舌筋以外の外舌筋および内舌筋の運動を司る．
- 食物を咀嚼し，運搬する過程では口腔粘膜に広く存在する小唾液腺から分泌される唾液の存在が重要である．
  - 耳下腺：糖質の消化に関与するアミラーゼを含み，漿液性である．
  - 顎下腺：唾液の大部分を占める．大半が漿液性で一部粘液性の唾液．
  - 舌下腺：ほぼ完全に粘液性の唾液．ムチンを多く含む．

3 消化管の解剖

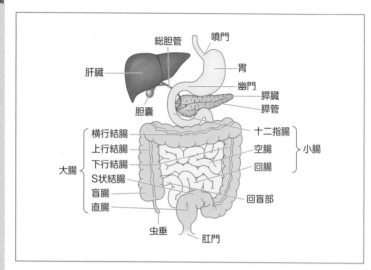

- 食道から続く消化管は，胃→小腸(十二指腸→空腸→回腸)→大腸(上行結腸→横行結腸→下行結腸→S状結腸→直腸)→肛門へと続く．
- 消化管は嚥下によって運ばれてきた食塊を消化し，分解された三大栄養素(糖質・たんぱく質・脂質)，食事に含まれていた電解質やビタミン，微量元素を吸収する．あるいは，生体活動によって代謝された老廃物や水分を便として排泄する．
- 口腔から食道までと肛門部は重層扁平上皮で覆われているのに対し，胃から大腸にかけては物質の吸収や分泌を行う単層円柱上皮で覆われている．
- 肝臓は，三大栄養素の代謝において重要な役割を果たす．特に，糖代謝(グリコーゲンの合成・分解，糖新生によるグルコースの供給)は肝臓の機能の中でもきわめて重要である．
- 膵臓は，外分泌腺として消化酵素や強アルカリ性の膵液を分泌し，三大栄養素すべての消化に関わっている．また内分泌機能としてインスリンやグルカゴンを分泌し，血糖値をコントロールする役割も担っている．

4 各種栄養素の吸収部位

十二指腸で吸収
ビタミンA，B₁，鉄，銅，脂肪酸，カルシウム，単糖類，グリセロール，アミノ酸，モノアシルグリセリド，亜鉛

回腸近位で吸収
カリウム

回腸遠位で吸収
ビタミンB₁₂

回腸全体で吸収
胆汁酸，ビタミンB₁，B₂，B₆，D，E，K，パントテン酸，ヨウ素，カルシウム，水分，マグネシウム，リン，電解質，カルニチン

結腸で吸収
水分，短鎖脂肪酸，ビオチン，電解質，カルニチン

空腸近位で吸収
ビタミンA，ビタミンB類，葉酸，鉄，亜鉛

空腸遠位で吸収
ジペプチド

空腸全体で吸収
単糖類，アスコルビン酸，アミノ酸，グリセロール，脂肪酸，コレステロール，モノアシルグリセリド，葉酸，ビオチン，鉄，亜鉛，セレン，ビタミンB₁，B₂，B₆，D，E，K，パントテン酸，ヨウ素，カルシウム，マグネシウム，リン，水分，電解質，カルニチン

- 十二指腸では，三大栄養素分解物以外に，ビタミンA・B₁などが吸収される．また，鉄，亜鉛などの微量元素やカルシウムも吸収される．
- 空腸では，三大栄養素分解物をはじめ，脂溶性ビタミン，水溶性ビタミン，微量元素など多くの成分が吸収される．特に空腸遠位部では，ジペプチド，トリペプチドを特異的に吸収するトランスポーターが多く存在する．
- 回腸では，回腸近位でカリウムが，回腸遠位でビタミンB₁₂がそれぞれ吸収される．十二指腸に分泌された胆汁酸の大部分は回腸全体で再吸収され，腸肝循環される．
- 結腸では，腸内細菌によって分解された食物繊維に由来する短鎖脂肪酸，ビオチン，電解質などが吸収される．
- 食物や分泌液によって消化管に流入する水分は毎日約10 Lといわれているが，そのほとんどが小腸で吸収されるため，大腸に流入する量は約1 L程度となる．大腸でもその大半を吸収するため，便中に排泄される水分量は100 mL程度にすぎない．
- カルニチンを吸収するトランスポーターは小腸から大腸にかけて広く存在する．少量では効率よく吸収されるが，高用量では吸収率が頭打ちとなる．

準備編

5 主な消化管ホルモンと生理作用

ホルモン	作用	分泌する細胞
ガストリン	胃液分泌，噴門を閉じる	胃前庭部，上部小腸のG細胞
コレシストキニン（パンクレオチミン）	消化酵素を含む膵液分泌，胆嚢収縮，胃液分泌抑制	十二指腸のI細胞
セクレチン	胃液分泌抑制，胆汁産生，膵液への水・重炭酸分泌，幽門を閉じる	十二指腸のS細胞
モチリン	胃腸内容推進運動	小腸
ソマトスタチン	ガストリン，セクレチン，胃液，成長ホルモン，インスリン，グルカゴンの分泌抑制	膵D細胞，胃，十二指腸
インクレチン（GIP[*1], GLP-1[*2]）	血糖依存性のインスリン分泌，摂食抑制，グルカゴン分泌抑制（特にGLP-1）	十二指腸のK細胞（GIP），十二指腸のL細胞（GLP-1）
GLP-2[*3]	腸管粘膜の増殖，バリア機能の維持，栄養素の吸収促進，摂食抑制	回腸，結腸のL細胞
グレリン	摂食促進，体重増加，成長ホルモン分泌促進	胃，腸管，視床下部など

[*1] GIP：グルコース依存性インスリン分泌刺激ポリペプチド
[*2] GLP-1：グルカゴン様ペプチド-1
[*3] GLP-2：グルカゴン様ペプチド-2

● ガストリンは，食物の物理化学的刺激により分泌し，胃液分泌や胃運動を促進するとともに，食物の小腸への流入を促す．
● コレシストキニン（パンクレオチミン）は，十二指腸にたんぱく質分解産物や脂肪酸が送られることによって分泌し，消化酵素に富む膵液の分泌を促す．また，胆嚢を収縮させ内容物と脂肪の混和を促す．
● セクレチンは，強酸性の胃内容物が流入することにより分泌し，胃液分泌を抑制し，膵液への水・重炭酸分泌を促す．また，幽門を閉じることで膵液が胃へ逆流するのを防いでいる．
● モチリンは，主に十二指腸〜空腸で分泌される消化管ホルモンで，進行性胃腸運動を調節する．この運動により，消化管の内容物が肛門側へと送られる．
● ソマトスタチンは，消化管の内分泌・外分泌機能を抑制する．
● インクレチンは，消化管からのグルコース吸収に伴ってインスリン分泌を促進するホルモンの総称である．
● GLP-2は，小腸の形態・消化吸収の恒常性の維持に寄与する．
● グレリンは，摂食促進や体重増加，消化管機能調節などエネルギー代謝調節に関わる末梢由来の摂食促進ホルモンである．

6 栄養素の消化過程と消化酵素

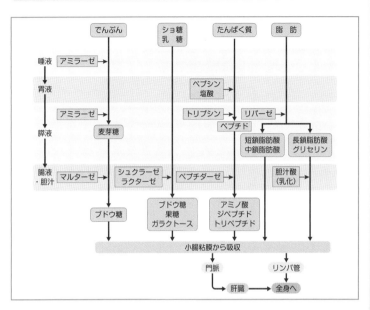

- 多糖類であるでんぷんは，唾液のアミラーゼや膵アミラーゼによって二糖類である麦芽糖に分解され，マルターゼによってブドウ糖に分解されて吸収される．ショ糖，乳糖も二糖類であり，最終的には単糖類であるブドウ糖，果糖（フルクトース），ガラクトースに分解されて吸収される．
- たんぱく質は胃でペプシンや胃酸による消化を受け，膵液によってペプチドにまで分解され，小腸粘膜上皮の刷子縁膜に存在するペプチダーゼによってアミノ酸やジペプチド，トリペプチドにまで消化されて吸収される．
- 脂肪はリパーゼによって脂肪酸とグリセリンに分解され，胆汁酸によって乳化（ミセル化）されて吸収される．
- ブドウ糖やアミノ酸といった水溶性栄養素は小腸粘膜から吸収された後，門脈を通って肝臓へ送り込まれる．一方，乳化により吸収された疎水性栄養素はリンパ管を通って静脈へ流入する．

7 便秘の病態と原因疾患

慢性便秘症の分類

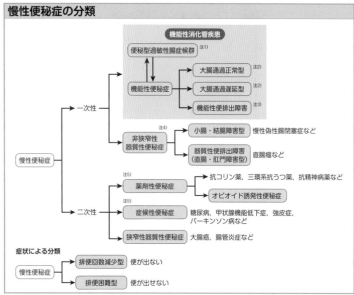

注1) 機能性便秘症と便秘型過敏性腸症候群は連続したスペクトラムと考えられる疾患であり，明確に鑑別するのが困難である．
注2) 現時点では大腸通過時間を正確に評価できるmodalityがないため，今後の検討課題である．
注3) 機能性便秘症および便秘型過敏性腸症候群に合併するひとつの病型である．骨盤底筋協調運動障害，会陰下降症候群も含む．
注4) 腸管の形態変化を伴うもの．正常から明らかに逸脱する消化管運動障害を伴う慢性便秘症が含まれる．
注5) 必ずしも，機能性便秘症および非狭窄性器質性便秘症と区別できるものではない．
［日本消化器学会（編）：便通異常症診療ガイドライン2023―慢性便秘症，南江堂，p5，2023より許諾を得て転載］

- 便秘は，「本来排泄すべき糞便が大腸内に滞ることによる兎糞状便・硬便，排便回数の減少や，糞便を快適に排出できないことによる過度な怒責，残便感，直腸肛門の閉塞感，排便困難感を認める状態」と定義される（便通異常症診療ガイドライン2023―慢性便秘症）．
- 食習慣や生活習慣の改善，摘便，薬物療法などによる保存的治療が基本であるが，病態や疾患によっては外科的治療が選択される．
- 薬物療法（227頁参照）では，古くから内服薬として浸透圧性下剤や刺激性下剤，プロバイオティクス，消化管運動賦活薬，漢方薬などが使用される．外用薬として坐剤や浣腸が使用される．近年，これまでとは異なる機序の新しい便秘薬が登場し，原因に応じた対応の選択肢が増えた．

8 下痢の病態と原因疾患

	浸透圧性・吸収不良性下痢	滲出性下痢	分泌性下痢	運動亢進性下痢
機序	腸管内の高浸透圧物質過剰，水分・物質の吸収不良	腸粘膜の炎症による滲出	腸粘膜の分泌亢進	腸の運動亢進
特徴	絶食で改善	血便，潜血反応陽性熱，炎症反応		
急性	薬剤性大腸炎(ソルビトール，塩類下剤，胆汁酸製剤)，アブラソコムツ(魚類)	感染性腸炎，虚血性腸炎，移植片対宿主病(GVHD)	感染性腸炎(特にコレラ)	冷飲料
慢性	短腸症候群，Crohn病，慢性膵炎，輸入脚症候群，乳糖不耐症	Crohn病，潰瘍性大腸炎，放射線性腸炎	Zollinger-Ellison症候群，WDHA症候群	過敏性大腸炎

WDHA症候群：watery diarrhea-hypokalemia-achlorhydria syndrome

- 下痢とは，「種々の要因により糞便中の水分量が増加した状態」であるが，個人の主観も関係する.
- 下痢は，その持続期間と病態により分類される.
  - 浸透圧性・吸収不良性下痢は，高浸透圧性物質(ソルビトール，ラクツロース)過剰や，水分や物質の吸収不良によって起こる.
  - 滲出性下痢は，腸炎や移植後の移植片対宿主病(graft-versus-host disease：GVHD)などに伴う腸粘膜の炎症による滲出に起因する下痢であり，炎症反応や血便を伴う場合が多い.
  - 分泌性下痢は，感染性腸炎やガストリン産生腫瘍であるZollinger-Ellison症候群などでみられる腸粘膜の分泌亢進による下痢である.
  - 運動亢進性下痢は，冷飲料の多飲などの寒冷刺激で起こり，慢性的なものになると過敏性腸症候群など心理的な病態も関係する.
- Crohn病や潰瘍性大腸炎では，吸収不良性下痢や滲出性下痢が長期に持続することが多い.
- 原因が薬剤や食品の場合には，該当するものを中止し，感染性であれば抗菌薬の投与が必要となる. ここで，下痢という現象自体が自己防衛反応であることを認識し，安易に止痢薬を投与することは慎まなければならない.

準備編

9　嘔吐の病態と原因疾患

分類		原因疾患
反射性嘔吐	消化器疾患	通過障害(十二指腸潰瘍,膵がん,イレウスなど),膵炎,急性胃腸炎,胆石発作,虫垂炎
	その他	心筋梗塞,心不全,感染症,扁桃炎,乗り物酔い,Ménière(メニエール)病
中枢性嘔吐	頭蓋内圧亢進	脳腫瘍,脳出血,クモ膜下出血,脳炎,髄膜炎
	化学的受容器引金帯(CTZ)の刺激	腎不全,糖尿病ケトアシドーシス,アセトン血性嘔吐症,アルコール,抗がん薬
	大脳皮質や感覚器官からの刺激	悪臭,不快な光景

● 悪心・嘔吐は何らかの原因で,嘔吐中枢が刺激されることにより起こる.
● 嘔吐は反射性嘔吐と中枢性嘔吐に大別される.
　● 反射性嘔吐はイレウスや腫瘍による通過障害,膵炎などといった消化器疾患によるものとそれ以外に大別される.
　● 中枢性嘔吐では,脳腫瘍や脳出血によって頭蓋内圧が亢進し起こる場合や,抗がん薬などの薬剤が化学的受容器引金帯(chemoreceptor trigger zone:CTZ)を刺激することによって起こる場合,悪臭などの大脳皮質や感覚器官からの刺激で起こる場合がある.
● 脳圧の亢進による場合には,副腎皮質ステロイドやD-マンニトール,濃グリセリンが使用される.
● 化学療法や放射線治療,オピオイドなどの治療に付随して悪心・嘔吐が生じる場合には,国内外のガイドラインに沿って支持療法を検討する.
● 消化管閉塞に伴う場合には,外科手術や減圧を目的とした胃管挿入や経皮内視鏡的胃瘻造設術(percutaneous endoscopic gastrostomy:PEG)が適応となることがある.

II 三大栄養素の代謝と機能

1 糖質の働きと代謝

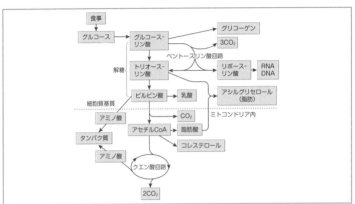

[Murray RK et al：ハーパー・生化学, 原書25版, 上代淑人(監訳), 丸善, p188, 2001を参考に著者作成]

- ●糖質は生体内の主要なエネルギー源であり, その分子の大きさから単糖類, 二糖類, 多糖類(少糖類を含む)に分類される.
  - 単糖類：グルコース(ブドウ糖), フルクトース(果糖)など.
  - 二糖類：ラクトース(乳糖), スクロース(ショ糖)など.
  - 多糖類：でんぷん, グリコーゲンなど.
- ●食事中に含まれる糖質は, 単糖類に分解されて吸収される.
- ●吸収されたグルコースは血糖として全身に運ばれ, 細胞質基質およびミトコンドリアにおいて解糖系, TCA回路, 水素伝達系を経て, エネルギー(アデノシン三リン酸：ATP), 水, 二酸化炭素を産生する.
- ●好気的条件下では, 解糖系の最終産物であるピルビン酸→アセチルCoAが生成され, TCA回路へと反応が続くのに対し, 嫌気的条件下では, ピルビン酸→乳酸が生成され反応が終了する.
- ●諸説あるが, 好気的解糖では最大38ATP, 最小30ATPを生成し, 嫌気的解糖では2ATPが生成される.
- ●余剰なグルコースは, グリコーゲンとして肝臓や筋肉へ貯蔵される.
- ●また, グリコーゲンとして貯蔵しきれないグルコースはトリアシルグリセロール(中性脂肪)へ変換されて脂肪組織に貯蔵される.

2 アミノ酸・タンパク質の働きと代謝

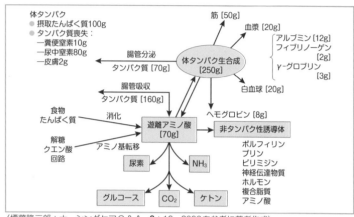

（標葉隆三郎：ナーシングケアQ＆A　8：16, 2006を参考に著者作成）

- タンパク質は身体の主な構成成分であり，多数のアミノ酸が重合した高分子化合物で，生体は20種類のアミノ酸から構成されている．
- 吸収されたアミノ酸（タンパク質）を含め，生体内のタンパク質の代謝は，遊離アミノ酸（新しいタンパク質の合成やエネルギー基質となる）を中心とした，タンパク質の合成と分解の両過程からなる．
- 全身の細胞内と細胞外液中に存在している遊離アミノ酸の集合体はアミノ酸プールと呼ばれ，アミノ酸供給拠点としての役割を果たしている．
- 体重の大幅な増減のないような成人では，この合成と分解の速度が釣り合った状態になっており，動的平衡状態を保っている．
- 短期飢餓では，骨格筋の分解が高まり糖原性アミノ酸が肝臓に供給される．一方，長期飢餓では，ケトン体からエネルギーを確保し，骨格筋の分解は抑制される．
- 侵襲時は，急性相タンパク質合成やエネルギー需要の増大に伴って体タンパク質が分解し異化亢進する．
- 異化亢進時にたんぱく質やエネルギー摂取が不足すると骨格筋の消耗につながる．

3 脂質の働きと代謝

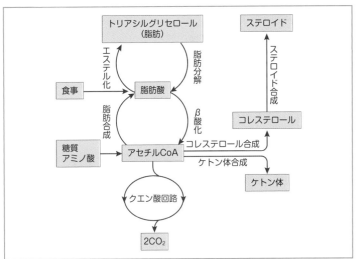

[Murray RK et al：ハーパー・生化学，原書25版，上代淑人（監訳），丸善，p189，2001を参考に著者作成]

- 脂質は，糖質と同様に生体の主要なエネルギー源であり，疎水性の生体膜を形成する.
- 吸収されたカイロミクロン中のトリアシルグリセロール（TG）は末梢血管壁に存在するリポタンパクリパーゼによって脂肪酸とグリセロールに分解される.
- 脂肪酸は脂肪組織に取り込まれて再エステル化され，TG として貯蔵される. また，筋肉に取り込まれた後，β酸化により数分子のアセチルCoA を産生し，エネルギー源となる.
- β酸化はミトコンドリア内で行われるが，その際，長鎖脂肪酸は運搬体であるカルニチンとの結合が必要不可欠なのに対し，短鎖・中鎖脂肪酸の β酸化にはカルニチンを必要としない.
- グリセロールは解糖系へ動員されたり，脂肪酸と同様に TG として貯蔵される.
- ケトン体は，アセト酢酸，β-ヒドロキシ酪酸，アセトンの総称で，脂肪酸酸化が非常に速く，処理能力を超えるアセチルCoA が産生された場合に肝ミトコンドリア内で生成され，肝外組織で利用される.

4 多価不飽和脂肪酸の代謝

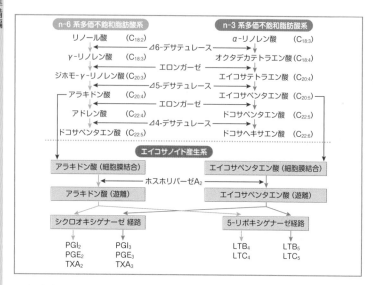

- 脂肪酸は，構成する炭素数により短鎖脂肪酸(6個以下)，中鎖脂肪酸(8～12個)，長鎖脂肪酸(12個以上)に分類され，構成する二重結合の数によって飽和脂肪酸，一価不飽和脂肪酸，多価不飽和脂肪酸に分けられる.

- さらに，多価不飽和脂肪酸は二重結合の場所によってn-3系，n-6系，n-9系多価不飽和脂肪酸に分類される.

- 多価不飽和脂肪酸の中には，ヒトの体内で合成できないが生体に必要不可欠な必須脂肪酸として，リノール酸，α-リノレン酸，アラキドン酸が存在する.

- 炭素数20個の化合物はエイコサノイドと呼ばれ，アラキドン酸やエイコサペンタエン酸から生成される生理活性質である. また，γ-リノレン酸(GLA)の代謝産物であるジホモ-γ-リノレン酸もエイコサノイドを生成する.

- アラキドン酸由来のプロスタグランジン(PG)，ロイコトリエン(LT)，トロンボキサン(TX)は生理活性が高いのに対し，n-3系多価不飽和脂肪酸はアラキドン酸生成を抑制し，アラキドン酸からのエイコサノイド生成を抑制する.

Ⅲ ビタミン・微量元素

1 水溶性ビタミンの作用および欠乏症

ビタミン名	一般名	腸内細菌合成	作用	欠乏症
ビタミンB₁	チアミン	×	糖質代謝，神経・消化器・心臓・血管系の機能調整	脚気，多発性神経炎，Wernicke脳症，乳酸アシドーシス
ビタミンB₂	リボフラビン	○	生体内酸化還元反応，発育促進	口内炎，口角炎，舌炎，脂漏性皮膚炎，眼の炎症性疾患，脂質代謝障害，貧血
ナイアシン	ニコチン酸アミド	○	生体内酸化還元反応	Pellagra，胃炎
パントテン酸	（同左）	○	CoAが関わる生化学反応	ヒトには稀，肢端紅痛症，焼足症候群
ビオチン	（同左）	○	糖質・脂質・アミノ酸代謝，抗卵白障害因子	湿疹性皮膚炎，幻覚，嗜眠，免疫系低下，低血圧
葉酸	プテロイルグルタミン酸	○	ヘモグロビンの生成，核酸・アミノ酸代謝	巨赤芽球性貧血，舌炎，口内炎
ビタミンB₆	ピリドキシン ピリドキサール ピリドキサミン	○	脂質・アミノ酸代謝	小球性低色素性貧血，脂漏性皮膚炎，多発性神経炎，舌炎，口角炎，結膜炎
ビタミンB₁₂	シアノコバラミン メチルコバラミン	○	赤血球生成，葉酸代謝，タンパク・核酸合成，脂質・糖質代謝，時差ぼけ治療	巨赤芽球性貧血，進行性髄鞘脱落
ビタミンC	アスコルビン酸	×	コラーゲンの生成，薬物代謝，鉄吸収促進	壊血病，薬物代謝活性低下

(中野昭一ほか：栄養学総論，医歯薬出版，p42，1991より引用)

- 水溶性ビタミンは尿中に排泄されやすいため，過剰症は通常起こらないとされている．
- ビタミンB₁は糖質の代謝に深く関与しており，不足すると好気的解糖が進まない状態になるため，特に中心静脈栄養法（total parenteral nutrition：TPN）施行時には必ず投与するよう推奨されている．
- ビタミンB₂やナイアシンは，酸化還元反応を介して生体内のエネルギー供与体であるATPの合成に関与している．
- パントテン酸（パンテノール）は，CoAの供与体となるほか，臨床では術後腸管麻痺の腸管運動促進を目的として使用される．
- ビタミンB₁₂は，ビタミンB群の中でも動物性食品に多く含まれる．吸収部位が回腸盲端部であること，吸収されるためには胃から分泌される内因子との結合が必要であることが特徴である．
- 葉酸やビタミンB₁₂は，DNA合成にも重要であり，欠乏すると貧血症状（巨赤芽球性貧血）を呈する．

準備編

2 脂溶性ビタミンの作用および欠乏症と過剰症

ビタミン名	体内での合成	作用	欠乏症	過剰症
ビタミンA	×	成長促進，上皮組織の維持，視覚・生殖機能，制がん作用	成長停止，眼球乾燥症，夜盲症，生殖機能低下，抵抗力低下	脳圧亢進症状（急性），四肢疼痛性腫張（慢性），皮膚剥離（慢性），肝臓・脾臓肥大（慢性）
ビタミンD	○（皮膚）	Ca・Pの吸収，骨の石灰化，血中Ca濃度維持	くる病，骨軟化症，骨粗鬆症	石灰沈着，腎障害
ビタミンE	×	抗酸化剤，生体膜の機能維持	神経機能異常，筋萎縮症	起こりにくい
ビタミンK	○（腸内細菌）	血液凝固因子生成，骨の石灰化（ビタミンK依存性タンパク）	血液凝固遅延，出血症，骨形成不全	溶血性核黄疸（未熟児）

(中野昭一ほか：栄養学総論，医歯薬出版，p42，1991より引用)

- 脂溶性ビタミンは，水溶性ビタミンとは異なり過剰症に注意する必要がある.
- ビタミンAは，誘導体の種類によって大きく作用が異なる. 視覚機能への作用や成長作用，あるいは欠乏症の予防を目的として投与されるが，妊娠3ヵ月以内，または妊娠を希望する場合には5,000単位/日以内にとどめる必要がある.
- ビタミンDは，消化管からのカルシウム（Ca）の吸収，腎臓からの再吸収を促し，骨の石灰化や血中のCa濃度を維持する作用がある. 通常，食品に含まれているビタミンDは肝臓，腎臓でそれぞれ25位，1位の水酸化を受けて活性体となる.
- ビタミンDは，紫外線により皮膚で合成される.
- ビタミンEは，抗酸化作用，生体膜の機能維持作用がある.
- ビタミンKは，血液凝固因子の生成や骨の石灰化に関与している. 他の脂溶性ビタミンと異なり，腸内細菌によって合成されるのが特徴である.
- 新生児や乳児では，母乳からの移行が少ないために新生児消化管出血や突発性頭蓋内出血といったビタミンK欠乏症を起こすことがある.

3 微量元素の生体内機能および欠乏症と過剰症

微量元素	機能・関連タンパク	欠乏症	過剰症	異常をきたしやすい疾患・病態	多く含まれる食品
鉄 (Fe)	ヘモグロビン（酸素運搬），ミオグロビン（酸素貯蔵），カタラーゼ（抗酸化作用），チトクローム C（電子伝達），チトクローム P450（酸素原子添加），トランスフェリン（鉄運搬），フェリチン（鉄貯蔵）	貧血（小球性低色素性），動悸・息切れ・めまい，爪変形，口内炎，食欲不振，顔色不良，便秘，易感染性，神経過敏，思考力低下，発育遅延，血清 Fe 低下	免疫能低下，易感染性，肝障害，神経障害，糖尿病	欠乏：偏食，低出生体重児の乳児期，思春期やせ症，ダイエット，スポーツ選手，妊娠，慢性炎症性腸疾患，高齢者 過剰：大量輸血，長期間鉄剤投与，C 型肝炎，ヘモクロマトーシス	豚レバー，鳥レバー，牛ひれ肉，豆乳，豆腐，かつお，ぶり，あさり，しじみ，大豆
亜鉛 (Zn)	アルカリホスファターゼなど 300 以上の酵素の構成成分，DNA ポリメラーゼ，亜鉛フィンガータンパク（核酸代謝，タンパク合成）	開口部（口，肛門，眼など）および四肢の皮膚炎，体重増加不良，低身長，味覚異常，性腺機能低下，骨粗鬆症，血清 Zn・ALP 低下	Cu 欠乏（骨粗鬆症など），血清 Zn 上昇，血清 Cu・セルロプラスミン低下	欠乏：低出生体重児の乳児期，肝硬変，慢性炎症性腸疾患，キレート薬長期投与，血液透析，糖尿病，尿毒症，妊娠，高齢者，腸性肢端皮膚炎 過剰：亜鉛製剤過剰投与	牡蠣，牛肉，豚肉，牛豚レバー，種実（アーモンド，栗），うなぎ，厚揚げ，するめイカ，プロセスチーズ，大豆，卵黄
銅 (Cu)	チトクローム C オキシダーゼ（エネルギー産生），リシルオキシダーゼ（結合組織架橋形成），チロシナーゼ（メラニン合成），ドーパミン β ヒドロキシダーゼ（カテコラミン代謝），セルロプラスミン（銅運搬，鉄酸化）	貧血，白血球減少，頭髪異常（色素脱，チリチリ毛），血管異常，骨粗鬆症，膀胱憩室，神経障害，発達遅延，血清 Cu・セルロプラスミン低下，血清乳酸・ビルビン酸上昇	肝障害，神経・精神障害（Parkinson 様症状，うつ），腎尿細管障害，尿路結石，心筋症，関節炎	欠乏：Cu 含有の少ない経腸・静脈栄養，Zn 過剰摂取，Menkes 病，オクシピタル・ホーン症候群 過剰：Wilson 病	牡蠣，カニ，イカ，牛レバー，種実（アーモンド，カシューナッツ），枝豆，ココア，パイナップル，大豆
セレン (Se)	グルタチオンペルオキシダーゼ（抗酸化作用），脱ヨード化酵素（T_4 を T_3 に変換），チオレドキシン還元酵素（抗酸化作用）	爪の白色変化，不整脈，下肢の筋肉痛，心肥大，心筋症，白筋症，易がん性，易感染性，血清 Se 低下，血清 CK 上昇	爪の変形・脱落，脱毛，成長障害，神経症状	欠乏：Se を含有しない静脈・経腸栄養（エンシュア・リキッド®，エレンタール®，エレンタール®P） 過剰：高 Se 濃度土壌で育った穀類摂取	魚介類，レバー，卵

（次頁へ続く）

（続き）

微量元素	機能・関連タンパク質	欠乏症	過剰症	異常をきたしやすい疾患・病態	多く含まれる食品
ヨウ素 (I)	甲状腺ホルモン構成成分	甲状腺機能低下（便秘，全身倦怠感，学習能力低下），甲状腺腫，尿中ヨード低下，血清 TSH・コレステロール上昇，血清 T_3・T_4低下	甲状腺機能低下（便秘，全身倦怠感，学習能力低下），甲状腺腫	欠乏：I を含有しない経腸栄養（エンシュア・リキッド®，ツインライン®，ラコール®など） 過剰：インスタント昆布だし，昆布茶，麺つゆの過剰摂取	昆布，ひじき，わかめ，海苔，寒天
マンガン (Mn)	ピルビン酸カルボキシラーゼ，スーパーオキシドジスムターゼ，アルギニン分解酵素（抗酸化作用），グルコシルトランスフェラーゼ（骨形成）	耐糖能低下，成長障害，性腺機能低下，運動失調	Parkinson 様神経障害，痙攣，膵炎，	欠乏：Mn を含有しない静脈栄養 過剰：2002年までの高カロリー輸液用微量元素製剤使用（Mn 濃度が高い），Mn 鉱労働者，Mn 汚染井戸水長期摂取	種実（ナッツ），穀物（米）
クロム (Cr)	クロモジュリン（インスリン作用増強）	耐糖能低下，糖尿病，成長障害，末梢神経障害，運動失調，血糖・血清コレステロール上昇	間質性腎炎，横紋筋融解，肝障害	欠乏：Cr を含有しない静脈栄養 過剰：Cr サプリメント長期使用	木綿豆腐，そば，牡蠣，あさり，ピーナッツ（乾）
コバルト (Co)	ビタミン B_{12} の構成成分	ビタミン B_{12}欠乏（大球性貧血，食欲低下，体重増加不良，成長障害，メチルマロン酸尿）	多血症，甲状腺腫，下痢	欠乏：ビタミン B_{12}摂取不足，キレート薬長期投与，広範小腸切除 過剰：ビタミン B_{12}過剰摂取	卵，牛乳，乳製品，レバー，牛肉，豚肉，イワシ，ニシン，サバ
モリブデン (Mo)	キサンチン酸化酵素（キサンチンから尿酸の代謝），アルデヒド酸化酵素	息切れ，頻脈，悪心・嘔吐，視野暗点，夜盲症，神経過敏，昏睡，血清メチオニン上昇，尿酸低下	Cu 欠乏（貧血，動脈硬化，心筋梗塞），高尿酸血症，痛風様症状	欠乏：Crohn病 過剰：ほとんど報告はない	大豆，種実（ナッツ），穀物，レバー

T_3 : triiodothyronine（トリヨードサイロニン），T_4 : thyroxine（サイロキシン）

● 微量元素とは，鉄より体内の含有量が少ない元素，あるいは1日あたりの必要量が100 mg 以下のものと定義されている．

● 現在，ヒトにおいて欠乏症状が確認されている微量元素は，鉄を含めて9種類である．

Ⅳ 生体の水分・電解質（組成）

1 身体の構成比率

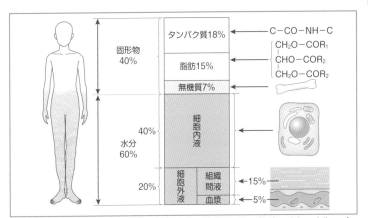

（飯野晴彦：一目でわかる水電解質，メディカル・サイエンス・インターナショナル，p4, 1995より引用）

- 通常ヒトの身体は，約60％が水分であり，約40％が固形物で構成されている．
- 固形物のうち，約18％タンパク質であり，筋肉や酵素からなる．無機質は約7％程度を占め，骨や歯などが該当する．脂肪は約15％程度であるが，体格によって大きく変動する．
- 一方，約60％と体の半分以上を占める水分は大きく細胞内液と細胞外液に分けられる．細胞外液はさらに組織間液と血漿に分けられる．
- 細胞内液と細胞外液の割合はおよそ2：1であり，組織間液と血漿の割合はおよそ3：1である．よって生体内の水分は細胞内液：組織間液：血漿＝8：3：1に分布している．
  - 体重60 kgの場合，
    - 60 kg × 0.6 = 36 kg　つまり36 Lが体内の水分であり，
    - 36 L × 2/3 = 24 L　24 Lが細胞内液であり，
    - 36 L × 1/3 = 12 L　12 Lが細胞外液となる．
  - そのうち，
    - 12 L × 3/4 = 9 L　9 Lは組織間液であり，
    - 12 L × 1/4 = 3 L　3 Lが血漿（循環血液量）と算出される．

2 体液区分と電解質組成

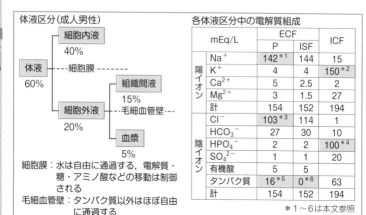

体液区分(成人男性)

- 細胞内液 40%
- 体液 60%
- 細胞膜
- 細胞外液 20%
  - 組織間液 15%
  - 毛細血管壁
  - 血漿 5%

細胞膜:水は自由に通過する,電解質・糖・アミノ酸などの移動は制御される

毛細血管壁:タンパク質以外はほぼ自由に通過する

各体液区分中の電解質組成

mEq/L		ECF		ICF
		P	ISF	
陽イオン	Na^+	142[*1]	144	15
	K^+	4	4	150[*2]
	Ca^{2+}	5	2.5	2
	Mg^{2+}	3	1.5	27
	計	154	152	194
陰イオン	Cl^-	103[*3]	114	1
	HCO_3^-	27	30	10
	HPO_4^-	2	2	100[*4]
	SO_4^{2-}	1	1	20
	有機酸	5	5	
	タンパク質	16[*5]	0[*6]	63
	計	154	152	194

*1〜6は本文参照

[小野寺時夫(編):輸液・栄養リファレンスブック,メディカルトリビューン,p9,2003より引用]

- ●水や電解質などの小分子(晶質物質)は毛細血管壁を自由に透過できるため血漿と組織間液に大きな差はないが,アルブミンに代表されるタンパク質のような高分子(膠質物質)は,毛細血管壁を透過しにくいため濃度勾配が生じ,血管内に水分が保持される.

- ●Na^+イオンは細胞外に最も多く含まれている陽イオン[*1]である.K^+イオンは細胞外にはほとんど含まれていないが,細胞内には細胞外の約30倍もの濃度で存在している陽イオンである[*2].

- ●Cl^-イオンは細胞外の主要な陰イオンであるが[*3],細胞内の主要な陰イオンはリン酸イオン(HPO_4^-)である[*4].

- ●正常な体液の血漿浸透圧値は280〜290 mOsm/Lであり,電解質濃度が体液調節の中心となる.血漿浸透圧の概算値は以下の式で求められる.

$$血漿浸透圧(mOsm/L)=2Na^+(mEq/L)+\frac{血糖(mg/dL)}{18}+\frac{尿素窒素(mg/dL)}{2.8}$$

- ●血清アルブミン(Alb)[*5]値が低下するような低栄養状態,肝疾患などによる合成能の低下,あるいは持続的な炎症やタンパク漏出性胃腸症などの損失量の増大がある場合には膠質浸透圧の低下を生じる.また,血管内に水分が保持されないため,通常存在しない組織間液へのアルブミン漏出[*6]および水分の移動が起こり,浮腫を生じる.

3 体液分布割合の変化

区分	細胞内液(%)	細胞外液(%)	総体液量(%)
新生児	40	40	80
乳児	40	30	70
幼児*	40	25	65
成人男性	40	20	60
成人女性	30	25	55
高齢者	30	25	55
肥満者	25	25	50

[小野寺時夫(編)：輸液・栄養リファレンスブック，メディカルトリビューン，p9，2003/*は五十嵐　隆：治療81：1899，1999より引用]

●生体の約60％を占める水分は，細胞膜によって細胞内液と細胞外液に分け隔てられ，細胞外液は毛細血管壁によって組織間液と血漿とに分けられている．

●成人男性と比較して，成人女性は細胞内液量が約30％と少なく，細胞外液量が約25％とやや多い．

●新生児，乳児，幼児は，体重に占める水分量が多い．しかし，細胞内液量の割合は約40％と成人と比較しても大差はなく，細胞外液，つまり組織間液や血漿の比率が高くなっており，成長とともにその分布が変化する．細胞外液の割合が高く，全体の重量が少ないことからも少ない水分量の変化や，下痢・嘔吐などによって容易に脱水に陥りやすいため，注意が必要である．

●高齢者は，脂肪分や筋肉量が少なくなるため，細胞内液量も減少するという特徴がある．

●肥満者では，体組成の中でも脂肪組織が多いため，細胞内液量が少なくなるとともに，体重に占める総体液量は極端に低くなる場合がある．特に静脈栄養法によって水分の補給を行う場合には，見かけの体重によって水分必要量を算出すると，過剰な水分負荷になる恐れがあり，体組成を意識しながら必要量を考えなければならない．

IV 生体の水分・電解質（組成）

4 電解質の主な役割

電解質		主な役割	血清基準値
細胞外液	Na$^+$	細胞外液量と浸透圧の維持	135～145 mEq/L
	Ca^{2+}	酵素の活性化，ホルモン代謝，筋収縮	8.5～10.5 mg/dL
	Cl$^-$	Na$^+$とHCO$_3^-$のバランスの役割としての主要陰イオン	97～106 mEq/L
	HCO$_3^-$	酸塩基平衡の調節と維持	22～26 mEq/L
細胞内液	K$^+$	神経・筋肉の興奮・伝達・収縮	3.5～4.5 mEq/L
	Mg^{2+}	細胞内酵素活性（触媒），膜興奮性	1.8～2.6 mg/dL
	P	酵素の活性化，ATPの供給	2.5～4.5 mg/dL

（北岡建樹：チャートで学ぶ輸液療法の知識，南山堂，p5，1994を参考に著者作成）

- 細胞外液と細胞内液では，主要な電解質が異なっている．
- Na$^+$は細胞外液を構成する陽イオンのほとんどを占めている．血漿浸透圧を形成する重要な因子であることから，Na$^+$量を維持することは細胞外液量を維持することにもなる．
- Cl$^-$は細胞外液に存在する主要な陰イオンであり，HCO$_3^-$とともに，陽イオンとのバランスをとっている．Cl$^-$高値は，相対的なHCO$_3^-$喪失を伴うことにより，代謝性アシドーシスを生じる．
- K$^+$は細胞内液の主要な陽イオンであり，体内総量の約98％が細胞内液（主に筋肉，神経）に存在し，細胞外液には1～2％程度しか存在しない．細胞内液への移行はインスリンが主な因子として関与しており，排泄量の調節には尿量やアルドステロンが関係する．
- Mg^{2+}は細胞外液に約1～2％存在する．Mg^{2+}の異常は神経筋機能・心機能の異常をもたらす．
- Ca^{2+}は1％未満程度しか細胞外液に存在しないが，腫瘍の崩壊などによって上昇し，カルシトニンなどの影響により低下する．また，低アルブミン血症時（血清 Alb ≦ 4.0 g/dL）には Payne の式（下記）などを用いて，補正 Ca^{2+}値を算出して評価する必要がある．
  補正Ca^{2+}(mg/dL)＝血清Ca^{2+}(mg/dL)＋(4－血清Alb(g/dL))
- Pは酵素の活性化やATPの供給に重要であり，腎機能の悪化による排泄低下から血清P濃度の上昇をきたすことは少なくない．リフィーディング症候群では，典型的な低リン血症をきたす．

5 消化液の電解質組成

	分泌量 (mL／日)	電解質(mEq/L)			
		Na$^+$	K$^+$	Cl$^-$	HCO$_3$$^-$
唾液	1,500	9	25	10	10～15
胃液	2,500	60	9	85	0～14
膵液	700	140	5	75	121
胆汁	500	145	5	100	40
小腸液	3,000	110	5	100	31
水様性下痢便	500～8,000	50～100	20～40	40～80	
小児下痢便	500	80	40～80	50	

[小野寺時夫(編)：輸液・栄養リファレンスブック，メディカルトリビューン，p1，2003より引用]

- 消化管には，食物や種々の分泌液による水分が毎日約7～10 L程度流入している．
- 経口的に摂取する水分量に比べて，管腔内に分泌する消化液の量は大量であり，それらの大部分は再吸収されていることになる．
- 表に示すとおり，消化液の種類によって電解質組成が異なるため，下痢や嘔吐，あるいは外科的に消化液を体外へ排出させる処置(ドレナージ)を行っているような患者の場合には，喪失する消化液の電解質組成とその量を考慮して補正に努めるべきである．
- 唾液は放射線治療による唾液腺の萎縮によって分泌低下するほか，嚥下痛による嚥下困難時や，神経疾患に起因する不顕性誤嚥が問題となる．
- 胃液の排出に伴うH$^+$やCl$^-$の喪失によるアルカローシス，下痢に伴うK$^+$の喪失による低カリウム血症などには，早期から適切に補正する．
- 膵液は強アルカリ性成分であるHCO$_3$$^-$を多く含む．
- 回腸ストーマでは，膵液成分を多量に含む水様便を排泄するため，脱水や電解質異常とともに皮膚トラブルが多い．

6 生体内の水分平衡

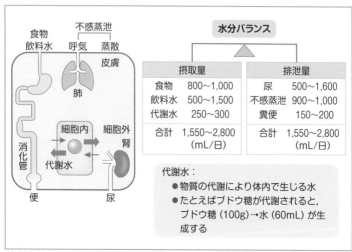

（北岡建樹：チャートで学ぶ輸液療法の知識，南山堂，p44-45，1994より引用）

- 通常，水分平衡は摂取量と排泄量のバランスがとれるように調節されている．
- 摂取量としては，食物から800 〜 1,000 mL，飲料水から500 〜 1,500 mL，代謝水として250 〜 300 mL程度（5 mL/kg/日）とされている．
- 代謝水は，生体内で糖，アミノ酸，脂肪が好気的に代謝された結果生じる水であり，摂取量として計上する．
- 排泄量としては，尿が500 〜 1,600 mL，汗や呼吸から排泄される不感蒸泄が900 〜 1,000 mL（15 mL/kg/日），糞便中にも150 〜 200 mL程度含まれる．このように摂取量と排泄量は1,550 〜 2,800 mL/日の水分バランスが成り立っている．
- したがって，病態に応じて水分と電解質の必要量を適切に補正する必要がある．また，個々の病態によって尿量や不感蒸泄は大きく変動する．
- 特に，水分摂取量の減少と排泄量の増加は，水分バランスとともに電解質バランスなども変動させるため，見かけ上の高ナトリウム血症などを呈することに注意する．

Ⅴ 飢餓と侵襲・悪液質

1 飢餓に対するエネルギー代謝基質の変動

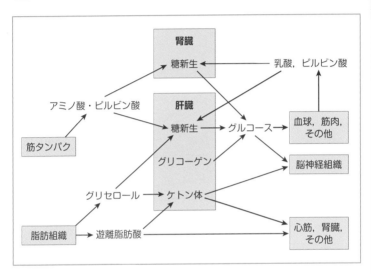

- 短期飢餓(72時間未満)では,肝臓に蓄えられたグリコーゲンの分解と腸管由来のアミノ酸の糖新生によって生成したグルコースがエネルギー源として供給される.また,脂肪組織由来のトリグリセリドは遊離脂肪酸とグリセロールに分解し,骨格筋や心筋などのエネルギー源となる.
- 長期飢餓(72時間以上)では,筋タンパクの異化によって生成したアミノ酸や嫌気的解糖によって得られた乳酸,脂肪分解によって生成したグリセロールが糖新生に利用されて,グルコースが供給される.
- β酸化の亢進とグルコース酸化の抑制により肝臓でのケトン体生成が亢進し,次第に神経系や筋のエネルギー源として利用されるようになる.その結果,異化反応は抑制され,体タンパクの喪失が抑えられる.
- 非侵襲下においては,食事摂取量の減少によって特異動的作用が,体重減少によって運動エネルギー必要量や活動性がいずれも低下するため,総エネルギー消費量(total energy expenditure:TEE)を減少させることが可能であり,飢餓に適応する.

2 侵襲後の経過と尿中窒素排泄量

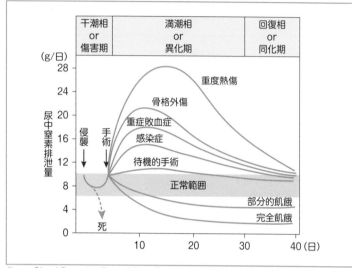

(Long CL：J Parenter Enteral Nutr **3**：452，1979を参考に著者作成)

- 侵襲下では代謝が亢進し，異化反応が増強するため代謝率を下げることができず，体タンパクの崩壊が進む.
- 侵襲後の経過は，①干潮相(傷害期)，②満潮相(異化期)，③回復相(同化期)に分けられる.
- 侵襲直後は，循環血流量や体温が低下し，エネルギー代謝は低下する. その後，止血や炎症反応に伴い栄養基質が供給され，同時にタンパク異化亢進が生じることにより尿中への窒素排泄量はピークに達する. また，水分や電解質の貯留によって全身浮腫と低アルブミン血症を生じ，たんぱく質不良優位のクワシオルコル(kwashiorkor)型低栄養状態になる.
- 尿中窒素排泄量は，侵襲の程度によって異なる. 重度熱傷，外傷，重症敗血症では特に尿中窒素排泄量が多い.
- 部分的飢餓，完全飢餓である患者の場合は，栄養素の要求は増加しているものの代謝の異常があること，筋タンパク量が侵襲以前より少ないことから，結果として尿中窒素排泄量が少なくなる.

3 侵襲時の臓器間代謝と各種ホルモンの作用

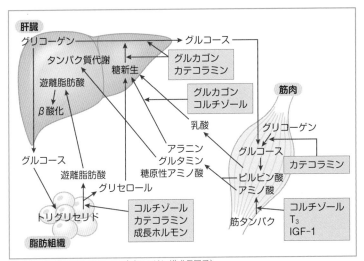

IGF : insulin-like growth factor（インスリン様成長因子）

- 侵襲時は，種々の栄養素獲得のための神経内分泌反応と，生体制御のためのサイトカイン放出を伴う免疫応答が協働して行われる.
- 筋肉では，カテコラミンによりグリコーゲンの分解が促進され，筋自体のエネルギー源となるほか，嫌気的解糖によって乳酸を生じる．また，コルチゾールやT3，IGF-1により筋タンパクは分解し，各種アミノ酸が生成される.
- 脂肪組織では，コルチゾール，カテコラミン，成長ホルモンの作用により，トリグリセリドが遊離脂肪酸およびグリセロールに分解され，糖新生に利用される.
- 肝臓では，各種のインスリン拮抗ホルモンによって肝グリコーゲンが速やかに分解され，脳や赤血球で消費される．また，筋肉や脂肪組織で生成した各種の基質はグルカゴン，カテコラミン，コルチゾールによってグルコースへ変換され，血中へ放出される.
- 各種ホルモンの分泌が糖新生，タンパク質の異化，脂肪の分解を行うことで血中へグルコースを放出し血糖を上昇させるのに対し，インスリンだけが組織へのグルコースの取り込みを促進し，血糖を低下させる.

準備編

4 悪液質と炎症性サイトカイン

悪液質の病態

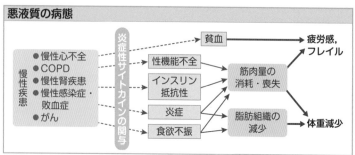

COPD : chronic obstructive pulmonary disease（慢性閉塞性肺疾患）

炎症性サイトカインの主な作用

サイトカイン	主な作用
IL-1 α, IL-1 β	タンパク異化亢進，糖新生，脂肪分解促進，抗体産生，血管透過性亢進，急性期タンパク（CRP）産生，PGE_2産生による発熱・発痛，骨吸収など
IL-6	抗体産生増強，急性期タンパク産生など
TNF α	抗腫瘍効果，アポトーシス誘導，血管透過性亢進，急性期タンパク産生など

IL : interleukin（インターロイキン），CRP : C-reactive protein（C反応性タンパク），TNF : tumor necrosis factor（腫瘍壊死因子）

- 悪液質は，基礎疾患に関連して生じる複合的代謝異常症候であり，骨格筋の減少を主体とし，がん，自己免疫性疾患，COPD，心不全，肝不全，腎不全，慢性感染症などさまざまな疾患でみられる．
- 筋肉量の消耗・喪失や脂肪組織の減少は，種々の慢性疾患の経過に伴う食欲不振，炎症，インスリン抵抗性などによる異化亢進や食事摂取量の減少によって引き起こされる．
- 悪液質は，慢性疾患の存在，12ヵ月で5％以上の体重減少（あるいはBMI 20 kg/m² 未満，がんは6ヵ月で5％以上）に加え，①筋力低下，②疲労感，③食欲不振，④除脂肪量低値，⑤血液生化学データの異常（CRP > 0.5 mg/dL もしくはIL-6 > 4.0 pg/mL，Hb < 12 g/dL，Alb < 3.2 g/dL）のうち3項目以上が該当する場合に診断される．
- 近年，炎症性サイトカインの活性化が悪液質の中心的役割を果たしていることが明らかとなっている．代表的なものにIL-1 α，IL-1 β，IL-6，TNF α がある．
- がん患者に認められる悪液質をがん悪液質という．

Ⅵ スクリーニングとアセスメント

1 除脂肪量の減少と窒素死

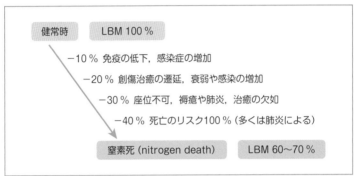

健常時　LBM 100 %

−10 % 免疫の低下, 感染症の増加

−20 % 創傷治癒の遷延, 衰弱や感染の増加

−30 % 座位不可, 褥瘡や肺炎, 治癒の欠如

−40 % 死亡のリスク100 % (多くは肺炎による)

窒素死 (nitrogen death)　LBM 60〜70 %

LBM : lean body mass(除脂肪量)
(Demling RH : Eplasty **9** : e9, 2009を参考に著者作成)

- タンパク質 - エネルギー低栄養状態 (protein energy malnutrition : PEM)の用語が示すように, 体タンパクの喪失は生命予後にも関わる重要な問題である.
- 栄養状態が悪化すると, 筋肉などの体タンパク量が減少する. その結果, 筋力も低下するのがサルコペニア(sarcopenia)と呼ばれる病態である. 原発性サルコペニアとは高齢者でみられる病態であるが, 廃用や悪液質など, 疾患に伴うサルコペニアもある.
- 体タンパクの喪失に続いて, アルブミンなどの血漿タンパク, 内臓タンパクも減少する.
- さらに栄養状態が悪化すると, 免疫能が低下して易感染状態となり, 創傷治癒も遷延する.
- 体タンパクが著しく減少すると臓器障害が発生し, 約30 %程度の喪失で生命維持が困難になる. これを窒素死(nitrogen death)という.

2 栄養不良の分類とパラメータの変化

	慢性栄養不良 （マラスムス型栄養障害）	急性栄養不良 （クワシオルコル型栄養障害）	混合型
体重	↓	↔	↓
上腕筋囲	↓	↔	↓
アルブミン	↔	↓	↓
リンパ球数	↔	↓	↓
免疫能	↔↓	↓	↓

- 飢餓による栄養不良の病態は，マラスムス（marasmus）型とクワシオルコル（kwashiorkor）型に分類される．
- クワシオルコル型栄養障害はエネルギーの欠乏に比べてたんぱく質の欠乏が有意で，主に急性の栄養障害にみられる病態である．体重はあまり低下せず，血清アルブミン値やリンパ球数の低下が顕著である．
- マラスムス型栄養障害はエネルギーの欠乏がたんぱく質の欠乏より顕著あるいは同等で，慢性的な栄養障害にみられる病態である．体重は減少するが，血清アルブミン値やリンパ球数は正常のことが多い．
- 栄養スクリーニングにおいては，血清アルブミン値のみ，または体重やBMIのみを指標としていると，片方の病態が見落とされる結果となる．体重と血清アルブミン値，あるいはリンパ球数など，いくつかの栄養パラメータを組み合わせてスクリーニングする必要がある．
- 両者が混合したのがマラスムス性クワシオルコルと称される病態で，実際の臨床現場で最も多く遭遇するのはこの混合型である．

3　栄養アセスメントの流れ

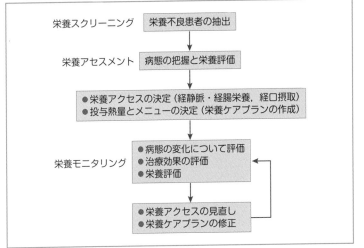

- 栄養スクリーニングとは，全患者をふるい(screen)にかけて，栄養障害のある患者を抽出することである．栄養スクリーニングは栄養アセスメントの第一歩である．
- 次に，栄養スクリーニングで抽出した患者の病態と栄養状態を評価し，栄養ケアプラン(初期計画：initial plan)を作成する．これには，栄養必要量の算出，栄養投与経路(アクセス)や栄養剤の選択などが含まれる．
- 初期計画に則って栄養管理を実施した後，病態の変化，治療効果，栄養評価を継続して行う(栄養モニタリング)．これにより現状の栄養管理を評価し，必要であれば実施している栄養ケアプランを修正する．
- 臨床症状や栄養パラメータをモニタリングすることは，合併症対策としても重要である．異常が発生したら，栄養ケアプランの修正が必要である．

4 栄養スクリーニングとアセスメントの方法

1. スクリーニング(nutritional screening)

a) SGA(Subjective Global Assessment, 主観的包括的評価): Baker et al, 1982
b) MNA®(Mini Nutritional Assessment): Guigoz Y et al, 1994
c) MUST(Malnutrition Universal Screening Tool): BAPEN, 2003
d) NRS(Nutritional Risk Screening)2002: ESPEN, 2003

2. アセスメント(full assessment, objective data assessment: ODA)

生化学的検査や特殊な機器を要する
a) 身体計測値
b) 間接熱量測定法
c) 生化学的検査値(尿, 血液, 免疫能)
d) 栄養補給の状況(栄養管理法からの評価)

〔日本臨床栄養代謝学会(編): 日本臨床栄養代謝学会 JSPENテキストブック, 南江堂, p127, 2021を参考に著者作成〕

● 栄養スクリーニング手法にはSGA(33頁参照), MNA®(34頁参照), MUST(36頁参照), NRS 2002(37頁参照)などがあり, それぞれ複数の評価項目により, 総合的に栄養状態や低栄養のリスクが判定される.

● ツールによって栄養不良患者を抽出する感度や特異度は異なっている. それぞれの施設における患者背景(年齢や疾患など), 使用目的に適したスクリーニングツールを選択することが重要である.

● 栄養スクリーニングにより抽出された栄養障害患者, あるいはそのリスクのある患者について, 身体計測や間接熱量測定, 生化学的検査, 栄養摂取状況の聴取など総合的な栄養アセスメントを施行し, 栄養障害の程度を評価して栄養必要量を算定する.

● 栄養アセスメントは経時的に施行し, 栄養療法の効果を判定する.

5 SGA

```
1. 病歴（患者の記録）              2. 身体症状（視診，触診のみ）
   a) 体重変化                       a) 皮下脂肪の喪失状態
   b) 食物摂取状況の変化             b) 筋肉の損失状態
   c) 消化器症状                     c) 浮腫（くるぶし，仙骨部）
   d) ADLの状態                      d) 腹水
   e) 疾患と栄養必要量との関係

        0〜3の4段階評価
        0：正常，1：少し異常，2：中等度，3：高度


                    主観的包括的評価
                    A：栄養状態良好
                    B：中等度の栄養不良
                    C：高度の栄養障害
```

ADL：activities of daily living（日常生活動作）

- 主観的包括的評価（Subjective Global Assessment：SGA）は1982年，BakerとDetskyらにより提唱された栄養スクリーニングツールである．
- 5項目からなる病歴の聴取と身体所見の把握により栄養障害患者を抽出する手法であり，栄養状態良好，中等度の栄養障害，高度の栄養障害の3段階に評価する．
- 中等度以上の栄養障害患者を確実に抽出する手法であるが，あくまで主観的な評価である．
- 採血や特別な機器を必要とせず，誰でもどこでも活用することができるのが利点である．
- 熟練した医療者が行うと，客観的なパラメータとも相関し，予後の推測にも有用である．ただし，栄養スクリーニングツールとしては有用であるが，治療効果判定に用いるツールではないことに注意する．

VI　スクリーニングとアセスメント

6 MNA®

- MNA®（Mini Nutritional Assessment）〈https://www.mna-elderly.com/sites/default/files/2021-10/mna-mini-japanese.pdf〉［検索サイトにて"簡易栄養状態評価表""short form"にて検索］は，1994年にVellasとGuigozらにより開発された栄養スクリーニングツールであり，対象を高齢者に限定しているのが特徴である.

- 簡単な問診と身長，体重，あるいはふくらはぎの周囲長（calf circumference：CC）の測定からスコアリングする方法である.

- 低栄養の階層化におけるグレーゾーンとして，at risk群が設定されている．深刻な低栄養状態に陥る前に，早期の栄養介入が必要なグループの抽出として意義深い.

- 欧米人との体格差を考えると，日本人に応用する場合，BMIやCCの基準値を調整するのも一法である.

- MNA®の評価項目は16であるのに対して，MNA®-SFでは，評価項目が6項目となり，さらに簡便なアセスメントツールとなった．6項目目が2段構えになっているのが特徴であり，身長や体重を測定するのが困難な場合には，下腿周囲長を代用する.

- MNA®-SFでは，①食事の摂取量，②体重，③自力歩行，④精神的ストレスや急性疾患の有無，⑤神経・精神的問題の有無に加えて，BMIまたはCC（ふくらはぎの周囲長［cm］）からスコアリングし，「栄養状態良好」「低栄養のおそれあり（At risk）」「低栄養」の三段階に評価する.

準備編

Reference
入院時の栄養障害の重症度とその後の死亡率—3群間の比較

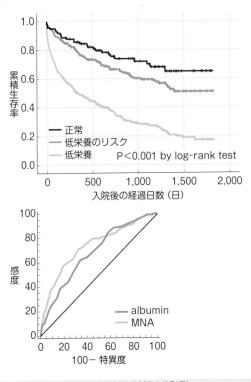

(Kang M et al：Front Nutr **9**：1046985, 2023より引用)

7 MUST

準備編

> **Step 1：BMI score**
>
> BMI (kg/m²)　score
> 　>20　　=0
> 　18.5～20　=1
> 　<18.5　=2

> **Step 2：weight loss score**
> 過去3～6ヵ月の意図しない
> 　　体重減少率
> 　%　　　score
> 　<5　　=0
> 　5～10　=1
> 　>10　　=2

> **Step 3：acute disease effect score**
> 5日以上の栄養摂取を
> 障害する可能性のある
> 急性疾患の存在
> 　なし=0
> 　あり=2

> **Step 4：栄養障害の危険度の診断**
> Step 1～3の合計score
> 　score 0=low risk
> 　score 1=medium risk
> 　score 2=high risk

> **Step 5：栄養管理法の選択基準**
> score 0 (low risk)　　→routine clinical care (標準的な患者管理，入院中は週1回
> 　　　　　　　　　　　　　程度スクリーニングを行う)
> score 1 (medium risk)→observe (厳重な観察と定期的な検査が必要．食事摂取につ
> 　　　　　　　　　　　　　いて改善がなければ介入を要する)
> score 2 (high risk)　→treat (栄養士あるいはNSTによる積極的な介入を要する)

英国静脈経腸栄養学会(BAPEN)の考案したスクリーニングツール．
成人用．数分で判定可能．5 Stepで評価．

- MUST(Malnutrition Universal Screening Tool)とは，英国静脈経腸栄養学会(British Association for Parenteral and Enteral Nutrition：BAPEN)の栄養不良対策委員会(Malnutrition Advisory Group)により提唱された栄養スクリーニングツールであり，成人を対象としている．
- Step 1～3の3項目をスコア化し，総計するだけの簡便な手法である．Step 1のBMIとStep 2の体重減少率は他の栄養スクリーニングツールでも使用される項目であるが，Step 3の5日間以上の栄養摂取を障害する急性疾患の存在は，他のツールにはない特徴的な項目である．
- Step 1～3の総スコアからlow risk，medium risk，high riskの3段階に判定(Step 4)し，栄養介入の必要性など，栄養管理法の選択についても言及している(Step 5)．

8 NRS 2002

initial screening（初期スクリーニング）	
1. BMI＜20.5	2. 最近3ヵ月以内に体重減少がある
3. 最近1週間以内に食事摂取量の減少を認める	4. 重篤な疾患を有している

1つでも該当すればfinal screeningへ進む

final screening（最終スクリーニング）

1. 栄養障害スコア

なし	score 0	栄養状態正常
軽度	score 1	体重減少＞5％/3ヵ月 or 1週間の食事摂取量が必要量の50～75％以下
中等度	score 2	体重減少＞5％/2ヵ月 or BMI 18.5～20.5 and 一般状態の障害 or 食事摂取量が必要量の25～60％
高度	score 3	体重減少＞5％/1ヵ月 or BMI＜18.5 and 一般状態の障害 or 食事摂取量が必要量の0～25％

2. 侵襲スコア

なし	score 0	栄養状態正常
軽度	score 1	骨盤骨折, 慢性疾患, 特にその急性合併症, 肝硬変, COPD, 慢性透析, 糖尿病, 悪性腫瘍
中等度	score 2	腹部手術, 脳梗塞・脳出血, 重症肺炎, 血液悪性腫瘍
高度	score 3	頭部外傷, 骨髄移植, ICU（APACHE＞10）

評価

[1. 栄養障害スコア]＋[2. 侵襲スコア]（＋1：70歳以上）≧3　積極的栄養補給が必要

APACHE：Acute Physiology and Chronic Health Evaluation
欧州臨床栄養代謝学会(ESPEN)独自のスクリーニングツール(2002)
RCT調査に基づいて作成.

- NRS（Nutritional Risk Screening）2002 は，欧州臨床栄養代謝学会（European Society for Clinical Nutrition and Metabolism：ESPEN）により提唱された栄養スクリーニングツールである.
- 4項目のinitial screeningのうち，1つでも該当したらfinal screeningへ進む. final screeningは栄養障害スコアと侵襲スコアからなり，合計スコア≧3の場合には積極的な栄養介入が必要と判定される.
- 栄養障害スコアは，体重減少率，BMI，経口摂取状況から4段階に判定される. 侵襲スコアは，慢性疾患の有無，手術や急性疾患の内容に応じて4段階に判定される.
- 高齢者のリスクを考慮して，70歳以上の場合には合計スコアを＋1とするのが特徴である.

VI スクリーニングとアセスメント

9 CONUT

Alb(g/dL)	≧3.50	3.00～3.49	2.50～2.99	<2.50
スコア①	0	2	4	6
TLC(/μL)	≧1,600	1,200～1,599	800～1,199	<800
スコア②	0	1	2	3
T-cho(mg/dL)	≧180	140～179	100～139	<100
スコア③	0	1	2	3
栄養レベル	正常	軽度	中等度	高度
CONUT値 (①+②+③)	0～1	2～4	5～8	9～12

Alb：血清アルブミン値，TLC：総リンパ球数，T-cho：血清総コレステロール値

- CONUT (Controlling Nutritional Status) は，2002年にスペインのGonzález-Madroñoが提唱した栄養評価法である．
- 血清アルブミン値(Alb)，総リンパ球数(TLC)，血清総コレステロール値(T-cho)の3項目をそれぞれスコアリングする．その際，Alb値は0，2，4，6の4段階に，TLCとT-choは0，1，2，3の4段階に分ける．その合計をCONUT値とし，正常，軽度栄養障害，中等度栄養障害，高度栄養障害に分類する．
- 一般的な血液検査だけでスコアリングが可能であり，SGAやNRS 2002などの評価と組み合わせることにより，正確な栄養アセスメントが可能となる．
- T-choの評価にはスタチン内服の有無について確認することが重要である．

準備編

10 PG-SGA

PG-SGA (scored Patient-Generated Global Assessment)

実施日　　　年　　月　　日　　　　　　　　　　　　　　　　実施者
患者名　　　　　　　　　（ID:　　　　　）　　　　　　病棟

【A. 体重】
①現在　　　　kg　＊1か月前　　　　kg
　→1か月間の減少率　　　　％
　　　□0.0-1.9%(0点)　□2.0-2.9%(1点)　□3.0-4.9%(2点)　□5.0-9.9%(3点)　□10%以上(4点)
※1か月後の体重が不明な場合は半年前の体重を用いる
＊半年前　　　　kg
　→半年間の減少率　　　　％
　　　□0.0-1.9%(0点)　□2.0-5.9%(1点)　□6.0-9.9%(2点)　□10.0-19.9%(3点)　□20%以上(4点)
②過去2週間の体重
　□減った(1点)　□変化なし(0点)　□増えた(0点)
A 合計(①+②)　　　点

【B. 疾患および栄養学的必要量との関連】
疾患とその栄養学的必要量との関係
(該当項目ごとに1点ずつ加点して合計する。0~6点)
　□悪性腫瘍　□AIDS　□呼吸器または心の慢性悪液質　□褥瘡または開放創または瘻孔　□外傷　□65歳以上の高齢
B 合計　　　点

【C. 代謝上の要求量】
3つのストレッサーについて点数化する。(0~8点)

ストレッサー	0点	1点	2点	3点
発熱	なし	37~38℃	38~39℃	39℃以上
持続期間	なし	72時間未満	72時間を超える	
ステロイド投与 (プレドニゾン等投与)	なし	<10mg	10~30mg	30mg以上

C 合計　　　点

【D. 身体所見】
上腕周囲長(AC)　　　cm　上腕三頭筋皮下脂肪厚(TSF)　　　mm　上腕三頭筋囲(AMC)　　　cm

【脂肪量】 %TSF　　　％
　□なし0点　□軽度1点(80~90%以上)　□中等度2点(60~80%)　□高度3点(60%未満)

【筋肉量】 %AMC　　　％
　□なし0点　□軽度1点(80~90%以上)　□中等度2点(60~80%)　□高度3点(60%未満)

【浮腫】 □なし0点　□軽度1点　□中等度2点　□高度3点
D 平均　　　点

【PG-SGA 総スコア】
＊患者記述アンケート　　合計　　　点
＊医療者記述アンケート　合計　　　点

0~1点：栄養介入は現時点で必要なし
2~3点：患者教育、再評価を行う
4~8点：栄養士による栄養介入、症状をモニター。
9点以上：重症の病気、治療、栄養介入

PG-SGA 総スコア　　　点

- SGAは栄養スクリーニング手法として広く活用されている．これをもとにして，患者が質問に答える形の質問方式とし，患者がみずから作り上げる栄養評価がPG-SGA(Scored Patient-Generated Subjective Global Assessment)である．
- 前半は，体重，食事摂取状況，消化器症状，活動性(ADL)からなる質問表で，これをスコアリングする(患者記述によるスコア)．後半部分は，SGAと同様に医師や管理栄養士，看護師などが評価する部分である(医療者によるスコア)．
- 両者を合計したものがPG-SGAスコアとなり，0~1点，2~3点，4~8点，9点以上の4段階評価とする．がん患者の栄養評価法として有用との報告が多い．

11 GLIM基準

現症の診断基準		
意図しない体重減少(%)	低BMI(kg/m²)	筋肉量減少
□>5%(過去6ヵ月以内) or □>10%(過去6ヵ月以上)	□<20(70歳未満) □<22(70歳以上) 【アジア】 □<18.5(70歳未満) □<20(70歳以上)	□筋肉量減少の計測 ・DXA，BIA，CT，MRIなどによる身体組成計測 ・上記方法が行えない場合，上腕周囲長，下腿周囲長なども可 ・アジアでは人種による補正

病因の診断基準	
食事摂取量減少/消化吸収能低下	疾患による負荷/炎症の関与
□食事摂取量≦必要量の50%(≧1週) or □食事摂取量の低下(≧2週) or □食物の消化吸収を障害：慢性的な消化器症状	□急性疾患や外傷による炎症 or □慢性疾患による炎症

重症度判定			
	現症の診断基準		
	体重減少(%)	低BMI(kg/m²)	筋肉量減少
ステージ1 中等度低栄養	□5〜10%：過去6ヵ月以内 □10〜20%：過去6ヵ月以上	□<20：70歳未満 □<22：70歳以上	□軽度-中程度の減少
ステージ2 重度低栄養	□>10%：過去6ヵ月以内 □>20%：過去6ヵ月以上	□<18.5：70歳未満 □<20：70歳以上	□重度の減少

炎症の程度(炎症との関連)による低栄養の病因別の4分類
①慢性疾患で炎症を伴う ②急性疾患あるいは外傷で高度の炎症を伴う ③炎症はわずか，または炎症を認めない慢性疾患による ④炎症はなく，飢餓による(社会経済や環境的要因による食糧不足に起因)

- 新しい低栄養の基準として，GLIM (The Global Leadership Initiative on Malnutrition) 基準が提唱された．これはESPENが中心となり，JSPENなど主要なPEN societyが集結して作成した世界基準である．
- GLIM基準では，まずは既存の方法にて栄養状態のスクリーニングを実施し，続いて現症と病因の診断を行うこととなっている．ここで特徴的なのは，低BMIの基準として，アジア人は欧米人と別の数値が設定されていることである．
- 現症3項目と病因2項目のうち，各1項目以上該当すれば低栄養と診断される．低栄養と診断されれば，体重減少，BMI，筋肉量減少の程度から，ステージ1中等度低栄養，ステージ2重度低栄養に分類する．
- GLIM基準の有用性に関する検証はまだ十分ではなく，さまざまな方面から有用性に関する検討が行われることが期待される．

12 GNRI・小野寺らのPNI

GNRI(Geriatric Nutritional Risk Index)

- 2005年,フランスのBpuilanneにより,65歳以上の高齢者における合併症発症率,死亡率を予測する指標として提唱された栄養評価法である.
- ドライウエイト(DW),身長,血清アルブミンから,以下のように算出する.

$$GNRI = 14.89 \times Alb(g/dL) + 41.7(DW/IBW)$$

- GNRI値により,良好($\geqq 98$),低リスク($98 > GNRI \geqq 92$),中等度リスク($92 > GNRI \geqq 82$),高度リスク($82 > GNRI$)に分類される.
- DW $>$ IBWの場合は,DW/IBW $= 1$として算出するのがポイントである.
- DWを評価に用いることから,透析患者の栄養評価に有用との報告は多い.

小野寺らのPNI(O-PNI)

- 1984年に小野寺らにより提唱された予後推定指標(prognostic nutritional index:PNI)である.
- PNIは,いくつかの算出方法が提唱されているが,O-PNIはAlbと総リンパ球数(TLC)のみを用いる簡便な方法である.
- AlbとTLCを用いて以下のように算出する.

$$O\text{-}PNI = 10 \times Alb(g/dL) + 0.005 \times TLC$$

- 原著では,「O-PNI $\leqq 40$:切除吻合禁忌,$40 <$ O-PNI:切除吻合可能」とされているが,当時とはAlbの検査方法が異なっていることに注意が必要である.すなわち,以前のBCG法はアルブミン以外のタンパクとも結合したが,改良BCP法は純粋にアルブミンのみを測定するために,血清Alb値が低くなることがポイントである.
- 外科手術,PEG患者,炎症性腸疾患など,さまざまな疾患の予後との関連が報告されており,簡便かつ有用なツールである.

13 BMIと体重変化率による評価

1. BMI(body mass index)の算出方法
● BMI＝体重(kg)／身長(m)^2 　栄養障害：BMI＜18.5 　低体重域：18.5〜20 　正常範囲：20〜25 　過体重域：25〜30 　肥　　満：30＜BMI

2. 体重変化率(%体重変化)による栄養状態の評価
● 体重変化率(%体重変化)＝(UBW－実測体重)／UBW×100 ● 有意の体重変化と判定される場合： 　　体重変化率≧1〜2%／1週間 　　　　　　　　5%／1ヵ月 　　　　　　　　7.5%／3ヵ月 　　　　　　　　10%／6ヵ月 ※10%以上の体重変化は，期間にかかわらず有意と判断する

UBW：usual body weight(通常時体重)

- 体重測定は栄養アセスメントの中で最も重要である．
- BMI(body mass index)はKaup指数とも呼ばれ，肥満ややせの指標である．
- 一方，体重の変化率を求めることも重要である．6ヵ月に10%，1ヵ月に5%，1週間に1〜2%の体重減少は有意とみなす．ただし，もともと低体重の場合には，この基準以下の体重減少でも意味をもつ．
- 栄養障害から浮腫や腹水を呈した場合には，体重による評価は困難となる．

準備編

14 栄養パラメータ

---

1. 身体計測

a) 身長・体重：体重変化率，%平常時体重，身長・体重比，%標準体重，BMI
b) 皮下脂肪厚：上腕三頭筋皮下脂肪厚(TSF)
c) 筋囲：上腕筋囲(AMC)
d) 体脂肪率：
　生体インピーダンス法(BIA)，TOBEC(total body electrical conductivity)
e) NAA(neutron activation-analysis)
f) total body counting
g) double isotope dilution method

2. 血液・尿生化学検査

a) クレアチニン身長係数
b) 窒素出納
c) 尿中3-メチルヒスチジン係数
d) 血漿タンパク濃度：アルブミン，トランスサイレチン(プレアルブミン)，トランスフェリン，レチノール結合タンパク
e) 血漿アミノ酸パターン
f) 微量元素：亜鉛，セレン，銅
g) アポリポタンパク

3. 免疫能評価

a) 総リンパ球数
b) 遅延型皮膚過敏反応：ツベルクリン反応(PPD)，カンジダ，PHA，SK/SD，DNCB
c) リンパ球subpopulation
d) NK細胞活性

4. 間接熱量測定

5. 筋力測定

a) 握力
b) 呼吸筋力

●栄養状態を評価するための客観的な指標を栄養パラメータと呼ぶ. したがって，ほとんどが客観的栄養評価(objective data assessment：ODA)に含まれるが，体重変化率だけは，SGAに含まれる項目である.

●栄養パラメータには多くの項目があるが，①身体計測，②血液・尿生化学検査は臨床的に広く用いられている. ③リンパ球数に代表される免疫学的な評価，④間接熱量測定による安静時エネルギー消費量(resting energy expenditure：REE)や呼吸商の測定，さらにはサルコペニアの概念が普及し，⑤筋力測定も改めて注目されている.

●これらの指標の中には，変動が早いもの，遅いものがある. 動的栄養アセスメント，静的栄養アセスメントに分けて考えるとよい. 血液検査においては，栄養パラメータとなる各項目の半減期も考慮して，検査時期，測定の間隔を設定すべきである.

VI スクリーニングとアセスメント

15 人体の構成成分からみた栄養アセスメントの指標

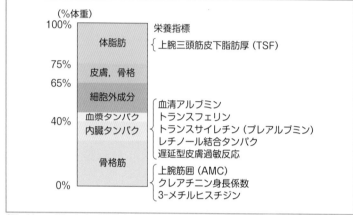

(Blackburn GL et al : JPEN **1** : 11, 1977を参考に著者作成)

- 栄養アセスメントの父とも呼ばれるBlackburnにより提唱された体組成成分分析（body composition）という概念はきわめて重要な考え方である.
- 体重が変化した場合，体脂肪が変化したのか，体タンパクが変化したのか，さらには他の成分が変化したのか，栄養管理を行うには，これを正しく評価する必要がある.
- 身体計測は，この体組成を評価する最も簡単な方法であるが，検者による誤差が大きいのが問題である.
- 生体インピーダンス法（bioelectrical impedance analysis：BIA）は組織に電流が流れる際の抵抗の違いから体組成を評価する方法である.
- 浮腫や腹水があると筋肉量が多めに算出されるといった誤差が生じることがあるが，多周波の機器は臨床的にも有用性が高い.
- DEXA（dual energy X-ray absorptiometry）は骨密度を測定する機器として広く用いられているが，体脂肪，筋肉量などを測定することも可能である. 他の方法に比べて誤差が少なく，ゴールドスタンダードとされている.

16 上腕周囲および上腕筋囲

筋タンパク量を簡便に測定する方法

1. 上腕周囲長（AC）

   ● 三頭筋部脂肪厚を測定した上腕部の中点の周囲を巻尺で測定
   ● 脂肪も含まれるので栄養状態の全体を反映

2. 上腕三頭筋皮下脂肪厚（TSF）

   ● 中点より1/2 cm上の腕の背側をつまみ，脂肪部分を離す
   ● キャリパーで厚さを測定する
   ● 皮下脂肪の量を反映

3. 上腕筋囲（AMC）

   ● 腕の断面を円とみなし，骨の太さを一定と考えた場合の皮下脂肪を除いた筋肉周囲の長さを意味する
     AMC(cm) = AC(cm) − 0.314 × TSF(mm)

AC, TSF, AMCそれぞれについて，JARD2001の中央値から評価する。
高度栄養障害　：60％以下
中等度栄養障害：60〜80％
軽度栄養障害　：80〜90％
正常　　　　　：90％以上

- 身体計測では，Harpenden式のキャリパーやアディポメーター，テープメジャー，インサーテープなどを用いて，上腕周囲長（arm circumference：AC），上腕三頭筋皮下脂肪厚（triceps skinfold thickness：TSF），下腿周囲長，肩甲骨下部皮下脂肪厚などを測定する．
- ACとTSFを測定し，上腕筋囲（arm muscle circumference：AMC）を算出する方法は臨床的にもよく用いられている．ここで，TSFは体脂肪，AMCは筋肉量の指標である．
- 測定した結果は，「日本人の新身体計測基準値（JARD2001）」の中央値，平均値，5パーセンタイル値，95パーセンタイル値と比較することが可能であり，年齢・性別に設定された日本人の基準値からみてどの程度に相当するか評価することができる．
- 基準値の60％以下であれば高度の栄養障害，60〜80％であれば中等度の栄養障害と判定するのが一般的である．ただし，身体計測は検者間の誤差が大きいのが課題であり，熟練した者が継続して測定することが望ましい．

VI スクリーニングとアセスメント

17 血液・生化学評価項目と判定基準

タンパク代謝評価項目	クレアチニン身長係数	60〜80％：中等度栄養障害 60％以下：高度栄養障害
	窒素平衡	正の値で同化，負の値で異化亢進
	血清アルブミン	3.0 g/dL以下でPEMとして栄養療法の適応
	トランスサイレチン（プレアルブミン）	20 mg/dL以下でPEMを強く疑う
	レチノール結合タンパク	2.0 mg/dL以下でPEMを強く疑う
	トランスフェリン	200 mg/dL以下でPEMを強く疑う
脂質代謝評価項目	血清トリグリセリド	30 mg/dL以下でエネルギー不良として栄養療法適応
	血清遊離脂肪酸	1.0 mEq/L以上でトリグリセリドの異化亢進
免疫能評価項目	総リンパ球数	1,200〜2,000/μL　：軽度栄養障害 800〜1,199/μL　：中等度栄養障害 800/μL以下　：高度栄養障害

[東口髙志（編）：NSTのための栄養療法データブック，中山書店，p48，2008を参考に著者作成]

- 血液・生化学検査による評価基準は以下のようにまとめられる.
- 血清アルブミン値が3.0 g/dL以下であれば，タンパク質－エネルギー低栄養状態（PEM）と推測される.
- 窒素平衡は，たんぱく質／アミノ酸の投与量と消費量のバランスをみる指標であり，同化，異化のいずれに傾いているかを評価する.
- クレアチニン身長計数は体タンパク量を把握する指標であり，80％以下の場合に栄養障害と判定する.
- 血清トリグリセリドが30 mg/dL以下の場合，エネルギー不良と推測される. さらに血清遊離脂肪酸が1.0 mEq/L以上であれば，トリグリセリドの異化亢進と考えられる.

18 アルブミンの体内動態

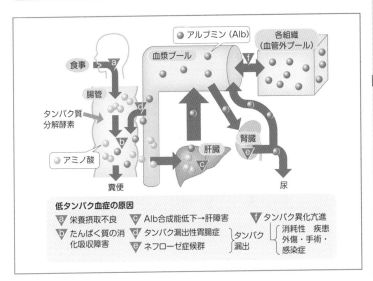

低タンパク血症の原因

- ⓐ 栄養摂取不良
- ⓑ たんぱく質の消化吸収障害
- ⓒ Alb合成能低下→肝障害
- ⓓ タンパク漏出性胃腸症
- ⓔ ネフローゼ症候群
- ⓕ タンパク異化亢進

タンパク漏出
- 消耗性　疾患
- 外傷・手術・感染症

- ●血清アルブミン値は基本的な栄養指標であるが，低値となる要因はさまざまである．
- ●食物中のたんぱく質が吸収され，ペプチド・アミノ酸となって小腸から吸収される．たんぱく質摂取量の不足，たんぱく質の消化吸収機能が低下した場合には低アルブミン血症となる．
- ●吸収されたアミノ酸・ペプチドは，最終的に小腸粘膜細胞内ですべてアミノ酸となり，門脈から肝臓へ移送され，肝臓でのタンパク質合成に利用される．肝臓でのタンパク質合成が低下した場合にも低アルブミン血症となる．肝不全による炎症で，タンパク質合成が抑制される場合もある．
- ●肝臓で合成されたアルブミンは血漿プールに出て，血管外プールと平衡状態となる．しかし，ネフローゼなどの腎疾患ではアルブミンは尿中へ排泄される．タンパク漏出性胃腸症では消化管から漏出して低アルブミン血症となる．胸水や腹水などに漏出する場合も同様である．

19 栄養指標となる血漿タンパクの種類と特徴

	アルブミン	RTP		
		トランスサイレチン(プレアルブミン)	レチノール結合タンパク	トランスフェリン
半減期	約21日	約2日	約12時間	約7日
分子量	67,000	55,000	21,000	76,500
基準値	3.7〜5.3 g/dL	21〜45 mg/dL	男性：3.6〜7.2 mg/dL 女性：2.2〜5.3 mg/dL	190〜320 mg/dL
特徴	血管内に30〜40% 血管外に60〜70% (血管外プールが多い)	血管外プールが少ない		
		肝での合成が肝不全末期まで比較的保持される	糸球体から濾過される	軽度の糸球体障害でも尿中に出現する
栄養指標	静的栄養アセスメントの指標	動的栄養アセスメントの指標		他のRTPと比べて半減期も長く，栄養指標としては利用しにくい

● 血漿タンパクは代表的な栄養パラメータであるが，個々の特徴を理解することが重要である.

● アルブミンの半減期は約3週間と長く，半減期の短いRTP（rapid turnover protein）のほうがより鋭敏に変動する. トランスサイレチン（TTR）の測定が広く行われているが，半減期はレチノール結合タンパク（retinol-binding protein：RBP）のほうが短く，分子量も小さい.

● アルブミンは血管内プールに比べて血管外プールが多く，RTPは血管外プールが少ない. このことはRTPが鋭敏な栄養指標となる理由でもある.

● TTRは腎不全，甲状腺機能亢進症で高値となり，重症肝障害，感染症，悪性腫瘍，妊娠などで低値となる傾向がある.

● RBPは，腎不全，脂肪肝で高値となり，ビタミンA欠乏症，重症肝障害，感染症などで低値となる傾向がある.

● トランスフェリンは，鉄欠乏状態で高値となり，重症肝障害や感染症で低値となる傾向がある.

20 アルブミンとRTPを組み合わせた評価

		アルブミン	
		正常	低値
RTP	正常	低リスク	栄養状態は回復傾向
	低値	中リスク 要フォローアップ	高リスク 積極的に栄養サポート

- アルブミンとレチノール結合タンパク(RTP)を組み合わせて測定することにより，栄養状態を動的に捉えることが可能となる．
- アルブミンもRTPも正常であれば，栄養状態は良好でリスクも低い．
- アルブミンが正常であってもRTPが低値であれば，今後，栄養状態が悪化する可能性が高い．
- アルブミンは低値であっても，RTPが正常であれば，今後，アルブミン値は上昇すると予想される．
- アルブミン値もRTPも低値であれば，栄養状態が早期に回復することは期待できず，積極的な栄養介入が必要である．

21 窒素バランスの算出法

1. 理論的方法
NB(g)＝窒素摂取量－ (尿中窒素量＋糞便中窒素量＋剥脱皮膚窒素量＋非たんぱく窒素量＋体液中窒素量)
2. 臨床的方法
NB(g)＝[たんぱく質摂取量(g)/6.25]－[尿中尿素窒素排泄量(g/日)×5/4] あるいは, NB(g)＝[たんぱく質摂取量(g)/6.25]－[尿中尿素窒素排泄量(g/日)＋推定非尿中尿素窒素排泄量(3.5～4.0 g/日)] を用いることも可能.

[日本臨床栄養代謝学会（編）：日本臨床栄養代謝学会 JSPEN テキストブック，南江堂，p165-166，2021 を参考に著者作成]

- 窒素バランス(nitrogen balance：NB)とは，窒素の摂取量と排泄量のバランスから，タンパク質の体内動態を把握するものである．NB＝窒素摂取量－(尿中総窒素排泄量＋非窒素窒素排泄量)として算出する．
- 窒素摂取量とは，食事や経腸栄養，静脈栄養に含まれる窒素量である．
- 尿中総窒素排泄量とは，尿中に排泄される尿素，尿酸，クレアチニンなどに含まれる窒素量であり，通常は尿中尿素窒素排泄量を測定する．尿中総窒素排泄量は，尿中尿素窒素排泄量×5/4で概算できる．
- 尿以外にも便や汗などに排泄される窒素もあり，これらは3.5～4 g/日とみなして計算する．
- NBが負であれば，現行の栄養療法におけるアミノ酸・たんぱく質投与量が充足していないことを意味する．NBを正に保つことは，栄養療法の基本的な考え方である．
- ネフローゼ症候群やタンパク漏出性胃腸症により尿や便からタンパク質が喪失している場合，腹水や胸水が貯留している場合，あるいは熱傷の病変部位からタンパクが漏出している場合などには，タンパクの喪失部分を考慮する必要があり，通常のNBでは排泄量が不正確となる．

準備編

22 エネルギー消費量の算出

間接熱量測定

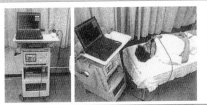

(使用機器：ミナト医科学「エアロモニタAE-300S®」)

エネルギー基質と非タンパク質呼吸商(npRQ)

基質酸化の状態	npRQ
糖質の酸化	1.00
脂肪の酸化	0.70
混合基質の酸化	0.85
過呼吸(一過性で不均衡状態)	>1.00
脂肪合成(持続的栄養補給中，均衡状態)	>1.00
ケトーシス(長期)	0.68

- エネルギーを過不足なく投与するためには，エネルギー消費量を正しく把握することが重要である．消費量を正確に把握するためには，実測値を求めることが推奨される．
- 投与量が消費量を下回れば栄養障害に陥り，投与量が消費量を上回れば過剰投与による合併症を引き起こす．
- 間接熱量測定は，消費される酸素と，産生される二酸化炭素を測定してエネルギー消費量を算出する．

  Weirの簡易式：安静時エネルギー消費量(REE)

  $= (3.94 \times \dot{V}O_2 + 1.11 \times \dot{V}CO_2) \times 1.44$

  [$\dot{V}O_2$：酸素消費量(mL/分)，$\dot{V}CO_2$：二酸化炭素産生量(mL/分)]
- 1日の消費量＝測定結果であるREE×活動係数(AF)
- REEは8時間以上の絶食の後，安静仰臥位にて測定する．
- 間接熱量測定では，非タンパク質呼吸商(npRQ)も測定できる．npRQはエネルギーの燃焼基質によって異なり，表に示すような結果となる．
- 間接熱量測定は，人工呼吸器管理中でも測定できる．一方，自発呼吸でも経鼻酸素吸入を行っている患者では測定することができない．
- 肺からリーク(空気の漏れ)のある場合も正確に測定できない．

23 エネルギー必要量の算出

Harris-Benedictの式(1918)

男性：66.4730 + 13.7516 W + 5.0033 H − 6.7550 A
女性：655.0955 + 9.5643 W + 1.8496 H − 4.6756 A
[単位：kcal/日，W：体重(kg)，H：身長(cm)，A：年齢(年)]
適用条件：体重25.0〜124.9 kg，身長151.0〜200.0 cm，年齢21〜70歳

(Harris JA et al：Proc Natl Acad Sci USA **4**：370, 1918より引用)

国立健康・栄養研究所の式

[0.1238 + (0.0481 ×体重 kg) + (0.0234 ×身長 cm) − (0.0138 ×年齢) −性別*]
×1,000/4.186
*男性＝0.5473 × 1，女性＝0.5473 × 2

(Ganpule AA et al：Eur J Clin Nutr **61**：1256, 2007より引用)

- エネルギー必要量の算出には多くの計算式が提唱されている．
- よく用いられる Harris-Benedict の式は，表に示したように算出する．この算出式は21〜70歳に適用される．高齢の女性で過剰となる傾向があり，注意を要する．
- 基礎代謝量の算出式には，国立健康・栄養研究所の式もある．この式も同様に21〜70歳に適応される．

障害因子と障害係数(SI)	
障害因子	SI
飢餓状態	0.6〜0.9
術後(合併症なし)	1.0
小手術	1.0〜1.1
中等度手術	1.1〜1.2
大手術	1.2〜1.3
長管骨骨折	1.1〜1.3
多発外傷	1.4
腹膜炎・敗血症	1.2〜1.4
重症感染症	1.5〜1.6
熱傷	1.2〜2.0
60%熱傷	2.0
発熱(1℃ごと)	+0.1

活動因子と活動係数(AI)	
活動因子	AI
寝たきり(意識低下状態)	1.0
寝たきり(覚醒状態)	1.1
ベッド上安静	1.2
ベッド外活動	1.3〜1.4
一般職業従事者	1.5〜1.7

※ 間接熱量測定を施行した結果を踏まえて滋賀医科大学で用いているSI・AIの数値を示す.

- エネルギー必要量は,基礎代謝量に活動係数(active index:AI),障害係数(stress index:SI)を乗じて算出する.
- 侵襲時には,カテコラミンやグルカゴンの分泌が亢進し,サイトカインの影響でエネルギー代謝が亢進する.一方,飢餓に陥ると代謝活性は低下する.このような代謝の変動をSIとして設定して,エネルギー必要量を算出するが,SIの設定が困難な場合も少なくない.また,SIについては,十分なエビデンスに乏しい疾患や病態もある.そこで,初期設定したエネルギー必要量は,常にモニタリングにより再評価し,調整する必要がある.

24 簡易式による疾患別標準体重あたりの エネルギー必要量

疾患	体重(kg)あたりのエネルギー必要量	備考
健常者	25～35	生活活動強度を加味した設定が必要
糖尿病・脂質異常症・肥満症	25～30	その他侵襲が加わらない疾患
腎不全・透析	30～35	
肝不全	25～35	経腸栄養なども含む
炎症性腸疾患	30～35	経腸栄養なども含む
COPD	30～40	るいそうの度合いに合わせる

[佐々木雅也(編著):ナース・介護スタッフ・管理栄養士のための栄養管理これだけマスター, メディカ出版, p28, 2009より引用]

準備編

- 計算によるエネルギー必要量の算出として, 簡易式による方法がある.
- 簡易式による算出方法の対象者は, 高度なるいそうや高度肥満がない症例で, 主に慢性疾患に用いる. 体重は標準体重を用いるのが一般的である.
- 健常者においては, 活動量に合わせて体重あたり25～35 kcalの範囲で初期設定を行うが, 糖尿病・脂質異常症・肥満症については, いずれも過栄養による栄養障害とし, 25～30 kcalで算出する.
- 腎不全や透析患者は, エネルギー代謝が亢進しており, エネルギー投与不足によるタンパク異化を抑制するために体重あたり30～35 kcalで算出する.
- 肝不全や炎症性腸疾患については病期や疾患活動性によっても代謝が変化するため, モニタリングによりプラスアルファを調整する必要がある.
- 慢性閉塞性肺疾患(COPD)においては, 全般的に代謝亢進が認められているが, エネルギー代謝の亢進はやせの症例で顕著であるため, るいそうの度合いに合わせてエネルギー設定を行う.
- 詳細は後述の実践編「Ⅳ. 病態別の栄養療法」(134頁～)を参照.

25 たんぱく質必要量基準

代謝亢進(g/kg/日) ストレスレベル	正常 (ストレスなし)	軽度	中等度	高度
たんぱく質必要量	0.8～1.0	1.0～1.2	1.2～1.5	1.5～2.0

[佐々木雅也(編著)：ナース・介護スタッフ・管理栄養士のための栄養管理これだけマスター,
メディカ出版, p29, 2009より引用]

- たんぱく質のエネルギー比率は10～20％程度である．エネルギーが
十分に投与されていなければ，タンパク合成に使用されず，エネル
ギー消費に使用されるだけになってしまう．
- 一般的にたんぱく質の必要量は，通常1日0.8～1.0 g/kg程度とされて
いる．しかし，病態によってタンパク代謝は変化し，代謝亢進に伴い
たんぱく質の必要量は増加する．
- 外傷や手術，褥瘡などの創傷治癒には十分なたんぱく質の投与が必須
であり，代謝亢進のレベルに合わせてたんぱく質の投与量を調整する．

Ⅵ スクリーニングとアセスメント

26 水分必要量

1. 体重(kg)あたり30～40 mL/日
2. 1 mL ×エネルギー必要量(kcal/日)
3. 1,500 mL ×体表面積(m²)

- 水分必要量の算出方法は，3つある．①体重あたりの算出方法，②エネルギーあたりの算出方法，③体表面積からの算出方法によるものである．
  - ①体重あたりの算出方法については，やせている場合，現体重を用い，肥満の場合，理想体重を用いる．水分は脂肪よりも筋肉に多く含まれている．そのため，過体重であっても体組成上，筋肉質な場合には，現体重を用いる[1,2]．ただし，過剰な不感蒸泄がある症例に対しては，適宜調整を行う必要がある．
  - ②エネルギーあたりの算出方法では，「エネルギー必要量＝水分必要量」とする．ただし，高齢でエネルギー必要量が少ない場合には，「エネルギー必要量＝水分必要量」とすると水分必要量が少なくなりすぎることがあり，①で計算すべきである．
  - ③体表面積は，下記の式により算出し，1,500 mL を乗じて必要量を算出する．
    DuBois式　＝ 身長0.725 ×体重0.425 × 0.007184
    藤本式　　＝ 身長0.663 ×体重0.444 × 0.008883
- いずれの方法を用いても，イン・アウト・バランスの評価と生化学検査，身体アセスメントによる過不足のモニタリングが必要であり，適宜調整を行っていく．

【引用文献】

1) 藤本薫喜ほか：日本人の体表面積に関する研究 第18篇 三期にまとめた算出式．日衛誌 **23**：443-450，1968
2) DuBois D et al：A formula to estimate the approximate surface area if height and weight be known. Arch Intern Med **17**：863-871, 1916

実践編

Ⅰ 各種栄養療法とその選択

1 栄養療法のdecision tree

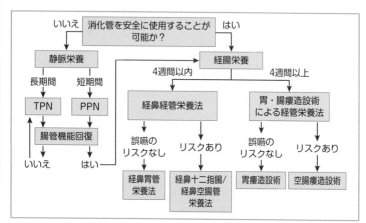

- 栄養療法の選択に関するdecision treeである．腸が使える場合は腸を使うのが原則であり，経腸栄養法(enteral nutrition：EN)の適応となる．
- ENでは，短期間であれば経鼻経管栄養を，長期の場合には胃瘻や空腸瘻を選択する．
- 胃食道逆流や嘔吐により誤嚥のリスクが高い場合には，経鼻チューブを十二指腸から空腸へ挿入した持続投与によるENが有用である．PEG(経皮内視鏡的胃瘻造設術)を施行した場合でも，PEG-J(PEG with jejunal extension)により空腸へのアクセスも選択できる．
- 腸が機能していない場合は，静脈栄養法(parenteral nutrition：PN)を選択する．短期間であれば末梢静脈栄養法(peripheral parenteral nutrition：PPN)を選択するが，十分な栄養量を投与するには適さない．したがって10日～2週間以上の期間絶食となる場合には，中心静脈栄養法(total parenteral nutrition：TPN)を選択する．
- PNを施行した場合，消化管の機能が回復すれば早期にENを併用することが望ましい．またENを開始しても，投与量が必要量を充足しない場合には，補完的なPNにて不足分を補うことが重要である．

2　経腸栄養法が適応となる疾患

1. 経口摂取が不可能または不十分な場合
a)上部消化管の通過障害：口唇裂，食道狭窄，食道がん，胃がんなど b)手術後 c)意識障害 d)化学療法，放射線治療中 e)神経性食欲不振症
2. 消化管の安静が必要な場合
a)上部消化管術後 b)上部消化管縫合不全 c)急性膵炎
3. 炎症性腸疾患
Crohn病，潰瘍性大腸炎など
4. 吸収不良症候群
短腸症候群，盲管症候群，慢性膵炎，放射線腸炎など
5. 代謝亢進状態
重症外傷，重症熱傷など
6. 周術期
7. 肝障害，腎障害
8. 呼吸不全，糖尿病
9. その他の疾患
タンパク漏出性胃腸症，アレルギー性腸炎
10. 術前，検査前の管理
colon preparation

I 各種栄養療法とその選択

- ●「腸が使える場合は腸を使う」という基本的な考え方から，経腸栄養法（EN）は多くの疾患で適応となっている．
- ●上部消化管悪性腫瘍，脳血管障害による意識障害や嚥下障害で経口摂取が不可能・不十分な場合には，ENのよい適応である．
- ●経口摂取は可能でも，消化管の安静を必要とする場合もENの適応である．食道がん術後では，早期経腸栄養が施行される．上部消化管の縫合不全でも，空腸瘻からのENは可能である．さらに重症急性膵炎では，早期経腸栄養が感染性合併症対策としても推奨されている．
- ●Crohn病では，ENによる寛解導入効果，寛解維持効果が確認されている．
- ●吸収不良症候群では，成分栄養剤や消化態栄養剤によるENが有用である．
- ●周術期，肝障害，腎障害，呼吸不全や糖尿病では，病態別経腸栄養剤を選択することができる．

3　主な栄養法の比較

実践編

		生理的投与	投与手法の難易	高カロリー	等張	栄養素材の調合	低残渣	消化吸収機能低下患者への適応	炎症性腸疾患への適応	術直後への適応	副作用の頻度・程度の少なさ
PN	末梢静脈栄養法	×	×〜△	△	△	○	○	○	○	○	△
	中心静脈栄養法	×	×	○	×	○	○	○	○	○	×
EN	成分栄養剤 消化態栄養剤	△	○〜△	○	△	×	○	○	○	○	○
	半消化態栄養剤	○〜△	○〜△	○	△〜○	×	△	△	×	△〜○	
治療食		○	○	○	○	△	×	×	×	×	○

- 静脈栄養法（PN），経腸栄養法（EN）の利点と欠点について理解しておくことが重要である．
- 経口摂取は最も生理的な栄養法であり，十分なエネルギーと必要栄養量を充足することができる．しかし，消化吸収機能が低下した場合や炎症性腸疾患などで消化管に病変がある場合には，ENやPNが有用である．
- ENは，PNに比べて生理的であり，感染などの重篤な合併症が少ない．成分栄養剤や消化態栄養剤は，消化吸収機能が低下した場合や炎症性腸疾患にも用いることができる．
- 中心静脈栄養法（TPN）は非生理的な栄養法ではあるが，必要なエネルギー，アミノ酸などを確実に投与できるという利点がある．
- 末梢静脈栄養法（PPN）では，浸透圧比で3以下の輸液製剤しか投与できないため，これだけで栄養必要量を充足するのは困難である．

II 経腸栄養法

A 経腸栄養法の適応と禁忌─経腸栄養の禁忌

絶対禁忌	相対的禁忌
● 完全腸閉塞 ● 高度の消化管狭窄 ● 消化管からまったく吸収できない場合	● バイタルサインの安定しない重症症例 ● 小腸大量切除術後(術直後・残存小腸50 cm以下) ● 難治性嘔吐 ● 重症下痢 ● 活動性の消化管出血

- 腸が機能していない完全腸閉塞や高度消化管狭窄などの場合には,経腸栄養法(EN)を選択することができない.高度狭窄とは,口側の消化管の拡張を伴った狭窄,さらには瘻孔などを合併した狭窄病変などを指す.
- 残存小腸がきわめて短い短腸症候群で吸収機能がほとんど認められない場合も,ENの適応はない.
- 血圧が安定しない重症例では,バイタルサインの回復を待ってENを開始する.ICUで集学的治療を受ける重症例の場合,①心係数<2 L/分/m^2,②動脈血圧<70 mmHg,③FiO$_2$>60 %でPEEP>5 cmH$_2$Oでも酸素飽和度<95 %であれば忍容性が低いとされている(Rambeau JL, 1994).
- 難治性嘔吐の場合,胃からのアクセスによるENは困難である.重症下痢や活動性の消化管出血を認める場合もPNを実施し,病状が回復してからENを開始する.

B 投与経路──経腸栄養のアクセス

1. 経口摂取（sip feeding）
嚥下機能が正常な場合に，補食として経腸栄養剤を摂食する
2. 経鼻経管栄養法
a）経鼻胃管栄養法 b）経鼻十二指腸・経鼻空腸管栄養法
3. 胃瘻，十二指腸瘻，空腸瘻による栄養法
a）PEG，PEG-J，DPEJ，PTEG b）外科的胃瘻造設術，外科的空腸瘻造設術

PEG：経皮内視鏡的胃瘻造設術，DPEJ：経皮内視鏡的空腸瘻造設術，PTEG：経皮経食道胃管挿入法

- ●経腸栄養法（EN）は，経口的に摂取する方法と経管栄養法とがある．
- ●経管栄養法には，経鼻チューブを用いる方法と胃瘻や腸瘻を用いる方法とがあり，前者は4週間以内の短期，後者は4週間以上の長期にわたるENで適応となる．
- ●経鼻経管栄養法では，通常，胃あるいは十二指腸・空腸への投与が行われる．
- ●間欠的口腔食道経管栄養（intermittent oro-esophageal tube feeding：OE）法は食道へ経腸栄養剤を投与する方法であり，嚥下訓練の一つとして位置づけられている．
- ●消化管瘻アクセスでは，胃瘻が第一選択である．胃食道逆流からの誤嚥が問題となる場合にはPEG-Jも有用である．
- ●胃切除後や大量腹水などによりPEGが施行できない場合には，空腸瘻や経皮経食道胃管挿入法（percutaneous transesophageal gastro-tubing：PTEG）も選択できる．

C 投与方法—PEGのデバイス

デバイスの種類

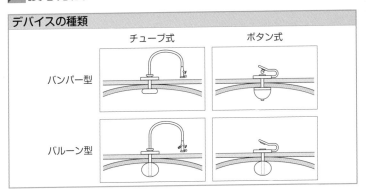

	チューブ式	ボタン式
バンパー型		
バルーン型		

チューブ式とボタン式の特徴

	チューブ式	ボタン式
外観	悪い	良い
リハビリテーション	しにくい	しやすい
事故(自己)抜去	ときどきあり	少ない
シャフト長	変更可能	固定
接続チューブ	不要	必要

バンパー型とバルーン型の特徴

	バンパー型	バルーン型
抜去のリスク	低い	高い
耐久性	優れる	劣る
交換時期	4〜6ヵ月	1〜2ヵ月
交換手技	技術を要する	容易
交換時の苦痛	強い	ほとんどない

チューブ式とボタン式の特徴

● チューブ式に比べて, ボタン式は外観的にも優れており, リハビリテーションや日常的な行動にも支障が少ない.

● チューブ式は, 造設・交換後にシャフト長を調整することができるので, 腹囲に変化があっても対応可能である. 一方, ボタン式のシャフト長は一定であり, 個々に応じたシャフト長の胃瘻ボタンを選択して使用する. シャフト長を変更する必要が生じた場合には, 交換時に変更する.

バンパー型とバルーン型の特徴

● バンパー型は耐久性に優れ, 4〜6ヵ月に1回の交換でよいが, バルーン型は1〜2ヵ月間隔で交換が必要である.

● バルーン型では, 1週間に1回程度はバルーンに確実に固定水(滅菌蒸留水)が充填されているかどうかの確認が必要である. たとえ水漏れがなくても, 2ヵ月以上継続して使用することは推奨されない.

● バンパー型に比べてバルーン型は交換手技が容易であり, 苦痛も少ないという利点がある.

D 経腸栄養剤

1 経腸栄養剤の分類と種類

実践編

	人工濃厚流動食			天然濃厚流動食
	成分栄養剤(ED)	消化態栄養剤	半消化態栄養剤	
糖質	デキストリン	デキストリン	デキストリンなど	粉飴, はちみつなど
窒素源	結晶アミノ酸	アミノ酸, 低分子ペプチド	ペプチド, たんぱく質加水分解物	大豆たんぱく質, 乳たんぱく質など
脂肪	少ない	なし~多い	多い	多い
特徴	すべての構成成分が化学的に明らか	窒素源がペプチド	化学的に同定できない成分も含まれる	天然の食材を使用
消化	不要	一部要	要	要
吸収	要	要	要	要
残渣	なし	少量 ←		→ 多量
適応	多い	適応に制限あり	適応に制限あり	消化吸収機能が正常な場合のみ使用可
投与経路	経鼻経管, 胃瘻・腸瘻, 経口	経鼻経管, 胃瘻・腸瘻, 経口	経鼻経管, 胃瘻・腸瘻, 経口	胃瘻・腸瘻, 経口
投与方法	持続注入	持続注入	持続注入・分割注入	分割注入
栄養チューブサイズ	5 Fr	8 Fr	8~12 Fr	12 Fr以上
その他	水溶性, 医薬品	水溶性, 医薬品/食品	水溶性, 食物繊維添加製剤あり, 医薬品/食品	粘稠, 食品

- わが国では, 薬品扱いの経腸栄養剤でも食品として販売されているものを濃厚流動食と呼ぶが,『静脈経腸栄養ガイドライン(第3版)』では, これらの総称として「経腸栄養剤」という用語が使用されており, 本書でも同様に取り扱う.
- 経腸栄養剤は人工濃厚流動食と天然濃厚流動食とに分類される. 一般的に経腸栄養剤として使用されているのは人工濃厚流動食である.
- 人工濃厚流動食は, 成分栄養剤, 消化態栄養剤, 半消化態栄養剤の3つに分類される.
- 成分栄養剤の窒素源はアミノ酸, 消化態栄養剤の窒素源はアミノ酸, 低分子ペプチド, 半消化態栄養剤の窒素源はたんぱく質からなる.
- 窒素源以外にも, 脂肪の組成, 食物繊維, 微量栄養素の含量などが異なっており, 基礎疾患や併存疾患, 消化吸収機能などに応じて選択することができる.

2 成分栄養剤の組成

区分	成分栄養剤		
製品名	エレンタール	エレンタールP	ヘパンED
会社名	EAファーマ	EAファーマ	EAファーマ
発売年	1981	1987	1991
主原料	結晶アミノ酸(17種類)，デキストリン，大豆油	結晶アミノ酸(18種類)，デキストリン，大豆油	結晶アミノ酸(14種類)，デキストリン，大豆油(肝不全用)
たんぱく質(g)	4.4	3.1	3.7
糖質(g)	21.1	19.9	19.9
脂質(g)	0.17	0.9	0.9

(100 kcalあたり)

- 成分栄養剤は化学的に明確な成分から構成されている.
- エレンタール®，エレンタール®P，ヘパン®EDが該当する. エレンタール®Pは2歳までの小児用，ヘパン®EDは肝不全用である.
- 窒素源はアミノ酸からなり，グルタミンも含まれる. 糖質はデキストリンであり，単糖は含まれない.
- 脂肪含量は全エネルギーの1.5〜8.1%ときわめて低く，必須脂肪酸欠乏予防のために脂肪乳剤の併用が必須である.
- 膵外分泌不全や短腸症候群などの吸収不良症候群，Crohn病の寛解導入療法・寛解維持療法などに用いる.
- 成分栄養剤には水溶性食物繊維・不溶性食物繊維がともに含まれておらず，低残渣であることも特徴の一つである.

Ⅱ 経腸栄養法 D 経腸栄養剤

3 消化態栄養剤・消化態流動食の組成

区分	消化態栄養剤	消化態流動食(食品扱い)				
製品名	ツインラインNF	ペプチーノ	ペプタメンインテンス	ペプタメンAF	ペプタメンスタンダード	ネクサスST
会社名	大塚製薬工場	ニュートリー	ネスレ日本	ネスレ日本	ネスレ日本	クリニコ
発売年	2011	2008	2017	2010	2012	2022
主原料	乳たんぱく加水分解物 L-メチオニン L-トリプトファン	低分子ペプチド(乳清加水分解物)	乳清たんぱく分解物	乳清たんぱく分解物	乳清たんぱく分解物	カゼインペプチド, ホエイペプチド
	マルトデキストリン, トリカプリリン, サフラワー油	デキストリン	デキストリン, 中鎖脂肪酸油, 大豆油, 精製魚油	デキストリン, 中鎖脂肪酸油, 大豆油, 精製魚油	デキストリン, 中鎖脂肪酸油, なたね油	デキストリン, 植物油, 中鎖脂肪酸油, 魚油
たんぱく質g	4.1	3.6	9.2	6.3	3.5	4.0
糖質g	14.7	21.4	7.5	8.8	12.5	14.7
脂質g	2.8	0	3.7	4.4	4.0	2.8

(100 kcalあたり)

- 消化態栄養剤, 消化態流動食の窒素源はアミノ酸, 低分子ペプチドで, たんぱく質を含まない.
- 医薬品の消化態栄養剤は1種類, 食品の消化態流動食は5種類が市販されているが, 脂質の組成・含量などは大きく異なる. ペプチーノ®は脂肪を含まないため, 単独で用いる場合には脂肪乳剤の併用が必須である.
- ジペプチド, トリペプチドの吸収は, アミノ酸に比べて速く, バランスもよい, また小腸粘膜が障害された場合にも吸収機能が保たれるなど, ペプチドの特徴を活かした経腸栄養が実施できる.
- 適応は, ①消化吸収機能が低下して半消化態栄養剤が使用できない, あるいは半消化態栄養剤では栄養効果が得られない場合, ②長期間の絶食後に経腸栄養を開始する場合, ③空腸アクセスにより経腸栄養を施行する場合, ④活動期Crohn病などである.

実践編

4 医薬品の半消化態栄養剤の組成

区分	半消化態栄養剤					
製品名	エンシュア・リキッド	エンシュア・H	エネーボ	ラコールNF	イノラス	アミノレバンEN
会社名	アボット社	アボット社	アボット社	大塚製薬工場	大塚製薬工場	大塚製薬
性状(容量)	液状(250 mL)	液状(250 mL)	液状(250 mL)	液状(200/400 mL)	液状(125/187.5 mL)	粉末(50 g)
エネルギー	1 kcal/mL	1.5 kcal/mL	1.2 kcal/mL	1 kcal/mL	1.6 kcal/mL	213 kcal(50 g)
主成分 糖質	デキストリン，精製白糖 13.7 g(54.5)	デキストリン，精製白糖 13.7 g(54.5)	デキストリン，精製白糖，フラクトオリゴ糖 13.2 g(53.0)	マルトデキストリン，精製白糖 15.62 g(62.4)	部分加水分解デンプン 13.26 g(55)	デキストリン 14.79 g(59.2)
主成分 たんぱく質	カゼイン，分離大豆たんぱく質 3.5 g(14.0)	カゼイン，分離大豆たんぱく質 3.5 g(14.0)	カゼイン，乳清たんぱく，分離大豆たんぱく質 4.5 g(18.0)	乳カゼイン，分離大豆たんぱく質 4.38 g(17.5)	濃縮乳たんぱく質，カゼインナトリウム 4.0 g(16)	アミノ酸，カゼインナトリウムセラチン加水分解物 6.43 g(25.7)
主成分 脂質	コーン油，大豆リン脂質 3.5 g(31.5)	コーン油，大豆リン脂質 3.5 g(31.5)	高オレイン酸ヒマワリ油，なたね油，魚油 3.2 g(29.0)	トリカプリリン，しそ油 2.23 g(20.1)	トリカプリリン，コーン油，しそ油，魚油 3.22 g(29)	こめ油 1.67 g(15.1)
主成分 繊維	—	—	難消化性デキストリン，大豆多糖類 1.6 g	—	イヌリン 1.077 g	—

主成分は100 kcalあたりの含量を示す．また，括弧内はエネルギー比を示す．

- 医薬品の半消化態栄養剤は，エンシュア・リキッド®，エンシュア®・H，エネーボ®，ラコール®NF，イノラス®，アミノレバン®ENの6種類である．アミノレバン®ENは肝不全用の経腸栄養剤である．
- エンシュア・リキッド®は，糖質がデキストリンと精製白糖からなり，たんぱく質としてカゼインと分離大豆たんぱく質を含む．たんぱく質のエネルギー比は14％とやや低めで，高齢者や小児で腎機能が低下傾向の場合にも使いやすい．エンシュア®・Hの組成はエンシュア・リキッド®とほぼ同様であり，1.5 kcal/mLの濃縮タイプである．
- ラコール®NFは，糖質がマルトデキストリンと精製白糖，たんぱく質が乳カゼインと分離大豆たんぱく質からなる．たんぱく質のエネルギー比は17.5％と，エンシュア・リキッド®に比べてやや高い．n-3系多価不飽和脂肪酸が添加されており，n-3/n-6比は1：4である．またMCTが強化されており，全脂質の33.8％となっている．
- エネーボ®には難消化性デキストリン，イノラス®にはイヌリンという食物繊維が含有されている．ともに微量ミネラル強化されているが，エネーボ®はヨウ素が含有されていない．イノラス®は魚油の含油量も豊富であり，1.6 kcal/mLの製剤で浸透圧が670 mOsm/Lと高めである．

5　特殊な病態に用いる経腸栄養剤

区分	疾患	製品名	会社名
医薬品の経腸栄養剤	肝疾患	ヘパンED	EAファーマ
		アミノレバンEN	大塚製薬
食品の経腸栄養剤	肝不全	ヘパス	クリニコ
	腎不全	明治リーナレン	明治
		レナウェル	ニュートリー
		レナジー	クリニコ
	糖尿病	グルセルナ-REX	アボットジャパン
		タピオンα	ニュートリー
		明治インスロー	明治
		リソースグルコパル	ネスレニュートリション
		ディムス	クリニコ
	COPD	プルモケア-Ex	アボットジャパン

実践編

- 特殊な病態に用いる経腸栄養剤が多く市販されているが，医薬品扱いはヘパン®EDとアミノレバン®ENのみであり，他は食品扱いの経腸栄養剤である.
- 腎機能障害に用いる経腸栄養剤には明治リーナレン®やレナウェル®などが該当するが，大きく分けてたんぱく質含量の異なる2つに分類され，腎機能や透析治療の有無により選択する.
- 糖代謝異常に用いる経腸栄養剤は，糖質の含量を少なくした製剤や，緩徐に吸収されて血糖が上昇しにくい糖質を用いた製剤などがある.
- 慢性閉塞性肺疾患(COPD)などの呼吸機能障害では，二酸化炭素の産生を抑制する目的で，脂質含量を多くしたプルモケア®がある.

6 経腸栄養ルートと投与方法・速度

経腸栄養剤（輸液剤）の投与方法の分類

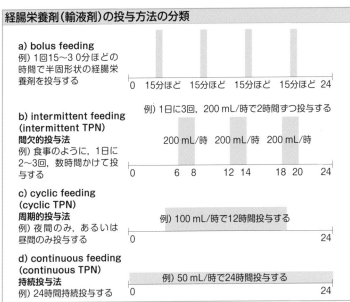

a) bolus feeding
例）1回15〜30分ほどの時間で半固形状の経腸栄養剤を投与する

0　15分ほど　15分ほど　15分ほど　15分ほど　24

b) intermittent feeding (intermittent TPN)
間欠的投与法
例）食事のように，1日に2〜3回，数時間かけて投与する

例）1日に3回，200 mL/時で2時間ずつ投与する

200 mL/時　200 mL/時　200 mL/時

0　　6　8　　12　14　　18　20　　24

c) cyclic feeding (cyclic TPN)
周期的投与法
例）夜間のみ，あるいは昼間のみ投与する

例）100 mL/時で12時間投与する

0　　　　　　　　　　　24

d) continuous feeding (continuous TPN)
持続投与法
例）24時間持続投与する

例）50 mL/時で24時間投与する

0　　　　　　　　　　　24

[(b)〜d）：日本静脈経腸栄養学会（編）：静脈経腸栄養ガイドライン，第3版，照林社，p19，2013より許諾を得て転載]

- ●ボーラス投与法（bolus feeding）とは，胃内投与に限り，15分程度の時間をかけて投与する方法である．欧米では高濃度の経腸栄養剤をシリンジなどで1日4〜6回×200〜400 mLを投与する．日本では半固形製剤を加圧バックを用いて投与することが一般的である．

- ●間欠的投与法（intermittent feeding）とは，1日2〜3回，2〜3時間程度時間をかけて投与する方法である．消化器症状が問題とならないときで，胃内へ投与する場合に用いられる．

- ●周期的投与法（cyclic feeding）とは，夜間のみ，あるいは昼間のみ投与し，投与する時間と投与しない時間をつくる方法である．日中に経口より摂取し，不足分を補うために夜間投与を行うこともある．

- ●持続投与法（continuous feeding）とは，24時間持続的に投与する方法である．重症病態の場合には，少量の持続投与から行い，腸管の働きに合わせて徐々に流量を調整する．腸瘻や経鼻空腸投与の場合には持続投与が基本である．

経腸栄養ルートと投与速度

アクセス	投与方法		投与速度	
胃	持続投与法	24時間持続投与	10〜100 mL/時	経鼻胃腸管
	周期的投与法	一定時間持続投与	10〜100mL/時	
	間欠的投与法	1日2〜3回，数時間かけて	100〜300 mL/時	胃瘻 (PEG, PEG-J)
	ボーラス投与	1日2〜3回	半固形状の栄養剤は15〜30分ほど	
腸	持続投与法	24時間持続投与	10〜100 mL/時	空腸瘻
	周期的投与法	一定時間持続投与	10〜100mL/時	

実践編

- 経鼻経管による場合や胃瘻アクセスから投与する場合は，持続投与からボーラス投与まで患者の状態に合わせて栄養剤の投与速度が調整可能である．
- ボーラス投与法は，寒天やゲル化剤，増粘剤により半固形化した栄養剤の胃内投与に用いられる方法である．胃食道逆流を予防する効果が期待されている．投与するタイミングは，間欠的投与法と同じであるが，15〜30分程度で全量を投与するため，介助者の時間的負担の軽減にも寄与する．
- チューブ先端が空腸にある場合には，ダンピング症候群や腹部膨満，下痢防止のため持続投与が基本となる．特に高浸透圧の製剤は，初期には緩徐な速度から開始する．

7 持続投与・間欠的投与プロトコル

持続投与プロトコル

ステップ	食前水(mL)	投与速度(mL/時)	エネルギー投与量(kcal/日)
1	−	10	240
2	−	20	480
3	−	30	720
4	−	50	1,200

※1 kcal/mLの栄養剤を使用した場合.
各ステップは1〜3日施行する. 嘔吐・下痢などの消化器合併症がみられたら, 速度を保持,
もしくは減速とする.

間欠的投与プロトコル

ステップ	容量(mL)	食前水(mL)	投与速度(mL/時)	投与回数(回/日)	エネルギー量(kcal/日)
1	100	−	100	3	300
2	200	−	150	3	600
3	300	−	150	3	900
4	400	50〜60×3	200	3	1,200
5	500	100×3	250	3	1,500

※1 kcal/mLの栄養剤を使用した場合.
各ステップは1〜3日施行する. 嘔吐・下痢などの消化器合併症がみられたら, 速度を保持,
もしくは低速とする.

- 持続投与法, 間欠的投与法, いずれも段階的に投与量を増加する.
- 1週間以上の長期絶食後に開始する場合は, 消化管の萎縮を考慮し, 持続投与とすることが望ましい. この場合, グルタミン, 食物繊維, 整腸剤などを投与して腸管粘膜の回復と腸内細菌叢の正常化を図る方法も試みられている.
- ステップアップは, 消化器症状のないことを確認しながら1日ごとに調整する. 胃アクセスの場合には, 持続投与ステップ4の後に間欠的投与法へ切り換えていくことも可能である. しかし, 空腸アクセスの場合には, 必要なエネルギー投与が可能な速度まで, 徐々に流量を増加していく必要がある.
- 間欠的投与は, 消化管の機能が安定している場合が適応となる. 投与は1日2〜3回に分け, 100〜250 mL/時の速度で投与する.
- 胃切除術後などの場合は, 経腸栄養剤が急速に小腸に流入してダンピング症候群を生じる恐れがあるので注意する. 通常100 mL/時以下とすることを推奨する.

8 ギャッチアップの体位・角度

30°ギャッチアップの体位

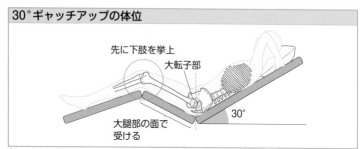

[東口髙志(編著):NST活動のための栄養療法データブック,中山書店,2008より引用]

誤嚥を予防するギャッチアップ角度

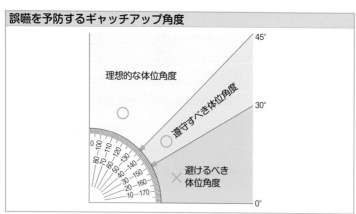

[清水孝宏:呼吸器ケア **9**(2):235,2011より引用]

●胃投与の場合には,胃食道逆流防止のため,投与開始から投与終了1時間後まで上半身を30°以上(可能ならば45°以上)にギャッチアップする.ギャッチアップが困難な場合には右側臥位とする.

●45°以上のギャッチアップは理想的な誤嚥予防の体位であるが,循環動態の不安定な患者ではギャッチアップによる血圧低下の懸念があり,体位を維持することが困難な場合がある.また,ずれにより褥瘡の要因となることもあるので注意する.

●まずは,30°以上を維持できるよう管理することが重要である.

E 各種病態における経腸栄養剤の選択

1 経管栄養法における各種デバイス

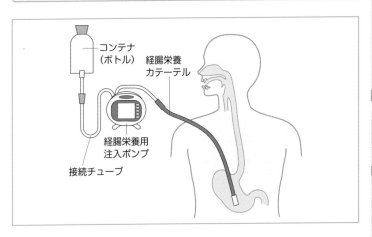

コンテナ（ボトル）
経腸栄養カテーテル
経腸栄養用注入ポンプ
接続チューブ

- コンテナ（ボトル）に経腸栄養剤を入れ，チューブに接続し，投与速度を調整するための注入ポンプを経由して，投与ルートに接続する一連のデバイスが必要である．
- コンテナは，ポリカーボネート製，ポリエチレン製のものがある．経腸栄養剤の製品には直接接続チューブにつなげるタイプ（ready to hang：RTH）もあり，開封や入れ替えが不要なため衛生的であり，24時間の持続投与も可能である．
- 入れ替えが必要なコンテナであれば，菌繁殖の問題から8時間で交換する．
- 経腸栄養用注入ポンプは，速度を厳密に設定したいときに使用する．特に空腸投与の場合には，注入ポンプの使用が推奨される．
- カテーテル（チューブ）は，成分栄養剤であれば5～8 Fr（1 Fr＝0.33 mm）で十分であるが，半消化態栄養剤では8 Fr以上を使用する．
- 経鼻栄養チューブの場合には，5～12 Frのサイズが推奨されるが，経口摂取を併用する場合には10 Fr以下のカテーテルを用いることが推奨される．また，材質もポリウレタンやシリコーンを用い，塩化ビニル製の長期間留置は避ける．

2 Crohn病

製品名 組成	エレンタール	ペプチーノ	ラコールNF	ツインラインNF
1包あたり (kcal)	300	200	200	400
たんぱく質 (g)	4.4	3.6	4.4	4.1
脂質(g)	0.2	0	2.2	2.8
浸透圧 (mOsm/L)	755	470/500	330〜360	470〜510
グルタミン (mg)	644	710	836	834
アルギニン (mg)	375	80	173	142
NPC/N比	128	152	119	140
その他	成分栄養剤. 脂肪含有量がきわめて少ない 食物繊維：0g	消化態栄養剤. たんぱく質はペプチドまで分解されているため, 吸収がよい. 無脂肪 食物繊維：0g	半消化態栄養剤. 脂肪含有量が一般的な栄養剤よりも少ない. また, 中鎖脂肪酸が含まれている. n-6/n-3比：3, 中鎖脂肪酸比33.8%, 脂肪エネルギー比20% 食物繊維：0g	消化態栄養剤. 中鎖脂肪酸含有量が70%と多い

NPC/N比：非たんぱく質カロリー/窒素比
（100 kcalあたり）

●活動期Crohn病における経腸栄養法では, 抗原性のないアミノ酸を窒素源とし, また脂肪含量も少ない成分栄養剤が第一選択とされる.

●わが国の多施設共同研究では, 成分栄養剤エレンタール®群に比べて, エレンタール®にn-6系多価不飽和脂肪酸を添加した群は寛解導入率が有意に低下することが確認されている.

●成分栄養剤・消化態栄養剤と半消化態栄養剤との比較において, 欧米のメタアナリシスでは両者の効果はほぼ同等とされているが, 欧米の成分栄養剤は, わが国の成分栄養剤エレンタール®に比べ脂質含量が多く, グルタミンが添加されていない成分栄養剤もある. 欧米の成分栄養剤とは, わが国の成分栄養剤の組成は異なる.

●難治性炎症性腸管障害に関する調査研究班の治療指針でも, 活動期Crohn病に対する経腸栄養には, 成分栄養剤エレンタール®や消化態栄養剤ツインライン®NFの使用が推奨されている.

●半消化態栄養剤の中で, ラコール®NFは脂質含有量が比較的少ないうえ, n-3系多価不飽和脂肪酸が多く含まれているため, Crohn病においても使用することができる.

3　COPD（慢性閉塞性肺疾患）

製品名 組成	プルモケア-Ex （1包＝250 mL）
1包あたり（kcal）	375
たんぱく質（g）	4.2
脂質（g）	6.1
浸透圧（mOsm/L）	385
PFC比	17：55：28
NPC/N比	125
食物繊維（g）	－
その他	半消化態栄養剤．呼吸商を考慮し，糖質が少なく脂質中心としている

PFC：たんぱく質，脂質，炭水化物
（100 kcalあたり）

- COPDでは，体重が呼吸機能とは独立した予後因子であるとされており，体重を維持するための栄養療法が重要である．そこで，軽症の患者で経口摂取による食事が不十分な場合，脂肪含有量に関係なく，一般的な経腸栄養剤を栄養補助食として使用することが推奨される．
- 一方，高炭酸ガス血症を伴う換気不全の状態では，高脂質含有経腸栄養剤が有益であることがシステマティック・レビューで示されている．そこで，このような重症症例については，約50％と脂肪含有量が多いプルモケア®-Exが推奨される．

4 急性膵炎・早期経腸栄養

組成＼製品名	エレンタール	ペプチーノ
1包あたり（kcal）	300	200
たんぱく質（g）	4.4	3.6
脂質（g）	0.2	0
浸透圧（mOsm/L）	755	470/500
グルタミン（mg）	644	710
アルギニン（mg）	375	80
NPC/N比	128	152
その他	成分栄養剤．脂肪含有量がきわめて少ない 食物繊維：0g	消化態栄養剤．たんぱく質はペプチドまで分解されているため，吸収がよい．脂肪含有がまったくない

（100 kcalあたり）

- 『急性膵炎診療ガイドライン2021（第5版）』では，重症膵炎発症後，48時間以内に経腸栄養を開始することが推奨されている．
- 経腸栄養は，静脈栄養と比較して致命率，膵感染症と関連した合併症発症率，多臓器不全を低下させることが明らかになっている．
- 重症例では，早期に経腸栄養を施行した症例のほうが腸管壁の透過性が有意に保持され，感染予防として重要である．
- 経腸栄養の投与経路は，空腸に限らず十二指腸や胃としても問題はない．
- 経腸栄養剤の選択は，これまで種類において一定の傾向はなく，大きな差はないとされているが，膵外酵素への刺激を加味して無脂肪，低脂肪の経腸栄養剤の選択も可能である．

実践編

5 肝硬変

製品名 / 組成	アミノレバンEN [1包=50 g(粉末)]	ヘパンED [1包=80 g(粉末)]	ヘパス [1包=125 mL]
1包あたり(kcal)	213	310	200
たんぱく質(g)	6.3	3.7	3.25
脂質(g)	1.74	0.9	3.35
浸透圧(mOsm/L)	約570	633	650
BCAA(mg)	2,864	1,763	1,750
イソロイシン(mg)	903	558	455
ロイシン(mg)	956	684	785
バリン(mg)	752	520	535
Fischer比	約40	61	12

（100 kcalあたり）

- 分岐鎖アミノ酸（branched-chain amino acid：BCAA）を多く含有し，Fischer比が高い製品は，肝不全における血中のアミノ酸バランスの乱れを是正する効果がある．またアンモニア値を低下させるため，肝性脳症の改善に有用である．
- 肝不全用の経腸栄養剤は，就寝前補食療法（late evening snack：LES）に用いるのも有用である．
- 『肝硬変診療ガイドライン2020（改訂第3版）』では，血清アルブミン3.5 g/dL以下，Child-Pugh BまたはC，サルコペニア（JSHの基準にて）のいずれかが該当する場合にBCAA製剤，もしくは肝不全用経腸栄養の適応となっている．

6 腎不全

製品名 組成	レナウェルA (1包=125 mL)	レナジーbit (1包=125 mL)	明治リーナレンLP (1包=125 mL)	レナウェル3 (1包=125 mL)	明治リーナレンMP (1包=125 mL)	レナジーU (1包=200 mL)
1包あたり (kcal)	200	150	200	200	200	300
たんぱく質 (g)	0.4	0.6	1.0	1.5	3.5	3.25
脂質(g)	4.5	2.8	2.8	4.5	2.8	2.8
浸透圧 (mOsm/ L)	410	390	720	340	730	470
ナトリウム (mg)	30	30	30	30	60	115
カリウム (mg)	10	0〜6.7	30	10	30	78
リン(mg)	10	3.3〜10	20	10	35	40
NPC/N比	1,676	1,017	614	400	157	167
その他					ナトリウム，カリウム，リンを制限しているが，たんぱく質は制限されておらず，透析用に使用可能	ナトリウム，カリウム，リンの含有量は比較的多く，食事療法基準に準じた値としている

(100 kcalあたり)

- 腎不全保存期における経腸栄養では，塩分制限(ナトリウム制限)とたんぱく質制限を行う．同時に，低栄養による体タンパク量の減少を防ぐために十分なエネルギー量を確保する必要がある．
- わが国で発売されている腎不全の病態を考慮した経腸栄養剤には，レナウェル®A，レナジー®bit，明治リーナレン®LP，レナウェル®3，明治リーナレン®MP，レナジー®Uがある．
- たんぱく質の含有量が異なるので，個々の腎機能や透析前の保存期か透析期かによって，組み合わせて用いることができる．
- 血中の電解質異常に伴い，カリウム，リンの制限を行う必要があるため，これらの含有量が少なく調整されている．
- 水分制限が必要な場合にも使用できるように高濃度となっている．
- 透析や持続的血液透析濾過(continuous hemodiafiltration：CHDF)が施行されている場合には，たんぱく質の制限は不要であり，むしろ1.2 g/kg/日程度に設定する．ただし，リンやカリウムなどの電解質含有量が少ない経腸栄養剤を用いることが望ましい．

7 耐糖能異常

組成 / 製品名	グルセルナ-REX (1包=250 mL)	明治インスロー (1包=200 mL)	タピオンα (1包=200 mL)	リソースグルコバル (1包=125 mL)	ディムス (1包=200 mL)
1包あたり (kcal)	250	200	200	160	200
たんぱく質 (g)	4.2	5.0	4.0	5.0	4.0
脂質 (g)	5.6	3.3	4.5	3.3	2.8
浸透圧 (mOsm/L)	560	500	250	580	280
食物繊維 (g)	0.9	1.5	1.8	1.25	2.4
PFC比	17：51：32	20：30：50	16：41：44	20：30：50	16：25：59
その他	脂質の含有量を増やし，糖質含有量を減らしている	糖質源はパラチノースを使用	糖質源はタピオカデキストリンを使用	糖質源はタピオカデキストリンとパラチノースを使用	食物繊維が多くn-3系脂肪酸も配合

PFC：たんぱく質，脂質，炭水化物
（100 kcalあたり）

II 経腸栄養法 E 各病態における経腸栄養剤の選択

- 耐糖能異常に用いる経腸栄養剤には，糖質の割合を減らし脂質の割合が多くしているという特徴がある．グルセルナ®-REXは，脂質のエネルギー比率が51％と最も多く，炭水化物の割合が32％と少ない．わが国では，短期成績において有用性が認められている．
- 脂質として一価不飽和脂肪酸が強化されているのも特徴の一つであり，臨床的な有用性は，すでにメタアナリシスでも確認されている．
- 緩徐に吸収される種類の糖質を使用して，血糖の急激な上昇を抑制する製剤もある．糖質源にパラチノースを使用した明治インスロー®やタピオカデキストリンを使用したタピオン®αである．
- ディムス®は，食物繊維が多く配合され，『科学的根拠に基づく糖尿病診療ガイドライン2016』の推奨に準じている．
- リソースグルコバル®は，糖質源としてタピオカデキストリンとパラチノースが使用されている．
- 標準経腸栄養剤で血糖コントロールが困難な場合は，病態，投与期間にかかわらず，血糖調整用経腸栄養剤が有用であり，『静脈経腸栄養ガイドライン（第3版）』でも推奨されている．

8 心不全

製品名／組成	リキッドダイエット2.0A (1包=200 mL)	MA-R2.0 (1包=200 mL)	テルミール2.0α (1包=200 mL)	明治メイバランス2.0 (1包=200 mL)	アイソカル2K Neo (1包=200 mL)
1包あたり (kcal)	400	400	400	400	400
たんぱく質 (g)	3.6	3.7	3.6	3.4	3
脂質 (g)	3.8	2.8	3.8	3.3	4.3
浸透圧 (mOsm/L)	450	620	480	600	460
水分 (mg)	35	34.8	35	34.6	35
ナトリウム (mg)	50	75	50	80	120
カリウム (mg)	50	80	50	80	75
NPC/N比	150	146	150	163	180

（100 kcalあたり）

- 栄養状態は心不全患者の予後とも関連するため，定期的な栄養アセスメントとともに栄養状態を改善することが重要である．
- 心不全による悪液質患者は安静時エネルギー消費量（REE）が増加している．しかしながら，通常の患者に比べ活動量が低下しているため，エネルギー必要量は10〜20％減少しているとの報告もある．
- 浮腫や胸水などにより飲水制限がある場合には，1 mL = 1.5〜2.0 kcalの濃縮タイプの経腸栄養剤を選択することにより，水分量を増やすことなくエネルギー量を充足することができる．
- 1 mL = 2.0 kcalの経腸栄養剤には，リキッドダイエット®2.0A，MA-R®2.0，テルミール®2.0α，明治メイバランス®2.0などがある．これらの水分量は約70％である．

9 下痢・便秘

製品名 組成	アイソカルサポート (1包=200 mL, 1,000 mL)	ハイネックス イーゲル (1包=375 mL, 500 mL)	マーメッドワン (1包=300 mL, 400 mL, 500 mL)
1包あたり(kcal)	300(200 mL)	300(375 mL)	400(400 mL)
たんぱく質(g)	3.8	4.0	4.0
脂質(g)	4.6	2.2	3.8
浸透圧 (mOsm/L)	410	約360	353
食物繊維	1.5	1.38	1.3
NPC/N比	140	131	131
その他	水溶性食物繊維の グァーガム含有	ペクチン含有 (粘度可変型)	アルギン酸Na含有 (粘度可変型)

(100 kcalあたり)

- 経腸栄養剤投与に伴う下痢は，高頻度に発症する．詳しくは85頁を参照．
- 下痢の際には，投与速度の変更，高浸透圧の是正や衛生管理などの見直しを行うが，水溶性食物繊維の添加も有用である．
- グァーガム部分分解物(partially hydrolysed guar gum：PHGG)などの水溶性食物繊維は，ビフィズス菌や乳酸菌などの善玉菌の生育を促すプレバイオティクス効果がある．また，発酵により短鎖脂肪酸が生成される．
- 短鎖脂肪酸，なかでも酪酸は，大腸粘膜細胞のエネルギー源となる．
- 高濃度グァーガムが含有されているアイソカル®サポートは，下痢対策として有用である．
- 胃内通過時間が速い経腸栄養剤に比べ，半固形状流動食は下痢になりにくい．食物繊維を含有している点においても下痢・便秘双方に使用可能である．
- 経鼻経管栄養の場合には，胃内で半固形となるタイプである粘度可変型流動食，胃瘻の場合には，半固形状流動食の経腸栄養剤を用いる．

Ⅱ 経腸栄養法 E 各種病態における経腸栄養剤の選択

10 小 児

製品名 組成	エレンタールP [1包=40 g，80 g(粉末)]	アイソカル1.0ジュニア (1包=200 mL)
1包あたり(kcal)	156(40 g)，312(80 g)	200
たんぱく質(g)	3.1	2.8
脂質(g)	0.9	3.3
食物繊維(g)	0	1.7
ナトリウム(mg)	93	125
カルシウム(mg)	109	100
PFC比	12.5：8：79.5	11：30：59
浸透圧(mOsm/L)	630	335
NPC/N比	195	200
その他	新生児・乳幼児用の成分栄養剤．アミノ酸組成は人乳成分に近い	

PFC：たんぱく質，脂質，炭水化物
(100 kcalあたり)

●新生児〜乳児は母乳が第一選択である．母乳が不足する場合や母乳が使用できないときは人工乳などを使用する．牛乳アレルギーの場合には，アレルギー用ミルクを用いる．

●消化吸収障害を有する患児には，乳幼児用成分栄養剤エレンタール®Pを使用する．通常2歳までが適応である．

●成人用経腸栄養剤を乳幼児に使用すると，腎機能が未熟なため，たんぱく質負荷による血清尿素窒素(blood urea nitrogen：BUN)上昇となる場合がある．また，腎の濃縮能が低いため，体重あたりの水分必要量が成人に比べて多い．追加水を適切に行わなければ脱水に陥りやすい．

●小児用半消化態栄養剤であるアイソカル®1.0ジュニアの使用も有用である．しかし，院内採用されている施設は限られている．成人用の半消化態栄養剤を用いる場合には，なるべくたんぱく質含有量の少ないものを選択し，BUNの上昇がないかを確認する．また，医薬品にはヨウ素の含有がないものが多く，長期間投与における注意が必要である．

●長期経腸栄養管理中に骨代謝異常がないかを確認するため，血清カルシウム値，血清ビタミンD値などをモニタリングする必要がある．

F 合併症とその対策

1 経腸栄養の機械的合併症

経鼻チューブによる合併症

1. チューブ圧迫刺激に伴うもの

- 鼻咽頭部不快感 ●鼻部びらん・壊死, 鼻中隔膿瘍 ●副鼻腔炎, 中耳炎
- 喉頭部潰瘍・狭窄 ●食道炎, 食道潰瘍・狭窄 ●食道気管支瘻 ●腸管穿孔

2. チューブ自体のトラブル

- チューブの閉塞

対策

- シリコン, ポリウレタンなど生体適合性に優れた材質のチューブを用いる
- 12 Fr以下の細径チューブを用いる
- 下向きに(エレファントノーズ)正しく固定する
- 6週間以上に至る場合は胃瘻・腸瘻を検討する

- 経鼻チューブによる機械的合併症には, チューブの圧迫によるびらん, 潰瘍や炎症などがある. 早期に対応できずに悪化すると, 穿孔や瘻孔を生じる場合もある.
- 経鼻チューブには経腸栄養チューブと減圧チューブがある. 経腸栄養には, 12 Fr以下のシリコン製あるいはポリウレタン製のチューブを選択する. 塩化ビニルのチューブは留置により硬くなるので, 機械的合併症をきたしやすい.
- 経腸栄養剤, 特にたんぱく質を含む半消化態栄養剤は細菌増殖の影響で凝固して閉塞しやすいため, 水による洗浄を十分に行う. 10倍程度に希釈した食酢を充填する方法は, 抗菌効果により閉塞や汚染の予防に有効とされる.
- 薬剤は十分に希釈して投与し, その後に十分な水で洗浄する. 簡易懸濁法も有用である.
- カード化した汚れを落とす場合に, 1％重曹水を水の代わりに洗浄に使用し, ルートを充填する方法が有効である.

胃瘻に関するスキントラブル

スキントラブル

- 漏れ
- 発赤
- 瘻孔周囲炎
- 肉芽

対策

- 十分に洗浄して乾燥させる．ティッシュこよりを用いてもよい
- 胃の残量が多い場合は，胃・腸管運動促進薬を用いる
- 皮膚保護剤や白色ワセリンを用いる
- 漏れに対して半固形状の経腸栄養剤を用いる
- 肉芽にはステロイド系軟膏を塗布する
- 不良肉芽は硝酸銀で焼灼する

実践編

- ●胃瘻のスキントラブルには，漏れや肉芽，瘻孔周囲炎などがある．
- ●スキンケアの基本は洗浄と乾燥である．ガーゼよりも乾燥しやすいテッシュこよりを推奨する．
- ●胃内容物が滞留して漏れる場合は胃・腸管運動を促進する薬剤での対応が基本である．漏れていても貯留が多くない場合には，半固形状の経腸栄養剤の使用も有効である．
- ●肉芽に対してはステロイド軟膏の塗布や，硝酸銀による焼灼が有効である．
- ●ただし，ステロイド軟膏の塗布については，皮膚の真菌感染の有無について注意する．

2　経腸栄養に起因する消化器系合併症と要因

消化器症状
● 悪心・嘔吐 ● 腹部膨満 ● 下痢 ● 便秘

要因
1．投与方法に関するもの 　● 不適切な投与速度 　● 冷たい栄養剤の投与 　● 経腸栄養剤の汚染 2．経腸栄養剤の組成に関するもの 　● 高浸透圧 　● 食物アレルギー 　● 食物繊維不足 3．病態に関するもの 　● 消化吸収機能の低下 　● 腸内環境の悪化

● 消化器系合併症の中では下痢の頻度が最も高く，25 ～ 60％といわれている．経腸栄養による下痢の定義の違いから，頻度には差異が大きい．

● 下痢の次に頻度が高いのは悪心・嘔吐であり，10 ～ 15％程度である．

● 消化器合併症の要因には，経腸栄養の投与方法による場合，経腸栄養剤の組成による場合，患者の病態による場合がある．原因を特定して適切に対応することで，ほとんどの消化器症状は改善する．

● 経腸栄養剤の浸透圧はどれくらいか，乳糖を含むか含まないか，食物繊維の種類や濃度はどれくらいかなど，使用する経腸栄養剤の組成を理解することが肝要である．

● 消化吸収機能が低下した場合には，脂肪性下痢をきたす場合がある．また抗菌薬やプロトンポンプ阻害薬により腸内細菌叢が乱れた場合も消化器系合併症が発生するため，患者の薬剤使用歴についても詳細に調査する．

3 経腸栄養剤の浸透圧

製品名	濃度(kcal/mL)	浸透圧(mOsm/L)	
エレンタール	1.0	755	高い
明治リーナレンMP	1.6	730	
明治リーナレンLP	1.6	720	
イノラス	1.6	670	
エンシュア・H	1.5	543	
ツインラインNF	1.0	470～510	
エネーボ	1.2	350	
エンシュア・リキッド	1.0	約330	
ラコールNF	1.0	330	低い

実践編

- 溶液の浸透圧はモル濃度に比例するので，成分栄養剤の浸透圧は高い．エレンタール®を1 kcal/mLに溶解した場合，浸透圧は780 mOsm/Lにもなる．
- 消化態栄養剤や半消化態栄養剤の浸透圧は，成分栄養剤に比べて低いが，血漿浸透圧よりも高い．なかでも1.5～2.0 kcal/mLの濃縮タイプの経腸栄養剤の浸透圧は高く，700 mOsm/Lを超える製剤もある．このような製剤を用いる場合にも，希釈せず，なるべく緩徐に投与することを心がける．
- エンシュア・リキッド®やラコール®NFの浸透圧は約330 mOsm/Lと高くないため，希釈して投与する必要はない．

4 経腸栄養に起因する消化器系合併症と対策

消化器症状	対策
悪心・嘔吐, 腹部膨満	● 上半身を30°以上に起こす ● 水分は経腸栄養剤の前に投与する ● 投与速度を見直し,緩徐に投与する.注入ポンプを用いてもよい ● 胃瘻の場合は,胃内残量の確認をする ● 半固形状経腸栄養剤を用いる ● 上部消化管運動を促進する薬剤を用いる ● 上記の対策で効果不十分であれば,空腸へのアクセスを考慮する
下痢	● 適正な温度で投与する ● 投与速度を緩やかにする ● 高浸透圧の場合は希釈するか,投与速度を遅くする ● 食物繊維の添加や半固形状経腸栄養剤を使用する ● プレバイオティクス,プロバイオティクスを使用する ● 経腸栄養剤の汚染に注意する ● 脂肪性下痢であれば消化酵素剤の併用,成分栄養剤・消化態栄養剤への変更など
便秘	● 水分投与量を見直す ● 食物繊維を添加する ● プレバイオティクス,プロバイオティクスを使用する

● 正しい体位とし,適切な投与速度で経腸栄養剤を投与することが,悪心・嘔吐あるいは胃食道逆流の予防対策の基本である.

● 胃排出能の低下により胃内残量が多い場合には,胃瘻であれば注入前に減圧することが可能である.あるいは,上部消化管運動を促進する薬剤の使用も効果的である.

● 白湯で水分補充する場合には,経腸栄養剤の前に投与することを推奨する.これは,経腸栄養剤に比べて水のほうが,胃排出が早いためである.

● 上記のような対策が奏効しない場合には,空腸へのアクセスとするのが確実な方法である.

● 下痢は,経腸栄養で最も多い合併症である.まずは投与速度を調整するのが基本的な対策であるが,消化器系合併症の要因は多岐にわたるのでそれぞれの要因を把握して適切に対応する.止痢薬を用いる前には,必ず感染の有無を確認する必要がある.

● 高齢者では,便秘もまた頻度の高い合併症である.安易に緩下剤で対応するのではなく,まずは水分投与量を見直してみる.また食物繊維を含めたプレバイオティクス,プロバイオティクスの使用も有用である.

5 経腸栄養に起因する代謝性合併症とモニタリング項目

代謝性合併症
● 脱水
● 高血糖
● 低血糖
● 電解質の異常
● 必須脂肪酸欠乏
● 微量元素・ビタミン欠乏症
● リフィーディング症候群

モニタリング項目
● バイタルサイン，体重
● 水分出納
● 血糖値
● 血清電解質
● 血中尿素窒素，クレアチニン
● 血清K，P，Mg値
● 肝酵素
● 24時間尿中尿素窒素（窒素バランス）

● 経腸栄養による代謝性合併症は比較的稀とされる．適切なモニタリングにより重篤な症状になる前に対応することが重要である．

● 経腸栄養剤の水分量は全量の70～85％程度である．経腸栄養剤の水分量を算出し，不足分は白湯で補充する．この場合，経腸栄養剤の前に投与するのが望ましい．

● 経腸栄養剤には塩分含量の少ないものが多く，低ナトリウム血症をきたしやすい．

● 成分栄養剤のように低脂肪の経腸栄養剤を用いる場合には，必須脂肪酸欠乏に注意する．

● 成分栄養剤を長期に使用する場合には，微量元素やビタミンの欠乏に注意する．

● 慢性的な栄養障害患者に経腸栄養を施行する場合にはリフィーディング症候群に注意し，血清カリウムやリン値をモニタリングする．

6 経腸栄養に起因する代謝性合併症と対策

代謝性合併症	対策
高血糖	● 0.45％食塩水（1/2生理食塩水）などの投与 ● インスリンによる血糖コントロール ● 糖尿病用の経腸栄養剤に変更
低血糖	● エネルギー投与量や投与速度の見直し
電解質異常	● 基本的には，輸液による補正 ● 軽度の低ナトリウム血症に対して食塩による補充を行う場合には，塩析に注意
脱水	● 水分投与量の見直し ● 補液による補正
高尿素窒素血症	● エネルギー，たんぱく質，水分投与量の見直し
必須脂肪酸欠乏	● 脂肪含量の多い製剤への変更 ● 脂肪乳剤の経静脈投与

- 著しい高血糖を認めた場合には，経腸栄養を中止して，0.45％食塩水（1/2生理食塩水）などの輸液を開始し，インスリンによるコントロールも行う．
- 経腸栄養剤投与後に血糖上昇がみられる場合には，糖尿病用の経腸栄養剤への変更が有用である．
- 著しい電解質異常に対しては輸液による補正が基本である．
- 軽度の低ナトリウム血症には食塩を補充する．この場合，経腸栄養剤に1日3ｇ以上混ぜると，たんぱく質と塩析反応を起こしやすいので注意する．
- 脱水を呈した場合には補液により補正する．30～35 mL×体重kgの水分投与量が充足されているか，下痢などによる水分喪失がないかを確認し，現行の水分投与量を見直す．
- 高尿素窒素血症は，腎機能の低下，たんぱく質の過剰投与，水分投与量の不足による脱水などが要因となる．原因を調べて対応する．
- 成分栄養剤など脂質含量の少ない製剤を用いる場合には脂肪乳剤を併用して，必須脂肪酸欠乏を予防する．

7 主な半固形状流動食

濃度	製品名	粘度(mPa・s)	販売会社
<1.0 kcal/g	ハイネゼリーアクア	約6,000(12 rpm)	大塚製薬工場
	F2ライト(300 kcal, 400 kcal)	2,000(6 rpm)	ニュートリー
	PGソフトエース	20,000(6 rpm)	ニュートリー
	カームソリッド300	3,000(12 rpm)	ニュートリー
1.0 kcal/g	ハイネゼリー	約6,000(12 rpm)	大塚製薬工場
	F2ショットEJ(200 kcal, 300 kcal, 400 kcal)	2,000(6 rpm)	ニュートリー
	カームソリッド400	3,000(12 rpm)	ニュートリー
	ラコールNF半固形(300 kcal)※	6,500〜12,500(12 rpm)	イーエヌ大塚
1.25 kcal/g	カームソリッド500	3,000(12 rpm)	ニュートリー
1.5 kcal/g	リカバリーニュートリートBeSolid (300 kcal/400 kcal/500 kcal)	3,000(12 rpm)	ニュートリー
	ラクフィール (300 kcal/400 kcal/500 kcal)	10,000(6 rpm)	クリニコ
	テルミールソフト	20,000≦(6 rpm)	ニュートリー
	PGソフト(300 kcal/400 kcal) PGソフトEJ(300 kcal/400 kcal)	20,000(6 rpm)	ニュートリー
2.0 kcal/g	アイソカルセミソリッドサポート	約20,000(6 rpm)	ネスレ
2.5 kcal/g	メディエフ プッシュケア2.5(120g/160g)	約20,000(6 rpm)	ネスレ
4.0 kcal/g	テルミール アップリードmini	約10,000(6 rpm)	ニュートリー

※医薬品扱い

*rpm(回転数)は1分間の回転数であり，一般的に回転数が多いほうが値は低くなる.

- 市販されている半固形状流動食(semi-solid medical food)の濃度は1.0 kcal/mL 未満から4.0 kcal/mL まで多様である. 一方，粘度についても，2,000〜20,000 mPa・sまで10倍も異なる製剤がある.
- 半固形状流動食は胃瘻の瘻孔からの漏れ・胃食道逆流の予防効果，下痢の改善効果などが期待されている. 胃食道逆流については，メタ解析でも効果が確認されている.
- 半固形状流動食を用いる場合には，短時間での注入を目的とするのか，胃瘻からの漏れに対して用いるのか，胃食道逆流の予防を目的とするのか，その用途によって適した製剤を選択して用いる必要がある.

実践編

8 粘度可変型流動食

製品名 組成	マーメッドワン (1包＝300 mL, 400 mL, 500 mL)	マーメッドプラス (1包＝400 mL, 533 mL)	ハイネックス イーゲル (1包＝375 mL, 500 mL)
1包あたり(kcal)	300 kcal 400 kcal 500 kcal	300 kcal 400 kcal	300 kcal 400 kcal
たんぱく質(g/100 kcal)	4.0	4.0	4.0
脂質(g/100 kcal)	3.8	3.8	2.2
糖質(g/100 kcal)	12.5	12.5	15.38
食物繊維(g/100 kcal)	1.3	1.1	1.38
特徴	アルギン酸Na含有	アルギン酸Na含有	ペクチン含有
たんぱく質源	大豆たんぱく質, 大豆ペプチド	大豆たんぱく質, 大豆ペプチド	アミノ酸, 大豆 ペプチド, コラー ゲンペプチド
濃度	1 kcal/mL	0.75 kcal/mL	0.8 kcal/mL

(100 kcalあたり)

- 経腸栄養剤の固形状・半固形状は，液状の栄養剤に比べて生理的であり，胃食道逆流や下痢などの合併症予防に有用であると報告されている．また近年，半固形状流動食は血糖管理においても液状流動食より優れていることも明らかになった．
- このような成績を背景として，経鼻カテーテルから注入でき，胃内で半固形状に変化する粘度可変型流動食が登場した．これには，マーメッド®ワン，マーメッド®プラス，ハイネックスイーゲル®がある．
- マーメッド®ワンとマーメッド®プラスにはアルギン酸ナトリウムが含有されており，pHの低い胃内ではナトリウムが水素に置換されて粘度が増す．一方，ハイネックスイーゲル®にはペクチンが含まれており，pHの低い胃内ではカルシウムと反応して粘度が上昇する．いずれも，胃食道逆流や下痢などの合併症対策として有用と考えられる．
- マーメッド®ワン，マーメッド®プラスとハイネックスイーゲル®のもう一つの違いは窒素源である．前者が大豆たんぱく質を主体としているのに対して，後者の窒素源はペプチドであり，この点にも留意する必要がある．

II 経腸栄養法 F 合併症とその対策

9 プロバイオティクス, プレバイオティクス, シンバイオティクスの効果

1. プロバイオティクス

● 生体にとって有益な作用を示す特定の生菌で, 摂取することにより腸内細菌叢を改善する作用を有する微生物
● 一過性ではあるが, 有益な腸内細菌を投与して腸内環境を改善する. 抗炎症効果や腸粘膜萎縮の改善効果がある
　　例)乳酸菌, ビフィズス菌, 酪酸菌など

2. プレバイオティクス

● ヒトの消化管内で消化吸収されず, 有益とされる細菌叢の成長や活動性を選択的に刺激する因子
● 腸粘膜増殖作用や免疫能を維持する働きがある
　　例)食物繊維, レジスタントスターチなど

3. シンバイオティクス

● 腸内細菌のバランスを改善するプロバイオティクスと, 腸内の有益菌の増殖活性を高めるプレバイオティクスを組み合わせたもの
● プロバイオティクス作用を高める効果がある

● 経腸栄養の消化器系合併症対策として, プロバイオティクスやプレバイオティクス, さらには両者を組み合わせたシンバイオティクスが有用である.

● プロバイオティクスとは生体にとって有益な細菌, いわゆる善玉菌のことである. 乳酸菌やビフィズス菌などが相当する. これら善玉菌の餌となり, 生育を促すのがプレバイオティクスであり, 食物繊維などが相当する.

● 経腸栄養剤に含まれる食物繊維としては難消化性デキストリンが多く使用されているが, 下痢・便秘に対するプレバイオティクス効果としてはグァーガム部分分解物(PHGG)が有用である.

● プロバイオティクスとプレバイオティクスを組み合わせて用いる場合には, 両者の相性も考慮する. 前述のPHGGとの組み合わせとしては, 酪酸産生菌が適している.

実践編

Ⅲ 静脈栄養法

A 静脈栄養法の適応と禁忌

1 末梢静脈栄養法の主な適応

適応の原則
栄養状態が比較的良好な症例に対し，2週間以内を目途に短期間の栄養状態を維持する場合

主に適応となる病態
1. ある程度の経口摂取ができるが不足している場合 　食欲不振，下痢，嘔吐など
2. 栄養状態が比較的良好で短期間(2週間以内)の経口摂取が不能な場合 　軽度～中程度の消化管手術(胆嚢摘出，胃部分切除など) 　咽頭がん，喉頭がん，意識障害など
3. 中心静脈カテーテルの留置が危険な場合 　菌血症，重症感染症，出血傾向など
4. 水分制限がない場合 　うっ血性心不全，腎不全時などでは困難
5. その他 　中心静脈栄養の導入期・離脱期，末期がん患者など

[近藤大介ほか：Medical Practice 23(臨増)：163，2006より引用]

- 静脈栄養法(parenteral nutrition：PN)は，末梢静脈栄養法(peripheral parenteral nutrition：PPN)と中心静脈栄養法(total parenteral nutrition：TPN)に大別される.
- PPNは栄養状態が比較的良好な症例に対し，2週間以内を目安に短期間の栄養状態の維持を目的としている.
- PPNの適応はその期間だけで決められるのではなく，患者の現状での栄養状態や必要量，あるいは今後の栄養摂取の見通しなどを考慮して決定するべきである.
- PPNで安全に投与できる輸液の浸透圧比は約3(浸透圧 800～1,000 mOsm/kgH$_2$O)までとされており，混合された輸液の場合にはその組成に注意が必要である.
- うっ血性心不全や腎不全では，水分制限が必要であるためPPNのみでの栄養管理は困難である. 水分制限が緩徐な場合にPPNの適応となる. また，TPNの導入前や離脱時にPPNが施行されることも多い.
- TPNが適応でない終末期にもPPNを施行する場合がある.

2 中心静脈栄養法の適応

静脈栄養法を考慮すべき病態
● 消化吸収能の著しい低下状態
● 消化管の絶対的安静が必要な場合 [消化管出血，難治性嘔吐・下痢，炎症性腸疾患(活動期)，重症急性膵炎]
● 腹膜炎・消化管瘻
● 低栄養患者の周術期における経口・経腸栄養困難症例
● 治療段階にある担がん患者の経口・経腸栄養困難症例 [化学療法に伴う消化器症状や放射線治療の合併症例を含む]
● 妊娠悪阻
● ショック・多臓器不全

適応の原則
● 消化管が機能していないために，経腸栄養が投与できない場合 [穿孔，狭窄，イレウス，吸収・消化管運動不全]
● 解剖学的な理由により，消化管へアクセスできない場合
● 経管投与が安全でない，もしくは効果的ではないと思われる場合

推奨されない場合
● 多量栄養素，微量栄養素を適切に吸収し，消化管機能が十分な場合
● 高度の栄養障害や低栄養がなく，静脈栄養の投与期間が5日未満であると予想される場合
● 静脈栄養投与のリスクがベネフィットを上回る場合
● 積極的な栄養介入で予後の改善が見込めない場合

●TPNは経静脈的に十分量のエネルギーや各種栄養素を投与でき，消化管の安静を図ることができる栄養管理法である．

●経口摂取を含んだ経腸栄養法が不可能な消化管縫合不全，あるいは必要栄養量を満たすことがきわめて困難な短腸症候群や，消化管を利用することで症状が悪化する活動期の炎症性腸疾患などが適応となる．

●TPNを施行するときに注意すべき点を以下に示す．

① 中心静脈カテーテル (central venous catheter：CVC) 留置操作に伴う合併症(気胸・動脈穿刺など)．

② 強制的な栄養投与に伴う代謝の変化(高血糖，脂肪肝，電解質異常など)．

③ カテーテルに起因する合併症(カテーテル感染など)．

●TPNを施行中であっても，消化管を使用することが可能になった場合には，経腸栄養法へ移行する．ただし，急激にTPNを中止することは低血糖となるリスクが高く，TPN離脱後のエネルギー不足をまねく場合があるので，馴化期間を設ける．

B 投与経路

1 中心静脈栄養法で用いられる血管と選択基準

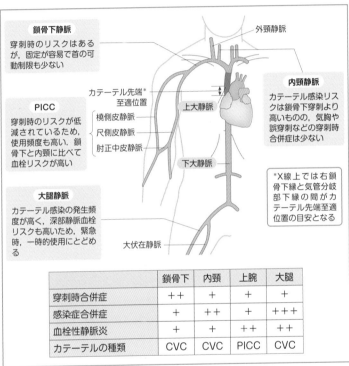

	鎖骨下	内頸	上腕	大腿
穿刺時合併症	＋＋	＋	＋	＋
感染症合併症	＋	＋＋	＋	＋＋＋
血栓性静脈炎	＋	＋	＋＋	＋＋
カテーテルの種類	CVC	CVC	PICC	CVC

PICC：末梢挿入式中心静脈カテーテル，CVC：中心静脈カテーテル

- カテーテルの先端位置は右心房直前の上大静脈（上大静脈の下1/3から右心房入口付近），あるいは下大静脈に留置する.
- 大腿静脈からのアクセスは，感染のリスク，深部静脈血栓症のリスクが高いことから，それ以外のアクセスができない場合の一時的な使用にとどめるべきである.
- 末梢挿入式中心静脈カテーテル（peripherally inserted central catheter：PICC）は，挿入時の安全性が鎖骨下静脈穿刺，内頸静脈穿刺に比べて高いことから，有用な選択肢である.

2 中心静脈カテーテルの比較

	PICC	通常型 （Seldinger式）	Broviac-Hickman 型	皮下埋め込み式 カテーテル（ポート）
材質	シリコン，ポリウレタン	ポリウレタン	シリコン	シリコン，ポリウレタン
機械的強度（破損）	やや弱い	強い	やや弱い（リペア キットあり）	強い（体外に出ていな いため）
挿入の容易さ	容易	比較的容易だが全 身麻酔必要	全身麻酔，透視が 必要．挿入手技に は慣れが必要	全身麻酔，透視が必 要．挿入手技には慣れ が必要
抜去	容易	容易	局所麻酔で可能	全身麻酔が必要
長期留置	困難	困難	可能	最適
採血	やや困難	可能	容易	禁忌
大量輸液	可能	太いカテーテルを 選択すれば可能	可能	困難
カテーテル感染	起こりにくい	やや起こりやすい	起こりにくい	起こりにくい
日常生活の自由度	肘静脈使用時は不良	やや不良	やや良好	良好
抜去後の傷	ほとんどわからない	やや残る （固定糸の部分）	残る （径が太いため）	残る（皮膚切開創， ポート穿刺痕）
他の特徴	先端位置異常が起こ りやすい	長さ，外径などさ まざまなものがあ り，選択肢が多い	大量輸液や血液製 剤の投与が可能な ため造血幹細胞移 植時に適する	閉塞が起こりやすい． 穿刺時に疼痛があり， 採血には使用できない ため年少児には不適

実践編

- 中心静脈カテーテル（CVC）は，静脈栄養期間や使用目的によって選択される．
- Broviac-Hickman型カテーテルは，線維性癒着により皮下で固定されるダクロンカフがついているため，事故抜去の予防に有効である．
- Broviacカテーテルは2.7 Fr，4.2 Fr，6.6 Frのシングルルーメンカテーテルであり，Hickmanカテーテルは9.6 Frのシングル，ダブル，トリプルルーメンカテーテルである．
- 皮下埋め込み式カテーテル（ポート）は，CVCおよびリザーバーが皮下に埋め込まれ，非使用時には体外露出がない．
- CVCの材質は抗血栓性に優れたシリコン製と温度依存性のあるポリウレタン製が中心であり，ウロキナーゼやヘパリンを表面に固定化したカテーテルもある．
- 1～3ヵ月程度の静脈栄養（短期～中期）の場合にはPICCや通常型が多く用いられるのに対し，3ヵ月以上の長期間の場合や在宅静脈栄養（home parenteral nutrition：HPN）ではBroviac-Hickman型，皮下埋め込み式カテーテルが有用である．

C 静脈栄養法の合併症

1 末梢静脈栄養法施行時にみられる合併症

種類	概要	予防・対策例
血管外漏出	薬液が血管外に漏出すること	・適切な血管選択と穿刺(特に小児・高齢者) ・ハイリスク薬剤投与時の把握と周知 ・観察の強化と記録 ・適切な固定方法の選択 ・輸液ポンプ,シリンジポンプ使用の判断
静脈炎	血管に沿った発赤や疼痛,黒色の色素沈着を認めること	・関節部位を避け,太い静脈を選択する ・ハイリスク薬剤投与時の把握と周知 ・観察の強化と記録 ・適切なカテーテル固定で物理的刺激を避ける
点滴の自己(事故)抜去	意図,非意図的にかかわらず,末梢静脈ルートが抜けてしまうこと	・患者本人,家族への十分な説明 ・必要に応じて最低限の抑制 ・不要なルートは速やかに抜去する
代謝障害	輸液の投与によって生じる高血糖や高尿素窒素血症および電解質異常	・輸液の特徴を理解する ・ハイリスク患者(糖代謝異常,腎機能低下患者)の把握 ・適切なモニタリング
末梢カテーテル関連血流感染	末梢カテーテル管理や輸液投与の感染対策上の問題に伴って生じる感染	・挿入部位を定期的に観察し,異常を認めた場合には交換する ・不要なルートは速やかに抜去する

- PPNの合併症は血管外漏出,静脈炎,自己(事故)抜去,代謝障害,カテーテル関連血流感染などがある.
- 薬液の漏出量によって血管外漏出の症状の程度は異なるが,浸透圧比が高い薬剤や強アルカリ性薬剤,高濃度電解質補正液,血管収縮薬などは重症化しやすい.
- 静脈炎は,種々の刺激が要因となって生じる血管に沿った発赤や黒色の色素沈着,皮膚の硬結をいい,留置する血管の太さ,投与する薬剤,血管の脆弱性などに起因する.
- 薬効に起因するもの以外に薬剤の浸透圧,pH,点滴速度,薬液の滞留が静脈炎のリスク因子となり,末梢血管から安全に投与できる輸液の浸透圧比約3までを遵守する.
- 太い血管に,できるだけ細径のカテーテルを留置するほうが,PPN投与におけるトラブルを起こしにくく,投与中は刺入部を頻回に観察できるよう透明テープなどで固定する.
- 自己(事故)抜去は,必要な栄養・薬剤投与が中断されてしまうため,せん妄対策やルート整理などが重要である.
- 末梢血管から投与できる輸液は制限されるため,代謝障害の発現頻度はTPNと比較すると少ない.しかし,低栄養患者の脂肪乳剤の速度超過や長期の低張電解質輸液による電解質異常はPPNでも起こりうる.

2 中心静脈栄養法施行時にみられる合併症

中心静脈カテーテル（CVC）留置操作に伴う合併症		
● 気胸	● 皮下気腫	● 神経損傷（上腕・横隔膜）
● 動脈穿刺	● 空気塞栓	● 血管損傷
● 血胸	● 不整脈	● 縦隔内・胸腔内注入　など
代謝の変化による合併症		
● 高血糖	● 低血糖	● 必須脂肪酸欠乏症
● 電解質異常	● ビタミン欠乏症	● 微量元素欠乏症
● 肝機能異常	● BUN上昇	● 高浸透圧高血糖症候群　など
カテーテルに起因する機械的合併症		
● 血栓	● 空気塞栓	● 先端位置異常
● 刺入部皮膚壊死	● 皮膚腫脹　など	
カテーテル関連血流感染症（CRBSI）		

実践編

- CVCの留置時には，穿刺に伴う合併症やカテーテルに起因した機械的な合併症，留置後の感染症，あるいは種々の代謝の変化に注意を払わなければならない．TPN施行時にみられる合併症を以下に示す．
- CVC留置操作に伴う合併症：
  ① 鎖骨下穿刺では血胸，気胸のリスクが高い．
  ② 大腿部穿刺は深部静脈血栓，感染性合併症のリスクが高いことから，長期間の留置は避けるべきである．
  ③ 超音波ガイド下の穿刺法やガイドワイヤー法を組み合わせることで穿刺に伴う合併症を減らすことができる．
- 代謝の変化による合併症：比較的早期にみられる高血糖や肝機能異常，中～長期的にみられる必須脂肪酸欠乏，処方内容変更時にみられる低血糖などが挙げられる．なかでも高浸透圧高血糖症候群は最も重篤な代謝性合併症である．
- カテーテルに起因する機械的合併症：CVC挿入時のX線写真で先端位置を確認するとともに，刺入部の定期的な目視での観察が重要である．
- カテーテル関連血流感染症（catheter-related blood stream infection：CRBSI）を防ぐため，高度バリアプレコーション（滅菌手袋，長い袖の滅菌ガウン，マスク，帽子，大きな滅菌ドレープ）下での挿入が推奨されている．

3 カテーテル関連血流感染症の原因菌の侵入経路

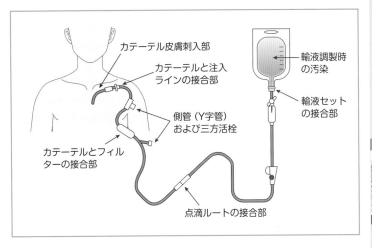

カテーテル皮膚刺入部

カテーテルと注入
ラインの接合部

側管（Y字管）
および三方活栓

カテーテルとフィル
ターの接合部

輸液調製時
の汚染

輸液セット
の接合部

点滴ルートの接合部

Ⅲ 静脈栄養法 C 静脈栄養法の合併症

- TPN施行時の微生物の侵入経路は，図に示すようにさまざまな箇所で存在する．
  ① カテーテル外表面を介する経路
  ② カテーテル内腔を介する経路
  ③ 他部位の感染巣から血液を介する経路
- 一般的なカテーテル関連血流感染症（CRBSI）の定義は，「TPN施行中に発熱，白血球増多，核の左方移動，耐糖能の低下など，感染を疑わしめる症状があって，カテーテル抜去によって解熱，その他の臨床所見の改善を認めるもの」と定義されている．
- 実際にはカテーテル抜去後の臨床所見から，CRBSIであったかを判断する場合も多いため，上記の定義では鑑別できない部分も存在するが，CRBSIの治療はカテーテル抜去が原則である．
- 不要なマルチルーメンカテーテルの使用や，三方活栓の使用を避けることはいうまでもないが，輸液調製で混注する薬剤数をなるべく減らすことも重要である．
- 真菌によるCRBSIの場合は，真菌性眼内炎から失明に至る可能性がある．眼科診察も含め早期発見，早期治療が重要である．
- 詳細なCRBSI対策については，成書を精読されたい．

D 静脈栄養剤

1 輸液療法の目的

	目的	例(輸液製剤・薬剤名)
体液管理	● 水・電解質の補給・補正 ● 循環血液量の維持 ● 酸塩基平衡異常の是正	● ソルデム3A ● ヴィーンD ● ラクテック
栄養補給	● エネルギー源の補給 ● 体構成成分の補給 ● ビタミン, 微量元素の補給	● ピーエヌツイン ● アミニック ● エレジェクト
その他	● 薬剤の投与ルートの確保 ● 特殊病態の治療	● 抗菌薬・抗腫瘍薬 ● マンニットール ● メイロン

- 輸液の目的は「体液管理」,「栄養補給」,「その他」の3つに大別される.
- 体液管理目的の輸液は, 急性期において重要となる循環血液量の維持や電解質, 酸塩基平衡の是正を目的としている. その電解質組成によってさまざまな輸液が存在するが, それらを区別する際に最も重要となるのは「ナトリウム濃度」である.
- 栄養補給目的の輸液は, 糖質, たんぱく質(輸液の場合にはアミノ酸), 脂質など通常は食事を摂ることにより供給されている各成分を経静脈的に補給することを目的としている. 糖濃度, アミノ酸濃度など, 投与するエネルギーの量あるいはそのバランスにより種々の製剤がある.
- その他には,「注入量が50 mL未満のものを注射液, 50 mL以上のものを輸液」と一般的に区分した場合, 抗菌薬や抗がん薬などの薬剤や特殊病態の治療を目的に使用される濃グリセリン製剤や血漿増量・体外循環灌流液などがある.
- それぞれの輸液は必ずしも単一の目的で使用されるものではないが, 患者に対して「今, 輸液療法を行う主たる目的は何か」を意識し, 電解質・栄養バランス, 水分量を考慮のうえ輸液を選択する.

実践編

2 輸液の種類

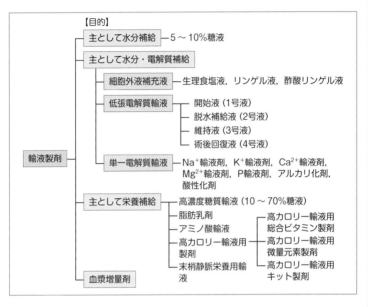

- 糖液や生理食塩液は，水分補給目的以外にも薬剤の溶解液としても使用される．
- 細胞外液補充液には生理食塩液やリンゲル液があり，主として細胞外液区分(血漿＋組織間液)を補充することができる．
- 低張電解質輸液はNa$^+$濃度や全体の電解質バランスから開始液(1号液)，脱水補給液(2号液)，維持液(3号液)，術後回復液(4号液)に分類され，細胞内液区分を含めて体液全体を補充することができる．
- 単一電解質輸液は浸透圧が高いものが多く，適宜輸液を混合して使用する．また，配合変化にも注意が必要である．
- 主として栄養補給を目的とする輸液には高濃度糖質輸液や脂肪乳剤といった単一成分からなるものと，いわゆるキット製剤と呼ばれるような高カロリー輸液用製剤がある．
- 血漿増量剤は血管内の循環血液量を増加させる目的で投与される輸液であり，アルブミンに代わる膠質成分を配合したデキストランやヒドロキシエチルデンプン(HES)製剤がある．

3 細胞外液補充液

製品名	会社名[*1]	容量(mL)	電解質濃度(mEq/L)			
			Na^+	K^+	Ca^{2+}	Mg^{2+}
生理食塩液	各社	50 100 250 500 1000	154			
リンゲル液「フソー」	扶桑	500	147.2	4	4.5	
ラクテック注	大塚工場	250 500 1000	130	4	3	
ハルトマン液pH8「NP」	ニプロ	500 1000	131	4	3	
ソルラクトD輸液	テルモ	250 500	131	4	3	
ラクトリンゲルS注「フソー」	扶桑	200 500	130.4	4	2.7	
ニソリM注	マイラン	250 500	130	4	3	
ソルアセトF輸液	テルモ	500 1000	131	4	3	
ヴィーンD輸液	扶桑	200 500	130	4	3	
フィジオ140輸液	大塚工場	250 500	140	4	3	2
ビカーボン輸液	エイワイ/陽進堂	500	135	4	3	1

[*1] 大塚工場：大塚製薬工場，エイワイ：エイワイファーマ
[*2] G：Gluconate，C：Citrate
[*3] Glu：グルコース，Sor：ソルビトール，Mal：マルトース

- 細胞外液補充液の組成は，血漿電解質のそれに類似しており，体液の中でも特に喪失しやすい細胞外液を補充する輸液である．
- 生理食塩液は，体液と等張になるように0.9％濃度に調整された最も基本的な細胞外液補充液である．
- 血漿組成により近づけるためにNa^+の代わりにK^+，Ca^{2+}などを加えたものがリンゲル液であり，陰イオンとして乳酸を加えた乳酸リンゲル液が細胞外液補充液として手術，外傷，熱傷などの侵襲下，あるいは循環血液量が減少するショック状態などで利用される．
- また，アルカリ化作用を目的とした乳酸ナトリウムの代わりに酢酸ナトリウムを配合した酢酸リンゲル液があり，直接的にHCO_3^-を配合したものに重炭酸リンゲル液がある．

Cl⁻	Lac	Ace	HCO₃⁻	他*2	糖 種類*3	糖 %	熱量 (kcal/L)	浸透圧比
154								
155.7								0.9～1.1
109	28							約0.9
110	28							約1
110	28				Glu	5	200	約2
109.4	27.7				Sor	5	200	1.8～2.0
109	28				Mal	5	200	1.4～1.5
109		28						約0.9
109		28			Glu	5	200	約2
115		25		G3C6	Glu	1	40	約1
113			25	C5				0.9～1.0

III 静脈栄養法 D 静脈栄養剤

- 乳酸と酢酸の代謝については種々の見解がある．乳酸は肝臓が主要な代謝臓器ではあるが，全身の臓器で代謝されると考えられている．酢酸は全身で，特に筋肉で代謝され，臨床上の有意差はないとされている．
- 各種のリンゲル液に糖質を含んだ製剤がある．
- Dソルビトールは，糖尿病時においても代謝が妨げられず，肝疾患時にも良好に利用される．
- マルトースは2分子のD-グルコースがα1→4結合した二糖類である．糖質としてマルトースを配合した輸液は，急峻な血糖上昇に配慮し，浸透圧は血漿の約1.5倍に抑えられている．

4 低張電解質輸液①─維持液

分類	製品名	会社名	容量 (mL)	電解質濃度 (mEq/L)			
				Na$^+$	K$^+$	Ca^{2+}	Mg^{2+}
維持液（3号液）	KN3号輸液	大塚製薬工場	200 500	50	20		
	フルクトラクト注	大塚製薬工場	200 500	50	20		
	ソルデム3輸液	テルモ	200 500	50	20		
	ソリタ-T3号輸液	エイワイファーマ/陽進堂	200 500	35	20		
	ソルデム3A輸液	テルモ	200 500 1000	35	20		
	ヒシナルク3号輸液	ニプロ	200 500	35	20		
	アセトキープ3G注	共和クリティケア/ニプロ	200 500	45	17		5
	クリニザルツ輸液	共和クリティケア/ニプロ	200 500	45	25		5
	ヴィーン3G輸液	扶桑	200 500	45	17		5
	アクマルト輸液	光製薬	200 500	45	17		5
	ソリタ-T3号G輸液	エイワイファーマ/陽進堂	200 500	35	20		
	ソルデム3AG輸液	テルモ	200 500	35	20		
	グルアセト35注	共和クリティケア/光製薬	250 500	35	20	5	3
	フィジオゾール3号	大塚製薬工場	500	35	20		3
	ソルデム3PG輸液	テルモ	200 500	40	35		
	トリフリード輸液	大塚製薬工場	500 1000	35	20	5	5
	ソリタックス-H輸液	エイワイファーマ/陽進堂	500	50	30	5	3

*1 Zn：5μmol/Lを含有
*2 Fru：フルクトース，Xyl：キシリトール
*3 グルコース：フルクトース：キシリトール＝4：2：1の総糖質量

- 低張電解質輸液には，開始液（1号液），脱水補給液（2号液），維持液（3号液），術後回復液（4号液），その他がある．
- 維持液と呼ばれる3号液はNa$^+$濃度が35〜50 mEq/Lで，生理食塩液の1/3〜1/4程度のNa$^+$濃度を設定されている輸液である．
- 1日に必要な水・電解質を補給する輸液として低張電解質輸液の中でも種類が多く最も頻用されている．
- 電解質組成としては1.5〜2.0 Lを投与することで1日の必要量を満たすように調整されている．

実践編

Cl⁻	Lac	Ace	Glu	Cit	H₂PO₄	他	糖質 種類*2	糖質 %	熱量 (kcal/L)	浸透圧比
50	20						Glu	2.7	108	約1
50	20						Fru	2.7	108	約1
50	20						Glu	2.7	108	約0.9
35	20						Glu	4.3	172	約1
35	20						Glu	4.3	172	約1
35	20						Glu	4.3	172	約1
37		20			10		Glu	5	200	1.3~1.7
45		20			10		Xyl	5	200	1.5~1.8
37		20			10		Glu	5	200	約1.5
37		20			10		Mal	5	200	約1
35	20						Glu	7.5	300	約2
35	20						Glu	7.5	300	約2
28		20	5		P：10		Glu	10	400	2.4~2.8
38	20						Glu	10	400	約2~3
40	20				P：8		Glu	10	400	約3
35		6		14	P：10	*1	GFX*3	10.5	420	約2.6
48	20				P：10		Glu	12.5	500	約3

●エネルギーの補給も行うことができるように糖濃度を高く設定した輸液(7.5%以上の輸液)を高濃度糖加維持輸液と呼ぶこともある.
●配合している糖質の種類も多様であり,フルクトースやキシリトール,二糖類のマルトースを使用している製剤も使用できる(108頁参照).
●糖濃度が高くなるにつれて浸透圧は高くなるため,高齢者などで血管が脆弱な場合には静脈炎をきたしやすい.
●実際の輸液処方では,糖質代謝の観点から,ビタミンB₁を中心とした種々のビタミン製剤の追加を検討すべきである.

5 低張電解質輸液②
─開始液・脱水補給液・術後回復液・その他

分類	製品名	会社名*¹	容量 (mL)	電解質濃度(mEq/L)		
				Na^+	K^+	Ca^{2+}
開始液 (1号液)	ソリタ-T1号輸液	AY/陽	200 500	90		
	ソルデム1輸液	テルモ	200 500	90		
	KN1号輸液	大塚	200 500	77		
	デノサリン1輸液	テルモ	200 500	77		
脱水補給液 (2号液)	ソリタ-T2号輸液	AY/陽	200 500	84	20	
	ソルデム2輸液	テルモ	200 500	77.5	30	
	KN2号輸液	大塚	500	60	25	
術後回復液 (4号液)	ソリタ-T4号輸液	AY/陽	200 500	30		
	ソルデム6輸液	テルモ	200 500	30		
	KN4号輸液	大塚	500	30		
その他	フィジオ70輸液	大塚	500	70	4	3

*¹ AY：エイワイファーマ，陽：陽進堂，大塚：大塚製薬工場
*² A：acetate を含有

- 開始液(1号液)は Na^+ 濃度が77～90 mEq/Lの輸液である．生理食塩液とブドウ糖液を約1：1に配合した電解質組成になっており，浸透圧比は約1になっている．K^+ を含んでいないという点から，K^+ を投与したくないような病態，あるいは病態が不明な緊急時の輸液として適している．
- 脱水補給液(2号液)は Na^+ 濃度が60～84 mEq/Lの輸液である．開始液とほぼ同等かやや低めの濃度に設定されている．開始液との違いは K^+ を含んでいるために，下痢症状のある脱水などに適している．また，製品によっては細胞内に多い Mg^{2+} やPを含んでいる2号液もある．

(P : mmol/L)				糖		熱量 (kcal/L)	浸透圧比
Mg^{2+}	Cl^-	Lac	P	種類	%		
	70	20		Glu	2.6	104	約1
	70	20		Glu	2.6	104	約1
	77			Glu	2.5	100	約1
	77			Glu	2.5	100	約1
	66	20	10	Glu	3.2	128	約1
	59	48.5		Glu	1.45	58	約1
2	49	25	6.5	Glu	2.35	94	約1
	20	10		Glu	4.3	172	約1
	20	10		Glu	4	160	約0.9
	20	10		Glu	4	160	約1
	52	A 25[*2]		Glu	2.5	100	約1

- 術後回復液（4号液）はNa^+濃度が30 mEq/Lの輸液である。生理食塩液の1/4程度であり、細胞外液の補給効果は少ない。維持液との違いは、K^+を含んでいない点である。
- 特に電解質濃度の低い輸液や特定の電解質を含まない輸液を長期間使用すると、電解質異常をきたすことがあるので（医原性の低ナトリウム血症や低カリウム血症）、定期的な処方の見直しや血液データのモニタリングが重要である。
- 他の輸液と併用・混合すると、それぞれの製剤の弱点を補完することができるが、糖質・電解質バランスが変動するため注意する。

6 ▶ 糖質輸液

製品名	会社名	容量(mL)
大塚糖液5%	大塚製薬工場	50 100 250 **500**
ブドウ糖注10%バッグ「フソー」	扶桑	**500**
光糖液20%	光製薬	**500**
テルモ糖注50%	テルモ	200 **500**
大塚糖液70%	大塚製薬工場	**350**
キシリトール注5%「フソー」	扶桑	200 **500**
マルトース輸液10%	大塚製薬工場	250 **500**

*太字の容量あたり

- 糖質輸液に用いられる糖質には，グルコース，フルクトース，キシリトール，マルトースがある.
- グルコースは，血中に存在する糖質で身体のほとんどの臓器や組織で利用される．50%や70%のグルコース輸液はTPN施行時の糖質輸液(多くはキット製剤が使用できない場合)として使用される.
- フルクトースは，主として肝臓にあるフルクトキナーゼによりフルクトース-1-リン酸となり解糖系に動員される．酵素活性が飢餓やインスリンに依存しないため，糖尿病状態においても速やかに代謝される

7 ▶ 脂肪乳剤

製品名	会社名	容量(mL)	精製大豆油(g/容器)
イントラリポス輸液10%	大塚製薬工場	250	25
イントラリポス輸液20%		50／100／250	10／20／50

- 脂肪乳剤には，10%と20%の製剤がある.
- 脂肪乳剤の主な投与目的は効果的なエネルギー補給と必須脂肪酸補給である.
- 脂肪乳剤に使用されている油は精製大豆油である．乳化剤として精製卵黄レシチンが含まれており，等張化剤として濃グリセリンが含まれているため，浸透圧比は約1である.
- 10%製剤で1.1 kcal/mL，20%製剤で2.0 kcal/mLと非常にエネルギー密度が高く，かつ低浸透圧の輸液であることから，処方全体で高浸透

糖質		熱量 (kcal/容器)*	浸透圧比
種類	%		
グルコース	5	100	約1
グルコース	10	200	約2
グルコース	20	400	約4
グルコース	50	1000	約12
グルコース	70	980	約15
キシリトール	5	100	1.1〜1.3
マルトース	10	200	約1

と考えられている.

● キシリトールは,ペントースリン酸回路,あるいはウロン酸回路を経て解糖系に動員される.代謝部位は肝臓で最も活性が高いとされ,抗ケトン作用を有する.

● マルトースは,グルコースが2分子結合した二糖類であり,インスリンの関与を受けずに細胞内に入り,α-グルコシダーゼによって2分子のグルコースとなる.同熱量のグルコース輸液と比較して浸透圧が低い製剤となるためリンゲル液などにも利用されている.

精製卵黄レシチン(g/容器)	濃グリセリン(g/容器)	熱量(kcal/容器)	浸透圧比
3	5.5	約275	約1
0.6／1.2／3	1.1／2.2／5.5	約100／約200／約500	

圧による血管への負担を軽減できる.

● 精製卵黄レシチンや濃グリセリンが代謝されたときにエネルギー源になることから,熱量が製剤の濃度によって異なっていることに注意が必要である.

● 脂肪乳剤の水分量含有率は10%製剤で約86%,20%製剤で約75%程度とされている.

● ワルファリン使用患者は,精製大豆油に由来するビタミンK_1に注意が必要である.

8 アミノ酸輸液

実践編

分類	製品名	会社名	容量 (mL)	電解質濃度 (mEq/容器)*		
				Na⁺	Cl⁻	Ace
高濃度アミノ酸輸液	モリプロンF輸液	AY/陽進堂	**200**	<0.3		約12
	プロテアミン12注射液	テルモ	**200**	約30	約30	
	アミゼットB輸液	テルモ	**200**	非含有	非含有	
	アミパレン輸液	大塚工場	**200** 300 400	約0.4		約24
	アミニック輸液	AY/陽進堂	**200**	<0.58		約16
腎不全用	ネオアミユー輸液	AY/陽進堂	**200**	約0.4		約9.4
	キドミン輸液	大塚工場	**200** 300	約0.4		約9
肝不全用	テルフィス点滴静注	テルモ	**200** 500	約7	約47	
	アミノレバン点滴静注	大塚工場	**200** 500	約7	約47	
	モリヘパミン点滴静注	AY/EAファーマ	**200** 300 500	約1.5		約50
新生児用	プレアミン-P注射液	扶桑	**200**	約0.6		約16

E/N比：必須アミノ酸/非必須アミノ酸比，BCAA：分岐鎖アミノ酸
*太字の容量あたり

- アミノ酸輸液は，大きく高濃度アミノ酸輸液，腎不全用，肝不全用，新生児用に分類される．
- 現在，販売されている高濃度アミノ酸輸液では，鶏卵または人乳の必須アミノ酸パターンに準拠したFAO/WHO（国際連合食糧農業機関/世界保健機関）基準の製剤と，侵襲時に適したいわゆる分岐鎖アミノ酸（BCAA）高含有アミノ酸輸液であるTEO（アミノ酸輸液検討会）基準の製剤が中心となっている．
- FAO/WHO基準は必須アミノ酸/非必須アミノ酸の比（E/N比）を約1に設定しており，TEO基準ではBCAAを30～36%程度含有しているため，E/N比は高くなっている．
- 3%のアミノ酸輸液が体液とほぼ等張である．アミノ酸液の種類によっては，投与経路の選択と適切な希釈が必要となる．
- 腎不全用のアミノ酸輸液は，腎不全患者におけるE/N比の低下，およ

総遊離アミノ酸量 (g/容器)*	E/N比	BCAA含有率(%)	熱量 (kcal/容器)*	浸透圧比
20.00	1.09	22.6	約80	約3
22.72	0.88	21.3	約90	約5
20.00	1.33	31	約80	約3
20.00	1.44	30	約80	約3
20.07	1.71	35.9	約80	約3
11.80	3.21	42.4	47.2	約2
14.41	2.60	45.8	57.6	約2
39.95	1.09	35.5	約160	約3
39.93	1.09	35.5	約160	約3
37.35	0.83	36.9	約150	約3
15.20	1.26	39	約60	2.3〜2.8

Ⅲ 静脈栄養法 D 静脈栄養剤

びアミノ酸インバランス状態を是正するため，必須アミノ酸を中心に非必須アミノ酸を加え，BCAAの配合量を多く設定した製剤である．
- 肝不全用のアミノ酸輸液は，Fischer比（BCAA/AAA）を高く設定することで，肝障害における肝性脳症の意識障害の改善を図る製剤である．注意点として，①保存的な肝障害に対しての輸液ではないこと，②投与中の低血糖を防ぐために，糖質液を併用すること，③高Cl⁻性代謝性アシドーシスのリスクがあることなどが挙げられる．
- 新生児用のアミノ酸輸液は，過剰となりうるアミノ酸を減じ，未熟児の静脈栄養管理時に起こりうる胆汁うっ滞の是正を目的としたタウリンを添加しているなどの特徴がある．
- これまで透析患者では腎不全用アミノ酸輸液を選択せざるをえない状況であったが，2020年6月に各製剤の添付文書が改訂され，病態に応じて他のアミノ酸輸液やキット製剤が使用できるようになった．

9 ▶ 末梢静脈栄養輸液

製品名	会社名	容量 (mL)	電解質濃度(mEq/容器)(P:mmol/容器,					
			Na$^+$	K$^+$	Ca^{2+}	Mg^{2+}	Cl$^-$	Lac
プラスアミノ輸液	大塚製薬工場	200 500	約7 約17				約7 約17	
ツインパル輸液	エイワイファーマ/陽進堂	500 1000	17.5 35	10 20	2.5 5	2.5 5	17.5 35	10 20
パレセーフ輸液	エイワイファーマ/陽進堂	500	17.1	10	2.5	2.5	17.6	10
ビーフリード輸液	大塚製薬工場	500 1000	17.5 35	10 20	2.5 5	2.5 5	17.5 35	10 20
パレプラス輸液*	エイワイファーマ/陽進堂	500 1000	17.1 34.2	10 20	2.5 5	2.5 5.1	17.6 35.2	12.7 25.5
エネフリード輸液**	大塚製薬工場	550 1100	17.5 35.0	10 20	2.5 5	2.5 5	17.5 35	10.5 21.1

*ビタミンB$_1$を含む9種類の水溶性ビタミンを含有
**9種類の水溶性ビタミンと大豆油に由来する微量栄養素

実践編

- 末梢静脈栄養輸液は，維持液を基本組成として以下の種類がある．
  - ①アミノ酸加糖電解質輸液
  - ②ビタミンB$_1$含有アミノ酸加糖電解質輸液
  - ③水溶性ビタミン配合アミノ酸加糖電解質輸液
  - ④水溶性ビタミン・脂肪乳剤配合アミノ酸加糖電解質輸液
- PPNの場合には，末梢静脈栄養輸液と脂肪乳剤を併用することで，1,000～1,300 kcal程度を投与することができる．短期的な栄養管理に有用である．
- シングルバッグ製剤とダブルバッグ製剤が販売されているが，混合後の浸透圧比はいずれも約3と比較的高い．末梢静脈からの投与は血管痛や静脈炎に注意が必要である．
- NPC/N比が低く（約64～105）設定されているため，腎前性高窒素血症に注意するとともに，エネルギー密度はTPNと比較して低くなる

Zn：μmol/容器)			グルコース (g/容器)	糖濃度 (%)	総遊離アミノ酸量 (g/容器)	脂肪 (g/容器)	NPC/N比	熱量 (kcal/容器)	Vt.B$_1$含有量 (mg/容器)
Ace	P	Zn							
			15.0 37.5	7.5	5.43 13.57	—	71	82 204	—
	5 10	2.5 5	約37.5 約75	7.5	15 30	—	64	210 420	—
9.5	5	2.4	約37.5	7.5	15	—	64	210	1.0
8 16	5 10	2.5 5	37.5 75	7.5	15 30	—	64	210 420	0.96 1.92
0.6 1.2	5 10	2.4 4.9	約37.5 約75	7.5	15 30	—	64	210 420	1.91 3.81
8.2 16.4	5 10	2.5 5	37.5 75	6.8 6.8	15 30	10 20	105	310 620	1.91 3.82

ため過度の水分負荷に注意を要する.
● パレプラス®輸液・エネフリード®輸液を除くビタミン含有アミノ酸加糖電解質輸液は，ビタミンB$_1$しか配合されていないため，必要に応じて追加投与を考慮するとともに，輸液を全量投与しない場合や病態によってはビタミンB$_1$欠乏症に陥る可能性があることに注意する.
● ビタミンB$_1$だけでなく複数のビタミン成分を配合していることは栄養素代謝の観点からも静脈栄養管理において有用である.
● エネフリード®輸液は含有する脂肪が目詰まりするため，インラインフィルターを使用できない，薬剤どうしの配合変化が生じる可能性がある，側管から他の薬剤を投与できないなど，ルート管理に注意が必要である.
● 末梢静脈，中心静脈のいずれの場合も投与可能だが，長期にわたって静脈栄養管理が必要な場合には，早期にTPNへ切り換えるべきである.

10 高カロリー輸液キット製剤①―基本液（糖・電解質液）

製品名	会社名	容量(mL)	電解質濃度(mEq/容器)		
			Na⁺	K⁺	Cl⁻
ハイカリック液-1号 ハイカリック液-2号 ハイカリック液-3号	テルモ	700 700 700		30 30 30	
ハイカリックRF輸液	テルモ	250 500 1000	12.5 25 50		7.5 15 30
リハビックス-K1号液 リハビックス-K2号液	エイワイファーマ /陽進堂	500 500	5	10 15	

- 高カロリー輸液キット製剤には，以下の種類がある．
  ① 糖・電解質液（基本液）
  ② 糖・電解質・アミノ酸液
  ③ 糖・電解質・アミノ酸液・総合ビタミン
  ④ 糖・電解質・アミノ酸液・総合ビタミン・微量元素
  ⑤ 糖・電解質・アミノ酸液・脂肪乳剤
- ハイカリック®液-1〜3号は，Na⁺，Cl⁻が配合されていない基本液

11 高カロリー輸液キット製剤②―糖・電解質・アミノ酸液

製品名	会社名	容量(mL)	電解質	グルコース(g/容器)	糖濃度(%)
ピーエヌツイン-1号輸液 ピーエヌツイン-2号輸液 ピーエヌツイン-3号輸液	エイワイ ファーマ /陽進堂	1000 1100 1200	維持液に相当 する電解質を 含有	120 180 250.4	12.00 16.36 20.87

- 糖・電解質・アミノ酸液は，基本液にアミノ酸輸液を加えた高カロリー輸液キット製剤である．
- 同銘柄の数字によってブドウ糖濃度，アミノ酸量が異なるものの，電解質組成はいずれも維持液に相当するものが入っている．
- 糖とアミノ酸を同一のバッグ内へ封入するとメイラード反応が起こり，品質面で問題があるため，さまざまな工夫がされている．かつてはシングルバック製剤も販売されていたが，pHが低く使用できる症例が限られていた．現在は，糖とアミノ酸を隔壁で隔てたダブルバッ

(P：mg/容器, Zn：μmol/容器)				グルコース (g/容器)	糖濃度 (%)	熱量 (kcal/容器)
Lac	Ace	P	Zn			
	25	150	20	120	17.1	480
	25	150	20	175	25	700
	22	250	20	250	35.7	1000
7.5			5	125		500
15			10	250	50	1000
30			20	500		2000
9	1	155(5 mmol)	10	85	17	340
2.5	2.5	310(10 mmol)	10	105	21	420

である.
- ハイカリック®RFは，腎不全などによる高カリウム血症，高リン血症の患者などに用いる基本液で，カリウム，リンが配合されておらず，その他の電解質の配合量も最小限に抑えてある．高濃度の糖質液であるため，投与速度や高血糖に注意が必要である.
- リハビックス®は，小児用の高カロリー輸液基本液でNa$^+$，Cl$^-$の配合量が少ない.

総遊離アミノ酸量 (g/容器)	非たんぱく質カロリー (kcal/容器)	NPC/N比	E/N比	熱量 (kcal/容器)
20.00	480	158		560
30.00	720	158	1.09	840
40.00	1000	164		1160

グ製剤として，ピーエヌツイン®がある.
- ダブルバッグ製剤が発売されたことにより，調製にかかる時間が短縮し，細菌などの汚染リスクが軽減した反面，隔壁開通忘れによるインシデントが発生することになった.
- ピーエヌツイン®はE/N比1.09とFAO/WHO基準に準拠し，たんぱく質合成の効率の観点からNPC/N比は150〜200程度に設計されている.
- 微量元素は亜鉛のみ含有されており，原則，高カロリー輸液用総合ビタミン製剤，高カロリー輸液用微量元素製剤を混合して使用する.

12 高カロリー輸液キット製剤③—糖・電解質・アミノ酸液・総合ビタミン（脂溶性4種，水溶性9種）

製品名	会社名	容量(mL)	電解質	グルコース(g/容器)	糖濃度(%)
フルカリック1号輸液	テルモ/田辺三菱	903 1354.5	維持液に相当する電解質を含有	120 180	13.29
フルカリック2号輸液		1003 1504.5		175 262.5	17.45
フルカリック3号輸液		1103		250	22.67
ネオパレン1号輸液	大塚製薬工場	1000 1500		120 180	12.00
ネオパレン2号輸液		1000 1500		175 262.5	17.50

● 糖・電解質・アミノ酸液に総合ビタミン（脂溶性4種，水溶性9種）を配合した製剤としてフルカリック®，ネオパレン®がある．

● いずれもトリプルバッグ製剤となっている．

● フルカリック®は総合ビタミンの入った小室が輸液の排出口部の上部にあり，開通忘れ投与防止の観点からすべての隔壁を開通しないととびん針が刺通できないように工夫されている．

13 高カロリー輸液キット製剤④—糖・電解質・アミノ酸液・総合ビタミン（脂溶性4種，水溶性9種）・微量元素（5種）

製品名	会社名	容量(mL)	電解質	グルコース(g/容器)	糖濃度(%)
ワンパル1号輸液	エイワイファーマ/陽進堂	800 1200	維持液に相当する電解質を含有	120 180	15.00
ワンパル2号輸液		800 1200		180 270	22.50
エルネオパ1号輸液	大塚製薬工場	1000 1500 2000		120 180 240	12.00
エルネオパ2号輸液		1000 1500 2000		175 262.5 350	17.50

● 糖・電解質・アミノ酸液・総合ビタミンに微量元素（鉄，銅，亜鉛，マンガン，ヨウ素）を配合した製剤としてワンパル®，エルネオパ®がある．

● いずれもクワッドバッグ構造になっており，1回の開通操作で糖・電解質・アミノ酸・ビタミン・微量元素がすべて混合できるため，調製時間や衛生面での利点は大きい．また，在宅へ移行する際には，本人，家族でも安全な調製を行うことができる．

実践編

総遊離アミノ酸量 (g/容器)	非たんぱく質カロリー (kcal/容器)	NPC/N比	E/N比	熱量 (kcal/容器)
20 30	480 720	154		560 840
30 45	700 1050	150	1.33	820 1230
40	1000	160		1160
20 30	480 720	153	1.44	560 840
30 45	700 1050	149		820 1230

- ネオパレン®は1回の開通操作ですべてを混和できること，キット製剤の中で最も滴定酸度が低いことが特徴である．
- いずれもTEO基準に準拠したアミノ酸液が配合されている．
- これらの製剤に含まれる微量元素は亜鉛のみであり，原則，高カロリー輸液用微量元素製剤を混合して使用する．

総遊離アミノ酸量 (g/容器)	非たんぱく質カロリー (kcal/容器)	NPC/N比	E/N比	熱量 (kcal/容器)
20 30	480 720	158	1.09	560 840
30 45	720 1080	158		840 1260
20 30 40	480 720 960	153	1.44	560 840 1120
30 45 60	700 1050 1400	149		820 1230 1640

- 反面，すべての成分が一剤化していることで処方が画一的になり，個々の病態に応じた調節が困難な場合もある．
- 投与速度によって全量が投与されない場合や，昼間のみ・夜間のみといった間欠的投与の場合には，1日に必要な総合ビタミン，微量元素が補給できない可能性があるため注意が必要である．

14 高カロリー輸液キット製剤⑤─糖・電解質・アミノ酸液・脂肪乳剤

製品名	会社名	容量 (mL)	電解質	グルコース (g/容器)	糖濃度 (%)
ミキシッドL輸液	大塚製薬 工場	900	維持液に 相当	110	12.2
ミキシッドH輸液		900		150	16.7

- 糖・電解質・アミノ酸液・脂肪乳剤を配合したスリーインワン(three-in-one)バッグ製剤としてミキシッド®がある.
- ミキシッド®L, Hはアミノ酸量は同じで糖濃度と脂質量が異なっている.
- 三大栄養素であるアミノ酸, ブドウ糖, 脂肪および電解質がバランスよく配合されているダブルバッグ製剤となっており, 安全にかつ無菌的に調製できる. また, 脂肪を配合しているため糖負荷の軽減とたん

15 キット製剤に含まれるビタミン配合量

製品名		会社名	容量(mL)	脂溶性ビタミン*			
				A (IU)	D (μg)	E (mg)	K (mg)
パレプラス輸液		エイワイファー マ/陽進堂	500 **1000**	─	─	─	─
エネフリード輸液		大塚	550 **1100**	─	─	2.0**	0.042**
フルカリック輸液	1号 2号 3号	テルモ	**903** 1354.5 **1003** 1504.5 **1103**	1650	5	7.5	1
ネオパレン輸液	1号 2号	大塚製薬工場	**1000** 1500	1650	2.5	5	1
ワンパル輸液	1号 2号	エイワイファー マ/陽進堂	**800** 1200	1650	2.5	5	0.075
エルネオパNF輸液	1号 2号	大塚製薬工場	**1000** 1500 2000	1650	2.5	5	0.075

*太字の容量あたり, **大豆油由来成分として日本食品標準成分表2020年版(八訂)より算出

- キット製剤に含まれるビタミン配合量は, 製剤により異なっている.
- あらかじめ高カロリー輸液にビタミンが充填されている製剤では, その輸液量によっては必要量が充足しない可能性がある.
- パレプラス®輸液・エネフリード®輸液は, 末梢静脈からでも投与で

実践編

総遊離アミノ酸量 (g/容器)	脂質量 (g/容器)	非たんぱく質カロリー (kcal/容器)	NPC/N比	E/N比	熱量 (kcal/容器)
30	15.6	580	126	1.34	700
30	19.8	780	169		900

ぱく質節約効果が期待できる.

● 本剤は脂肪乳剤を含んでいるため，TPN を施行する際に使用する0.22 μm のインラインフィルターが使用できない．投与にあたっては異物あるいは細菌の侵入リスクを低減するため，輸液への混合調製をビタミン剤，微量元素製剤，電解質製剤（Na^+, K^+ 製剤のみ）に限定している．側管からの薬剤の注入についても，外観上の変化の確認が困難なため避けるべきである.

水溶性ビタミン*								
B_1 (mg)	B_2 (mg)	B_6 (mg)	B_{12} (μg)	C (mg)	ニコチン酸アミド (mg)	パンテノール (mg)	ビオチン (μg)	葉酸 (μg)
3.81	2.5	2.5	5	100	20	7.5	50	200
3.82	2.3	3.66	2.5	100	20	7.04	30	300
1.5	2.54	2	5	50	20	7.02	50	200
1.95	2.3	2.45	2.5	100	20	7	30	200
4	2.5	4	5	100	20	7.5	50	300
3.84	2.3	3.68	2.5	100	20	7	30	300

きる製剤でありながら9種類の水溶性ビタミンを投与できる製剤である.

● ビタミン K はキット製剤によって配合量が大きく異なっているため，ワルファリン作用の増強あるいは減弱に注意が必要である.

16 高カロリー輸液用総合ビタミン製剤

製品名	会社名	脂溶性ビタミン			
		A (IU)	D (IU)	E (mg)	K (mg)
マルタミン注射用	エイワイファーマ/陽進堂	4000*1	400(D_3)	15	2(K_2)
ビタジェクト注キット	テルモ	3300*1	10 μg(D_2)	15	2(K_1)
オーツカMV注	大塚製薬工場	3300*2	200(D_3)	10	2(K_1)
【成人】AMA(1975)		3300	200	10	—
【成人】FDA(2000), ASPEN(2004)		3300	200	10	0.15
【新生児】ASPEN(2004)		2300	400	7	0.2

AMA：米国医師会, FDA：米国食品医薬品局, ASPEN：米国静脈経腸栄養学会
*1 レチノールパルミチン酸エステル, *2 ビタミンA油

- 高カロリー輸液用総合ビタミン製剤は4種類の脂溶性ビタミンと9種類の水溶性ビタミンを含む製剤である.
- 水溶性ビタミンの半減期は1週間以内であるため, 侵襲期などビタミン需要が亢進している状態では常に欠乏症をきたす危険がある. 一

17 高カロリー輸液用微量元素製剤

製品名	会社名	容量 (mL)	微量元素量(μmol)				
			Fe	Mn	Zn	Cu	I
エレメンミック注, 注キット	エイワイファーマ/陽進堂	2	35	1	60	5	1
エレジェクト注シリンジ	テルモ						
メドレニック注, 注シリンジ	武田テバファーマ/扶桑						
ボルビックス注	富士薬品/ヤクルト						
ボルビサール注	富士薬品/ヤクルト	2	35		60	5	1

- 微量元素推奨量には, AMA, ASPENのもの, あるいは「日本人の食事摂取基準」がある.
- わが国で市販されている高カロリー輸液用微量元素製剤は鉄, マンガン, 亜鉛, 銅, ヨウ素の5種類を基本処方とし, 脳障害の報告があるマンガンを含まない製剤もある.
- 1キットあたりの含有量は, 成人における1日必要量に設定されており, 毎日投与することで基準値内に保たれるように調整されている.

水溶性ビタミン								
B$_1$ (mg)	B$_2$ (mg)	B$_6$ (mg)	B$_{12}$ (µg)	C (mg)	ニコチン酸アミド (mg)	パンテノール (mg)	ビオチン (µg)	葉酸 (µg)
5	5	5	10	100	40	15	100	400
3	5.08	4	10	100	40	14.04	100	400
3.9	4.6	4.9	5	100	40	14	60	400
3	3.6	4	5	100	40	15	60	400
6	3.6	6	5	200	40	15	60	600
1.2	1.4	1	1	80	17	5	20	140

方，脂溶性ビタミンでは半減期が長いため過剰症に注意する．
- わが国で販売されている製剤は，1975年のAMA（米国医師会）の推奨量をベースに配合されており，2000年のFDAや2004年のASPEN（米国静脈経腸栄養学会）の推奨とは異なっている．

- あらかじめ微量元素成分が配合されている高カロリー輸液キット製剤は，各製品ごとにバランスが異なっている．投与する液量が少ない場合には不足する可能性がある．
- 病態によっては，連日の投与により過剰症となる恐れがあるため，定期的にモニタリングする必要がある．
- 日本の製剤では，セレン，クロム，モリブデンが含まれていないため，長期TPN症例ではこれらの欠乏症に注意する．セレン欠乏症に対してアセレンド®注が使用可能となっている．
- アセレンド®注は，1バイアル（2 mL）中に亜セレン酸ナトリウムを219 µg（セレンとして100 µg）含有している製剤であり，中心静脈および末梢静脈から投与可能である．
- 長期静脈栄養や特定の経腸栄養剤を用いる患者，透析患者等ではモニタリングを実施し，適宜補充する．

E 静脈栄養法のピットフォール

1 輸液の投与速度

輸液組成成分の 最大許容投与速度	
水分	500 mL/時
Na$^+$	100 mEq/時
K$^+$	20 mEq/時
Ca^{2+}	20 mEq/時
HCO$_3^-$	100 mEq/時
ブドウ糖	0.5 g/kg/時
アミノ酸	0.2 g/kg/時

(河野克彬:輸液療法入門,
第2版,金芳堂,p306,
1995より引用)

電解質輸液の投与速度	
生理食塩液	100～200 mL/時 (緊急時300～500 mL/時)
乳酸リンゲル液	100～200 mL/時 (緊急時300～500 mL/時)
低張電解質輸液	250～500 mL/時 (糖加電解質維持液100 mL/時)
K$^+$輸液剤	10 mEq/時以下が安全(最大20 mEq/時)
Na$^+$輸液剤	20～40 mEq/時以下が安全 (最大100 mEq/時)
Ca^{2+}輸液剤	20 mEq/時以下(最大1 mEq/分以下)
Mg^{2+}輸液剤	20 mEq/時以下(最大1 mEq/分以下)
NH$_4^+$輸液剤	20 mEq/時以下

- 輸液の投与速度は輸液組成や投与経路だけでなく,輸液の目的によって規定される.
- 水分負荷を目的とした輸液の急速な投与は心不全や肺水腫を引き起こすリスクがある.また,糖質や脂質を多量に含んだ輸液を急速投与すると,正常な代謝速度を上回ることにより,種々の代謝障害を生じるリスクがある.
- 生理食塩液や乳酸リンゲル液といった細胞外液の補給・補充に用いる輸液投与は通常100～200 mL/時までを目安とするが,緊急時には300～500 mL/時で投与する場合がある.
- 低張電解質輸液は,250～500 mL/時までを目安に投与するが,糖質の含有量が多い輸液についてはブドウ糖量として0.3～0.5 g/kg/時以下,または5 mg/kg/分以下になるような速度とする.
- 補正用の電解質製剤では,Na$^+$やK$^+$の補正速度や1日あたりの補正濃度に注意する.
- アミノ酸輸液の投与速度は0.2 g/kg/時あるいはアミノ酸の量として60分間に10 g前後の投与となるよう設定する.
- 糖質や脂肪乳剤の投与速度は別項を参照されたい(糖質:123頁,脂肪乳剤:124頁).

2 中心静脈栄養管理におけるブドウ糖の投与速度

種類	細胞膜の通過	安全投与速度（g/kg/時）	代謝臓器
ブドウ糖	インスリン必要	0.3〜0.5以下（または5 mg/kg/分以下）	全組織
フルクトース	インスリン不要	0.5以下	主に肝臓
ソルビトール	インスリン不要	0.5以下	主に肝臓
キシリトール	インスリン不要	0.3以下	主に肝臓
マルトース	インスリン不要	0.3以下	全組織

【投与速度の計算例】
ブドウ糖を350 g含む輸液2,000 mLを80 mL/時で体重45 kgの患者に投与する場合，
　80 mL/時×24時間＝1,920 mL/日　1,920 mL/2,000 mL×100＝96
となり，輸液の96％（ブドウ糖全体の96％）を24時間かけて患者に投与することになる．
　350×0.96＝336 gより，

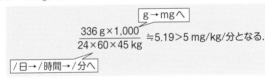

$$\frac{336 \text{ g} \times 1{,}000}{24 \times 60 \times 45 \text{ kg}} ≒ 5.19 > 5 \text{ mg/kg/分となる．}$$

g→mgへ

/日→/時間→/分へ

- TPN管理におけるブトウ糖の投与速度は，グルコースとして5 mg/kg/分以下とする．また，感染症や侵襲時にはインスリン抵抗性から耐糖能異常が起こりやすいため，4 mg/kg/分まで抑えるのが望ましい．
- いずれの場合においても血糖コントロールが適切に行われないと，TPNで高濃度の糖質液を投与しても高血糖を助長するだけで，合併症のリスクを高めることになってしまう．
- アミノ酸，脂肪，炭水化物のバランスから考えても，糖負荷を軽減する目的でも，脂肪乳剤を組み合わせた栄養管理は有用である．
- 投与速度の計算時には，注意すべき点として以下の点が挙げられる．
  ① 昼と夜で投与速度が異なる場合→早いほうの速度での単位当たりの投与量を計算する．
  ② 24時間投与でない場合は除する値が異なる．
  ③ 体重が軽いと超過しやすく，体重が重いと超過しにくい．
  特に，体重によって数値の変動が起こりやすいため，病態を考慮したうえで適切な血糖モニタリングを行っていく．

3 脂肪乳剤の投与速度と必須脂肪酸欠乏

投与速度が速い場合の問題点として,
①血中脂質の増加,②免疫能の低下,③利用率の低下,などが指摘されている

脂肪乳剤の円滑な代謝を考慮すると
至適投与速度は0.1 g/kg/時以下とされている

→20%脂肪乳剤は(体重÷2)mL/時以下で投与する

	リノール酸(n-6系)	α-リノレン酸(n-3系)
必要量	必要エネルギー量の1〜2%	必要エネルギー量の0.5%
欠乏症状	魚鱗癬状皮膚症状 血小板減少 心電図異常(R波) 創傷治癒の遅延 肝小葉中心性脂肪沈着(脂肪肝)	知覚麻痺 知覚異常 倦怠感 歩行不能

→20%脂肪乳剤を50mL/日*程度投与することで必須脂肪酸を補える

*投与熱量の3〜5%程度

- 脂肪乳剤は,投与速度が速い場合,①血中脂質の増加,②免疫能の低下,③利用率の低下などの問題点が指摘されている.
- 脂肪乳剤が円滑に代謝されるためには0.1 g/kg/時以下が望ましいと報告されており,20%脂肪乳剤の場合には,患者の体重の約1/2程度の速度(例:体重60 kgで30 mL/時)で投与することで,上記の条件を満たすことができ,簡便な指標となる.
- プロポフォール製剤が脂肪乳剤そのものであり,重症患者にも脂肪乳剤は投与可能である.その際にも投与速度は重要であり,さらに厳密なものとする.
- 脂肪粒子の粗大化の観点では,中心静脈ラインの側管から同時投与可能である.しかし,ヘパリンとの凝集分離などの報告もあり,治療薬剤とは投与時間をずらすなどの工夫が必要である.
- 脂肪乳剤を投与しない静脈栄養管理下では,小児では約2週間,成人でも約4週間で必須脂肪酸欠乏症を発生するという報告がある.臨床的には,20%脂肪乳剤を50 mL/日あるいは100〜250 mLを週2回程度投与すれば予防することができる.
- 血中トリグリセリド値が300 mg/dL以上の場合には脂肪乳剤が十分利用されない可能性があるため,投与の可否を検討するべきである.

4　病態に応じたNPC/N比の調整

非たんぱく質カロリー/窒素比[NPC/N比(kcal/g)]

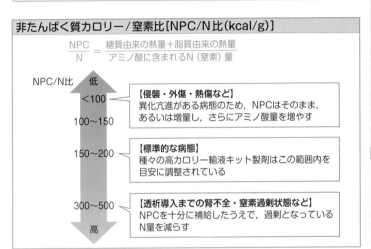

$$\frac{NPC}{N} = \frac{糖質由来の熱量＋脂質由来の熱量}{アミノ酸に含まれるN（窒素）量}$$

NPC/N比　低

<100
【侵襲・外傷・熱傷など】
異化亢進がある病態のため，NPCはそのまま，あるいは増量し，さらにアミノ酸量を増やす

100〜150

150〜200
【標準的な病態】
種々の高カロリー輸液キット製剤はこの範囲内を目安に調整されている

300〜500
【透析導入までの腎不全・窒素過剰状態など】
NPCを十分に補給したうえで，過剰となっているN量を減らす

高

- 非たんぱく質カロリー/窒素比(NPC/N比)は，投与する栄養輸液の組成から「静脈栄養の質」を評価するのに有用な指標である.
- アミノ酸中に含まれている窒素1gに対する糖質と脂質に由来する熱量の比で表され，標準的な病態におけるNPC/N比は150〜200程度である. 市販されている高カロリー輸液キット製剤もおおむねこの範囲内に設計されている.
- 侵襲, 外傷, 熱傷などの異化亢進状態では，エネルギーとともにアミノ酸付加が必要不可欠となるのでNPC/N比は低くなるように調整する.
- 一方, 保存期の腎不全, 窒素過剰の場合には，たんぱく質およびアミノ酸を制限し，エネルギー必要量を主に糖質, 脂質から確保するため，NPC/N比は高くなるように調整する.
- 末梢静脈栄養輸液製剤(112頁参照)は，NPC/N比が低い製剤が多いため, 脂肪乳剤を併用すべきである.
- NPC/N比は両者のバランスを示す数値にすぎない. 意図しないエネルギー過剰やアミノ酸過小とならないよう，各病態に適した栄養投与を意識することが重要となる.

5 乳酸アシドーシスとビタミンB₁

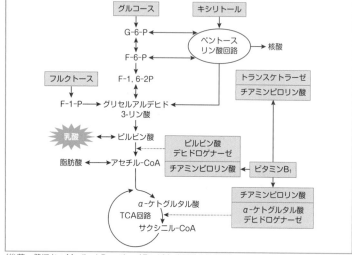

（後藤　健ほか：Medical Practice **17**：163, 2000より引用）

- ビタミンB₁（チアミン）は，生体内において活性体（チアミンピロリン酸：TPP）となる．TPPは，糖代謝においてピルビン酸をアセチルCoAに変換する際に必要なピルビン酸デヒドロゲナーゼという酵素の活性発現に必要な補酵素である．

- α-ケトグルタル酸デヒドロゲナーゼは脂質やアミノ酸由来成分の糖新生にも必要な酵素であり，ここにもTPPが補酵素として作用する．

- 静脈栄養においてビタミンB₁が不足するとピルビン酸が蓄積する．ピルビン酸から過剰に乳酸が産生された結果，乳酸アシドーシスを引き起こす．

- ビタミンB₁不足により糖質を中心とした三大栄養素の代謝が阻害され，中枢神経・末梢神経障害，心不全症状を呈する．重篤化すると，脳の神経に異常をきたすWernicke脳症となり回復が困難になる．

- Wernicke脳症，乳酸アシドーシス，いずれの場合においてもビタミンB₁の100〜500 mg/回の大量静脈内投与が唯一の治療方法である．

- 重篤な後遺障害リスクを回避するため，ビタミンB₁を適切に投与し，これらの合併症を未然に防ぐことが重要である．

F 静脈栄養法と医薬品

1 薬剤混合や側管からの同時投与に注意が必要な製剤

薬剤pHに注意が必要な薬剤

製品名(酸性薬剤)	薬剤pH	製品名(アルカリ性薬剤)	薬剤pH
アトニン-O	2.5〜4.5	アレビアチン	約12
ドパストン	2.5〜4.5	イソゾール	10.5〜11.5
ドルミカム	2.8〜3.8	オメプラール	9.5〜11.0
ドロレプタン	2.5〜4.5	ゾビラックス	10.7〜11.7
ノルアドレナリン	2.3〜5.0	ソルダクトン	9.0〜10.0
バンコマイシン	2.5〜4.5	ダイアモックス	9.0〜10.0
ビソルボン	2.2〜3.2	フェジン	9.0〜10.0
ビムパット	3.8〜5.0	メイロン	7.0〜8.5
プリンペラン	2.5〜4.5	ラシックス	8.6〜9.6
モルヒネ	2.5〜5.0	ラボナール	10.2〜11.2

薬剤pHはジェネリックが存在する場合,多少の変動がある.
(各添付文書,インタビューフォームを参考に著者作成)

- 高カロリー輸液をはじめとして,ほとんどの輸液は酸性である.pHが低いことから,アルカリ性(pH:7以上)の注射薬によるpHの変動によって配合変化が起こることが多いため,これらを予測して回避することが重要である.
- ファンギゾン®は,コロイド溶液であることから,生理食塩液をはじめ,電解質輸液との混合により沈殿を生じる.
- 抗菌薬であるメロペン®やパンスポリン®は,輸液との混合によって経時的に含量低下が認められている.また,カルベニン®でも抗菌活性成分の含量低下速度はpH依存性が高く,試験されたTPN輸液,アミノ酸輸液などはすべて含量低下を認めている.
- フサン®やエフオーワイ®はいずれも酸性の注射薬であるが,アミノ酸輸液と混合によっての経時的な分解が起こり,TPN輸液に含まれる亜硫酸塩により経時的に加水分解される(エフオーワイ®IFより).
- 栄養輸液の場合は,少量ずつ長時間かけて投与されるために投与終了までに配合変化が生じやすく,薬剤を輸液に混合する際は注意すべきである.一方,側管から点滴する場合にも適切なフラッシングを行う.場合によっては,別のルートからの投与や薬剤の変更を考慮する.

2 輸液フィルターと相互作用

輸液フィルターの除去対象物質

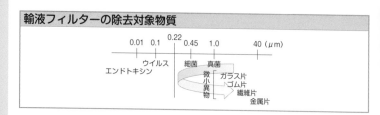

相互作用の種類と代表的な医薬品

現象	原因	代表的な医薬品
目詰まり	分子量が大きい	アブラキサン®点滴静注，アルブミン製剤，グロブリン製剤，ケイツー®N注，コンドロイチン硫酸鉄，ファンギゾン®注など
	粘度が大きい	グリセオール®注，低分子デキストラン注など
	乳化剤・懸濁剤	イントラリポス®輸液，パルクス®注，ミキシッド®L，H輸液，リプル®注，ロピオン®注など
	油性製剤	サンディミュン®注，ディプリバン®注，ビタミンA製剤，ビタミンD製剤，プログラフ®注など
吸着	分子間結合など	インスリン製剤，オンコビン®注，グラン®注，コスメゲン®注，セルシン®注，ノイトロジン®注，ボスミン®注，ミリスロール®注，ロピオン®注など
溶解	変性	ベプシド®注，ラステット®注
液漏れ	親水化	界面活性剤を含有している薬剤，セルシン®注，フェノバール®注，溶解補助剤など

〔赤瀬朋秀ほか（編）：根拠からよくわかる注射薬・輸液の配合変化，Ver.2，羊土社，2017を参考に著者作成〕

- 『静脈経腸栄養ガイドライン（第3版）』では「フィルターを使用する」（推奨度AⅢ）としている.
- 0.22μm孔径のフィルターを使用した場合，以下の利点がある.
  - ① ほとんどすべての微生物をトラップできる.
  - ② ガラス片，ゴム片など調製時の異物や配合変化で生じた結晶を捕捉できる.
  - ③ 空気を除去することにより空気塞栓が予防できる.
- 一部の特殊な薬剤については，分子量や化学的性質からフィルターを通過しない，あるいはフィルターに吸着されるなどインラインフィルターの使用に適さないものがある.

G 静脈栄養法の処方設計

1 高血糖

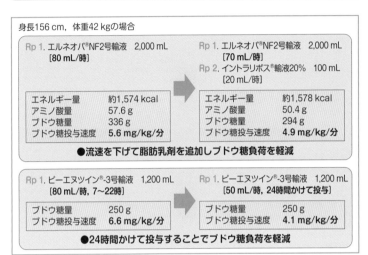

身長156 cm, 体重42 kgの場合

Rp 1. エルネオパ®NF2号輸液 2,000 mL [80 mL/時]	→	Rp 1. エルネオパ®NF2号輸液 2,000 mL [70 mL/時] Rp 2. イントラリポス®輸液20% 100 mL [20 mL/時]

エネルギー量	約1,574 kcal
アミノ酸量	57.6 g
ブドウ糖量	336 g
ブドウ糖投与速度	5.6 mg/kg/分

エネルギー量	約1,578 kcal
アミノ酸量	50.4 g
ブドウ糖量	294 g
ブドウ糖投与速度	4.9 mg/kg/分

●流速を下げて脂肪乳剤を追加しブドウ糖負荷を軽減

Rp 1. ピーエヌツイン®-3号輸液 1,200 mL [80 mL/時, 7〜22時]	→	Rp 1. ピーエヌツイン®-3号輸液 1,200 mL [50 mL/時, 24時間かけて投与]

| ブドウ糖量 | 250 g |
| ブドウ糖投与速度 | 6.6 mg/kg/分 |

| ブドウ糖量 | 250 g |
| ブドウ糖投与速度 | 4.1 mg/kg/分 |

●24時間かけて投与することでブドウ糖負荷を軽減

- 静脈栄養法では糖質を直接静脈内へ投与することから, 代表的な代謝性合併症として高血糖が挙げられる.
- 『静脈経腸栄養ガイドライン（第3版）』にはブドウ糖投与速度として 5 mg/kg/分（あるいは4 mg）が示されており, 添付文書の糖質投与速度と比較して, より緩徐に投与することが推奨されている.
- ブドウ糖の1日投与量や投与速度のほかにインスリンが適切に混合されているかどうかも重要である. また侵襲下では, 血糖上昇作用のあるホルモン分泌によってインスリン抵抗性が増大することを認識しておかなければならない.
- ①糖質濃度が高く, ②体重が軽い場合に投与速度超過が起こりやすい.
- 昼夜で投与速度を調節している場合や, 間欠的投与を行っている場合は, より単位時間あたりの糖負荷が強くなるため注意すべきである.
- キット製剤は糖濃度がそれぞれ1〜3号で異なる. 号数を変更したり, 同じ製剤でも投与速度を遅くすることで高血糖のリスクを軽減できる.
- ワンパル輸液は他の製剤よりも糖濃度が高い.
- 脂肪乳剤の追加は, 糖負荷を軽減するためにきわめて有用である.

2 侵襲期

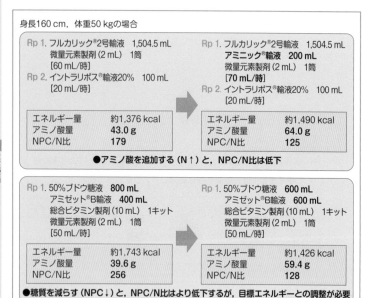

身長160 cm, 体重50 kgの場合

Rp 1. フルカリック®2号輸液 1,504.5 mL
　　　微量元素製剤 (2 mL) 1筒
　　　[60 mL/時]
Rp 2. イントラリポス®輸液20% 100 mL
　　　[20 mL/時]

エネルギー量	約1,376 kcal
アミノ酸量	43.0 g
NPC/N比	179

Rp 1. フルカリック®2号輸液 1,504.5 mL
　　　アミニック®輸液 200 mL
　　　微量元素製剤 (2 mL) 1筒
　　　[70 mL/時]
Rp 2. イントラリポス®輸液20% 100 mL
　　　[20 mL/時]

エネルギー量	約1,490 kcal
アミノ酸量	64.0 g
NPC/N比	125

●アミノ酸を追加する（N↑）と，NPC/N比は低下

Rp 1. 50%ブドウ糖液 800 mL
　　　アミゼット®B輸液 400 mL
　　　総合ビタミン製剤 (10 mL) 1キット
　　　微量元素製剤 (2 mL) 1筒
　　　[50 mL/時]

エネルギー量	約1,743 kcal
アミノ酸量	39.6 g
NPC/N比	256

Rp 1. 50%ブドウ糖液 600 mL
　　　アミゼット®B輸液 600 mL
　　　総合ビタミン製剤 (10 mL) 1キット
　　　微量元素製剤 (2 mL) 1筒
　　　[50 mL/時]

エネルギー量	約1,426 kcal
アミノ酸量	59.4 g
NPC/N比	128

●糖質を減らす（NPC↓）と，NPC/N比はより低下するが，目標エネルギーとの調整が必要

● 侵襲下では，異化亢進抑制のために輸液のNPC/N比を低く設定する．
● 投与する窒素量を増やすか，糖質あるいは脂質のカロリー（NPC）を下げることでNPC/N比は低下する．ただし，画一的にNPCを下げるのではなく，必要エネルギー量が充足できない場合は適切なNPCを確保しながら，必要なアミノ酸輸液（N）の追加を行う．
● アミノ酸輸液をキット製剤に追加する場合と，キット製剤自体を変更する場合がある．
● アミノ酸の付加量はそれぞれの疾患ガイドラインによって異なる．加えて，患者個々の全身状態や病期に応じて調節されるべきである．
● アミノ酸負荷を行うことにより高BUN血症やそれに伴う電解質異常に注意する．
● 侵襲期には，創傷治癒に利用されるビタミンや抗酸化作用を有する微量元素の要求量が増加するため，ビタミンなどを適宜追加する．

3 腎不全期

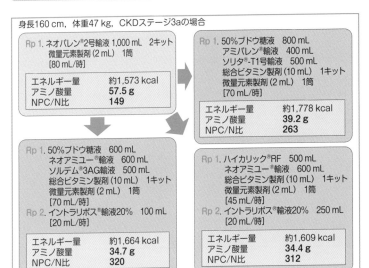

身長160 cm, 体重47 kg, CKDステージ3aの場合

Rp 1. ネオパレン®2号輸液 1,000 mL 2キット
　　　微量元素製剤 (2 mL) 1筒
　　　[80 mL/時]

エネルギー量	約1,573 kcal
アミノ酸量	**57.5 g**
NPC/N比	**149**

Rp 1. 50%ブドウ糖液 800 mL
　　　アミパレン®輸液 400 mL
　　　ソリタ®-T1号輸液 500 mL
　　　総合ビタミン製剤 (10 mL) 1キット
　　　微量元素製剤 (2 mL) 1筒
　　　[70 mL/時]

エネルギー量	約1,778 kcal
アミノ酸量	**39.2 g**
NPC/N比	**263**

Rp 1. 50%ブドウ糖液 600 mL
　　　ネオアミユー®輸液 600 mL
　　　ソルデム®3AG輸液 500 mL
　　　総合ビタミン製剤 (10 mL) 1キット
　　　微量元素製剤 (2 mL) 1筒
　　　[70 mL/時]
Rp 2. イントラリポス®輸液20% 100 mL
　　　[20 mL/時]

エネルギー量	約1,664 kcal
アミノ酸量	**34.7 g**
NPC/N比	**320**

Rp 1. ハイカリック®RF 500 mL
　　　ネオアミユー®輸液 600 mL
　　　総合ビタミン製剤 (10 mL) 1キット
　　　微量元素製剤 (2 mL) 1筒
　　　[45 mL/時]
Rp 2. イントラリポス®輸液20% 250 mL
　　　[20 mL/時]

エネルギー量	約1,609 kcal
アミノ酸量	**34.4 g**
NPC/N比	**312**

- 保存期腎不全では, CKD分類ステージ3からたんぱく質投与量の制限を行う. 静脈栄養では, NPC/N比を高く設定するが, 窒素制限を行うだけでなく, 適切なエネルギー量を投与することがきわめて重要である.
- 腎不全用のアミノ酸製剤は, 生体で合成できない必須アミノ酸を主体とした製剤で腎不全時のアミノグラムの異常を是正し, タンパク質代謝を維持・改善する.
- ハイカリック®RFは腎不全に適した高カロリー輸液基本液であり, リン, カリウムを含まず, 必要最低限のナトリウムを追加している糖濃度50%の製剤である. 電解質バランスは不均衡なため, 経時的にモニタリングを行い, 必要に応じて電解質補正液を追加する.
- 透析期では, 血液透析, 腹膜透析ともにたんぱく質必要量は0.9〜1.2 g/kgとなっている. 透析時には必須・非必須によらず, 5〜10 g程度のタンパク質・アミノ酸喪失があるため通常用のアミノ酸製剤が使用可能である.
- 不適切あるいは過度なアミノ酸制限は, 患者のタンパク異化を助長する可能性を有するため, NPC/N比を調整するだけでなく, アミノ酸の投与量自体を評価することが重要である.

4 小児

小児TPN処方例

区分	処方内容		投与量 (mL)	エネルギー投与量 (kcal)	カロリー密度 (kcal/mL)	ブドウ糖量 (g)	アミノ酸量 (窒素量) (g)	NPC/N
新生児～5 kg以下乳児	フィジオゾール®3号輸液 プレアミン®-P 50%ブドウ糖液 各電解質補正液 総合ビタミン製剤 微量元素製剤	500 mL 150 mL 100 mL 適宜 年齢相当 年齢相当	750 程度	445程度	0.59	100	11.4 (1.76)	227
5 kg以上乳児～6歳未満	リハビックス®-K2号 プレアミン®-P 50%ブドウ糖液 各電解質補正液 総合ビタミン製剤 微量元素製剤	500 mL 300 mL 200 mL 適宜 年齢相当 年齢相当	1,000 程度	911程度	0.91	205	22.8 (3.53)	232
6歳以上	ハイカリック®3号 アミニック®輸液 各電解質補正液 総合ビタミン製剤 微量元素製剤 イントラリポス®20%	700 mL 400 mL 適宜 1キット 1筒 100 mL	1,200 程度	1,361程度	1.13	250	40.1 (6.08)	197

実践編

- 耐糖能が成人に比べて優れているため，新生児・幼若乳児期では6〜8 mg/kg/分のグルコースの投与速度で開始し，10〜14 mg/kg/分まで漸増可能である．低出生体重児では8 mg/kg/分以上の投与速度で高血糖，脱水，頭蓋内出血などの合併症に注意が必要である．
- アミノ酸代謝は成人と異なり，脳細胞の発達に不可欠なシステイン，タウリンも準必須アミノ酸とされ，ヒスチジンも必須アミノ酸として重要である．
- 窒素利用効率の向上や腎臓の負担軽減のためNPC/N比は200〜250と少し高めに設定する．
- 代謝能が未成熟であることから，脂質の投与量は制限されるが，蓄積量が少ないため投与しなければ容易に必須脂肪酸欠乏をきたす．通常0.5〜1 g/kg/日から開始し，0.5 g/kg/日ずつ増量，最大3 g/kg/日とするが，投与速度が0.1 g/kg/時を超えないようにすることが重要である．
- ヘパリン投与（静脈栄養剤1 mLあたり1単位）やカルニチン補給（L-カルニチン10 mg/kg/日）が脂質クリアランス改善に有用であるとの報告がある．

5 キット製剤が使用できない症例

キット製剤が使用しづらい症例

1. 特殊なアミノ酸組成の輸液を投与したい
   例:保存期腎不全,肝疾患における脳症発現時,低出生体重児など
2. NPC/N比の調節が必要な病態
   例:保存期腎不全,高BUN血症,重度熱傷など
3. 特定の電解質を入れたくない
   例:高ナトリウム血症,高カリウム血症,高リン血症など
4. 水分投与量を減らしたい
   例:心不全,浮腫,輸液負荷による尿生成が期待できない場合など
5. 急激な栄養投与の負荷を避けたい
   例:リフィーディング症候群など

| ●糖質輸液 | 基本液 | ●アミノ酸輸液 | ●高カロリー輸液用 |
| ●電解質輸液 (電解質補正液) | | ●高カロリー輸液用 総合ビタミン製剤 | 微量元素製剤 |

キット製剤を使用しない場合は,上記を組み合わせて調製する

●キット製剤は利便性が高いが,以下の場合には使用しづらい.
 ① 特殊なアミノ酸組成の輸液を投与したい.
 ② NPC/N比の調節(特に窒素制限)が必要な病態.
 ③ 特定の電解質(ナトリウム,カリウム,リンなど)を入れたくない.
 ④ 水分投与量を減らしたい.
 ⑤ 急激な栄養投与の負荷を避けたい.
●高カロリー輸液キット製剤を使用しない場合には,高濃度ブドウ糖液,アミノ酸輸液,高カロリー輸液用総合ビタミン製剤,微量元素製剤を基本組成とし,必要に応じて各種電解質補正液を追加した処方(組み立てTPN)を設計する.
●ビタミン,微量元素の入れ忘れに注意する.
●肝不全用アミノ酸輸液(アミノレバン®,モリヘパミン®)は,芳香族アミノ酸(aromatic amino acid:AAA)をほとんど含んでいないだけでなく,長期的な栄養管理としてはアミノ酸配合バランスが偏っているため脳症時の短期的な使用にとどめる.
●末梢静脈用キット製剤を切りかえる処方(組み立てPPN)の場合は,浸透圧の問題があるため,糖・アミノ酸濃度に配慮し,ビタミン,微量元素の適応については留意すべきである.

III 静脈栄養法 ⑥ 静脈栄養法の処方設計

Ⅳ 病態別の栄養療法

A 肝疾患

1 劇症肝炎

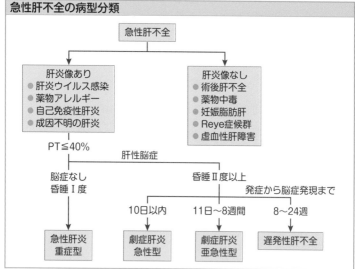

急性肝不全の病型分類

PT：プロトロンビン時間

- 劇症肝炎とは，ウイルス，薬物，自己免疫などが原因で，正常の肝臓に短期間で広汎な壊死が生じ，進行性の黄疸，出血傾向および精神神経症状（肝性脳症）などの肝不全症状が出現する病態である．
- 「初発症状出現から8週以内にプロトロンビン時間が40％以下に低下し，昏睡Ⅱ度以上の肝性脳症を生じる肝炎」と定義される．

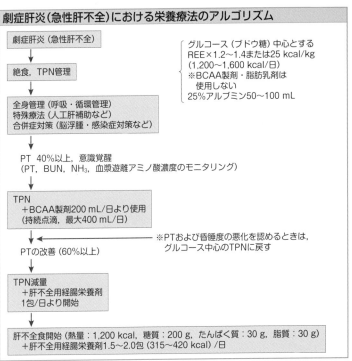

劇症肝炎(急性肝不全)における栄養療法のアルゴリズム

劇症肝炎 (急性肝不全)
↓
絶食, TPN管理

グルコース (ブドウ糖) 中心とする
REE×1.2〜1.4または25 kcal/kg
(1,200〜1,600 kcal/日)
※BCAA製剤・脂肪乳剤は
使用しない
25%アルブミン50〜100 mL

↓
全身管理 (呼吸・循環管理)
特殊療法 (人工肝補助など)
合併症対策 (脳浮腫・感染症対策など)
↓
PT 40%以上, 意識覚醒
(PT, BUN, NH₃, 血漿遊離アミノ酸濃度のモニタリング)
↓
TPN
+BCAA製剤200 mL/日より使用
(持続点滴, 最大400 mL/日)
↓ ←────── ※PTおよび昏睡度の悪化を認めるときは,
PTの改善 (60%以上) グルコース中心のTPNに戻す
↓
TPN減量
+肝不全用経腸栄養剤
1包/日より開始
↓
肝不全食開始 (熱量:1,200 kcal, 糖質:200 g, たんぱく質:30 g, 脂質:30 g)
+肝不全用経腸栄養剤1.5〜2.0包 (315〜420 kcal) /日

(遠藤龍人ほか:BIO Clinica **19**:323, 2004より引用)

●劇症肝炎を中心とする急性肝不全では, 栄養管理の基本は中心静脈栄養となる.

●栄養療法にあたっては, アンモニア, 血漿浸透圧, 尿素窒素, 血糖, 血漿遊離アミノ酸などを定期的にモニタリングしつつ, 十分注意を払いながら行う必要がある.

●急性肝不全ではエネルギー代謝が亢進し, 安静時エネルギー消費量は健常人に比べて 20 〜 30 % 亢進している. 至適栄養素投与量については明確ではないが, ブドウ糖を中心とした静脈栄養を行う.

IV 病態別の栄養療法 A 肝疾患

劇症肝炎(急性肝不全)における栄養療法	
エネルギー	25〜30 kcal/kg
たんぱく質	0.8〜1.2 g/kg

- 急性肝不全では，肝での糖利用能は低下しており，通常1日のエネルギー投与量を25 kcal/kg程度にするのが基本である．
- 日本においては，アミノ酸代謝異常を伴う急性肝不全に対する肝不全用アミノ酸製剤の使用や，重篤な肝障害のある患者に対する脂肪乳剤の使用は禁忌とされている．
- わが国の脂肪乳剤は長鎖脂肪酸主体の製剤のみである．人工脂肪粒子は肝で合成されるアポタンパクと結合して代謝されるため，アポタンパクの産生が低下している病態では原則禁忌とされている．
- 血漿交換や血液透析だけでなく，ラクツロースによる排便コントロールや非吸収性抗菌薬(リファキシミン)によるアンモニア産生菌対策も行われる．
- 脳症が改善し肝予備能が改善した場合には，グルコースに分岐鎖アミノ酸製剤を加えて投与するが，過剰な窒素負荷に留意する．

実践編

Reference
肝性脳症の重篤度

段階	特徴	羽ばたき振戦	脳波異常
前駆期 (第Ⅰ期)	多幸性，時にうつ，軽度の錯乱状態，精神反応の緩徐化，話しぶりの緩徐化・不明瞭化，睡眠リズムの逆転	軽度のものがしばしば存在	−
切迫昏睡 (第Ⅱ期)	見当識低下，睡眠量増加，異常行動(お金をばらまく，化粧品をごみ箱に捨てるなど)	存在 (容易に誘発できる)	+
昏迷 (第Ⅲ期)	嗜眠状態であるが覚醒させることができる．しばしば興奮状態またはせん妄状態を伴う	存在	+
昏睡 (第Ⅳ期)	意識消失，痛覚刺激に反応することもある	欠如	+
深昏睡 (第Ⅴ期)	痛み，刺激にもまったく反応しない	欠如	+

(第12回犬山シンポジウム，厚生省特定疾患難治性の肝炎調査研究班劇症肝炎分科会報告，1981より引用)

2 慢性肝炎（C型慢性肝炎）

肝疾患の自然史

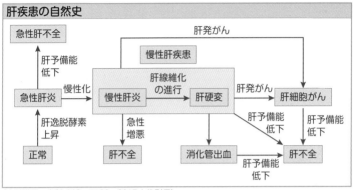

（小田耕平：内科 119：1163, 2017より引用）

- 慢性肝炎とは，6ヵ月以上の肝機能検査値の異常とウイルス感染が持続する状態のことをいう．
- 肝線維化マーカーとしてヒアルロン酸，IVコラーゲン，血小板数などがある．
- フリーラジカルによる酸化ストレスは細胞膜傷害やDNA変異を惹起し，肝硬変への進展や肝がんの原因となる．
- 瀉血療法は本症の治療法の一つである．生体内の鉄の約70％は赤血球に存在する．瀉血により生体内の鉄を効率よく除去することができる．
  ・ 瀉血療法によって鉄欠乏状態になると，十二指腸からの鉄吸収が促進されるため，食事由来の鉄を減らす鉄制限食と除鉄療法の併用が有効である．
  ・ 低アルブミン血症や貧血の合併例は，瀉血療法の適応外である．

慢性肝炎における栄養療法

	安定期	肥満患者
エネルギー	30〜35 kcal/kg	25〜30 kcal/kg
たんぱく質	1.2〜1.5 g/kg	1.0〜1.5 g/kg
その他	● 原則として禁酒 ● その他,「日本人の食事摂取基準」に準ずる 　※閉塞性黄疸があるときは,脂肪を制限する 　※C型肝炎例では鉄を6〜7 mg以下に制限する	

● 主な治療目的は以下,2点である.①肝硬変への進展および肝発がんを阻止すること,②健常者と同等の日常生活を可能にし,生命予後を改善すること.

● 飲酒は,肝硬変への進展,肝がん発生の危険因子であり,原則として禁酒とする.

● C型慢性肝炎はインスリン抵抗性を示し,糖新生の抑制作用が低下しやすい.

● 肥満患者は内臓脂肪による酸化ストレスを引き起こす可能性があるため,月1〜2 kgの減量を図る.

● C型慢性肝炎では,鉄が肝内に過剰に蓄積しやすい.特に瀉血後や血清フェリチンが高値の際は,鉄分の摂取量を6 mg/日以下に抑える.

・ヘム鉄は非ヘム鉄よりも吸収率が高い.ヘム鉄は主に動物性食品,非ヘム鉄は植物性食品に多く含まれる.鉄を多く含む食材は赤身肉やレバー,海藻類,青背の魚,豆類,貝類などである.ビタミンCは鉄吸収を促進するため,鉄制限を行うにあたり果物の摂取は食間にすることが望ましい.

・鉄制限を意識するあまり他の栄養(エネルギー,たんぱく質,カルシウム,ビタミン,食物繊維など)が不足しないように注意する.特に,鉄含有量が少ない乳製品は,栄養不足状態において積極的に摂取する.

・タンニンは鉄の吸収を抑制するとされている.タンニンを含むお茶やコーヒーを食事と同時に摂取するとよい.

● 血清亜鉛が低下している場合は,補充を検討する.

3 肝硬変

肝硬変の栄養代謝病態

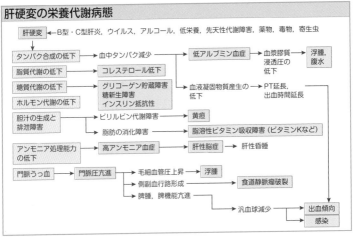

- 肝硬変とは，なんらかの原因による肝細胞の脱落と再生の過程で，肝の線維化と肝類洞の毛細血管化が生じることによって成立する．
- 肝実質の減少，構造変化による血流障害，門脈−大循環シャント形成などにより，門脈圧亢進，腹水，肝性脳症，肺障害，心障害，腎障害，血清ナトリウム低下などを引き起こす．さらに長期にわたる肝組織の障害に伴い，肝細胞がん発生の危険性が高い．
- 肝硬変の成因別頻度はC型肝炎ウイルスによるものが最多であるが，2008年では約60％，2018年では約48％と，近年は比率が減少している．一方で非アルコール性脂肪肝炎（non-alcoholic steatohepatitis：NASH）による肝硬変の比率が増加している．
- 比較的肝機能が保たれ，臨床症状がほとんどない代償性肝硬変と肝性脳症，黄疸，腹水，浮腫，出血傾向など肝不全に起因する症状が出現する非代償性肝硬変に分類される．
- 肝硬変では門脈圧亢進により側副血行路が生じる．食道，胃や直腸に静脈瘤を生じることがあり，食道静脈瘤破裂は致命的な転帰をたどる．また，門脈圧亢進は脾腫の原因となり，汎血球減少を引き起こす．門脈圧亢進と血性アルブミン低下により腹水が生じ，循環血漿量の低下により腎血流が低下する．これにより体液・電解質異常を引き起こす．
- 門脈−大循環シャントの形成により肝性脳症をきたす．

Child-Pugh分類

評点	1点	2点	3点
肝性脳症	なし	軽度（Ⅰ・Ⅱ）	昏睡（Ⅲ以上）
腹水	なし	軽度	中等量以上
血清ビリルビン値(mg/dL)＊	2.0未満	2.0〜3.0	3.0超
血清アルブミン値(g/dL)	3.5超	2.8〜3.5	2.8未満
プロトロンビン時間活性値(%) 国際標準比(INR)＊＊	70超 1.7未満	40〜70 1.7〜2.3	40未満 2.3超

＊：血清ビリルビン値は，胆汁うっ滞(PBC)の場合は，4.0 mg/dL未満を1点とし，10.0 mg/dL以上を3点とする
＊＊：INR：International normalized radio
各項目のポイントを加算し，その合計点で分類する
Class A 5〜6点，Class B 7〜9点，Class C 10〜15点
(Pugh RN et al.Br J Surg **60**：646-649, 1973を参考に著者作成)

- 重症度判定には，Child-Pugh分類が広く用いられる．
- 肝硬変では，タンパク質−エネルギー低栄養状態(protein energy malnutrition：PEM)の罹患率と重症度は，臨床病期の進行や肝予備能の低下と関連している．肝硬変患者の低栄養状態は生存率の低下と関連する．
- 間接熱量測定では安静時エネルギー消費量(resting energy expenditure：REE)の増加がみられる．肝臓の萎縮によるグリコーゲン貯蔵量の低下に加え，インスリン抵抗性と高グルカゴン血症，インスリン拮抗ホルモンであるカテコラミンやコルチゾールの血中濃度の増加などにより，生理的なエネルギー基質としての糖質の利用効率低下，脂肪の燃焼亢進を認める．

肝硬変における栄養療法	
エネルギー	25〜35 kcal/kg
たんぱく質	1.0〜1.5 g/kg （たんぱく質不耐症：BCAAを併用し，食事由来のたんぱく質は0.5〜0.7 g/kgとする）
脂質エネルギー比	20〜25％
その他	● 飲酒は禁止する ● 必要に応じて分割食(LES)も考慮する ● 血清フェリチンが基準値以上の場合は鉄を7 mg以下に制限する ● 腹水がある場合は，塩分を5 g以下に制限する ● その他，「日本人の食事摂取基準」に準ずる

● 肝性脳症時の食事療法は低たんぱく食が基本とされてきたが，長期間のたんぱく制限は栄養不良を助長するため，急性期に限るとされている．

● 亜鉛欠乏やカルニチン欠乏症状では，補充によって血中のアンモニア濃度を低下させることが確認されている．

● アミノ酸代謝では分岐鎖アミノ酸（branched chain amino acids：BCAA）の低下と芳香族アミノ酸（aromatic amino acids：AAA）の上昇を認め，Fischer比（BCAA/AAAモル比）が低値となる．Fischer比の高い製剤は筋肉でアンモニアを代謝するために必要なBCAAを多く含有し，脳症症状の原因物質である偽性神経伝達物質の材料となるAAA含有量が少ないという両面から，肝硬変の栄養療法として有用である．

● 慢性肝疾患におけるサルコペニアの合併は，肝疾患（肝硬変，肝がん，肝移植患者）において独立した予後不良因子と報告されている．

● 低アルブミン血症が認められる場合は，BCAA補充を主とした栄養治療を行う．十分な食事摂取ができず栄養状態の低下している症例あるいは肝性脳症合併例でアミノレバン®EN，ヘパンED®を使用する．一方，食事摂取が十分なものの，低アルブミン血症を呈する症例に対しては，リーバクト®配合顆粒を使用する．

● 就寝前補食療法（late evening snack：LES）では，1日の総摂取エネルギーより約200 kcalを分割し，夜間の飢餓状態改善を目的に摂取する．

● 浮腫・腹水を合併する患者は食塩制限と水分制限を行う．厳しい食塩制限では食欲低下により栄養状態の悪化を招くことがあるため，通常5〜7 g/日程度とする．飲水量は尿量をみながら500〜1,000 mL/日に調整する．

● 肝硬変ではビブリオ菌感染により，敗血症や壊死性筋膜炎などの重篤な感染症を引き起こすことがある．生の魚介類摂食による経口感染が多いため，特に非代償性肝硬変では注意を要する．

4 脂肪肝（過栄養性脂肪肝）

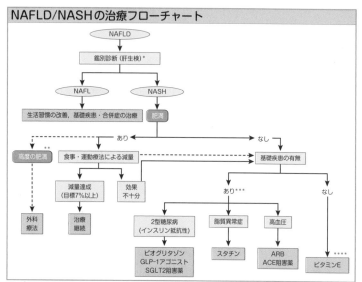

NAFLD/NASHの治療フローチャート

*：肝生検を施行していないが線維化が疑われるNAFLDはNASHの可能性を検討し治療する
**：保険適用は，①6ヵ月以上の内科的治療が行われているにもかかわらずBMI 35 kg/m²
以上であること，②糖尿病，高血圧，脂質異常症，睡眠時無呼吸症候群のうち1つ以上
を有していることと定められている
***：基礎疾患それぞれに適応の薬剤にビタミンEを適宜追加する
****：本邦ではNAFLD/NASH治療として保険適用になっていない
注）各段階において各々の基礎疾患に準じた治療を適宜追加する
[日本消化器病学会，日本肝臓学会編：NAFLD/NASH診療ガイドライン2020，改訂第2版，
p.xviii，2020，南江堂より許諾を得て転載]

- 脂肪肝は，動脈硬化の危険因子としてのみならず，糖尿病，肥満，脂質異常症や高血圧などとも関連し，それぞれの病態を悪化させる．近年，飲酒歴のない肥満患者にアルコール性肝炎に類似した肝病変を呈する症例が報告され，非アルコール性脂肪肝疾患（non-alcoholic fatty liver disease：NAFLD）と呼ばれている．

- NAFLDは主にメタボリックシンドロームに関連した疾患で，組織診断や画像診断にて脂肪肝を認めた病態であり，病態がほとんど進行しない非アルコール性脂肪肝（non-alcoholic fatty liver：NAFL，以前の単純性脂肪肝）と，進行性で肝硬変や肝がんの発症母地にもなる非アルコール性脂肪肝炎（non-alcoholic steatohepatitis：NASH）に分類される．

NAFLD/NASHにおける栄養療法	
エネルギー	25～30 kcal/kg（標準体重）/日
たんぱく質	1.0～1.5 g/kg/日
脂質エネルギー比	エネルギーの20～25％ 飽和脂肪酸は控える
その他	● 糖質はエネルギー制限に従って減量する ● 原則として禁酒が望ましい ● 低炭水化物に加えて不飽和脂肪酸を摂取することで肝脂肪化が改善する ● 鉄制限によりALTとフェリチン値の低下が期待できる

- 食事療法と運動療法による減量はNAFLD/NASHの病態を改善させる．5～7％の体重減少によりNASHの肝脂肪化や炎症細胞浸潤，風船様腫大を軽減し，NAFLD activity score が改善することが確認されている．
- 減量には炭水化物・脂質の比率よりもエネルギー制限がより重要であるとされているが，急な減量は末梢脂肪組織から肝臓への脂肪蓄積を促進する可能性もある．
- 高度肥満のNASH患者において減量手術は肝脂肪化および炎症の改善に有用であるが，保険診療による「腹腔鏡下スリーブ状胃切除術」の適応にNAFLD/NASHは含まれていない．

IV 病態別の栄養療法 A 肝疾患

B 膵疾患

1 急性膵炎

急性膵炎の機序

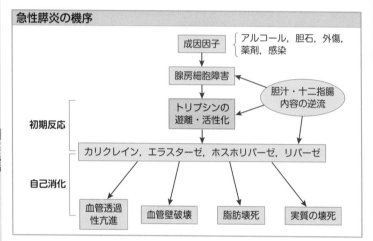

- 急性膵炎は，アルコールや胆石，さらには薬剤や外傷などがその要因となる．原因が特定できない特発性の頻度も高い．さらに近年は，膵胆道系の内視鏡検査や，内視鏡治療に起因する膵炎も増加している．
- 初期反応として，膵管内圧上昇により膵腺房細胞が傷害され，トリプシンが活性化される．
- トリプシンが活性化されても，軽度であれば膵分泌性トリプシンインヒビター（pancreatic secretory trypsin inhibitor：PSTI）により不活性化されるが，トリプシンの活性化が高度の場合には急性膵炎を発症する．
- トリプシンの活性化はカリクレイン，エラスターゼやホスホリパーゼ，リパーゼなどの膵酵素の活性化を誘導し，膵組織が膵酵素により自己消化をきたすことになる．
- 高度の炎症反応に伴い血管透過性が亢進し，全身性に炎症性サイトカインが誘導される．これが全身性炎症反応症候群（SIRS）の病態である．ここにバクテリアル・トランスロケーションによる感染も合併し，重症化して多臓器不全を呈する．

重症急性膵炎の病態—膵臓の炎症から全身の合併症へ

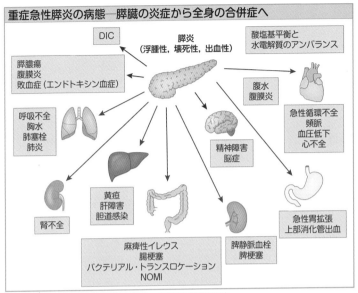

膵炎
(浮腫性, 壊死性, 出血性)

DIC

酸塩基平衡と
水電解質のアンバランス

膵膿瘍
腹膜炎
敗血症(エンドトキシン血症)

腹水
腹膜炎

呼吸不全
胸水
肺塞栓
肺炎

急性循環不全
頻脈
血圧低下
心不全

精神障害
脳症

黄疸
肝障害
胆道感染

腎不全

急性胃拡張
上部消化管出血

麻痺性イレウス
腸梗塞
バクテリアル・トランスロケーション
NOMI

脾静脈血栓
脾梗塞

DIC:播種性血管内凝固症候群, NOMI:非閉塞性腸管虚血症

IV 病態別の栄養療法　B 膵疾患

- 急性膵炎では, SIRSやバクテリアル・トランスロケーションに伴い, 全身性の合併症をきたす.
- 重症化すると, 播種性血管内凝固症候群(DIC)による出血傾向, 肺水腫や胸水貯留による呼吸不全, 循環不全による腎不全のほか, 肝不全, 麻痺性イレウス, 消化管出血, 脳症など, 多臓器不全を呈する.
- 重症急性膵炎の治療では, 急性膵炎そのものの治療に加えて, 人工呼吸器管理や持続的血液透析濾過(CHDF)など, 全身性合併症に対する集学的治療が必須である.

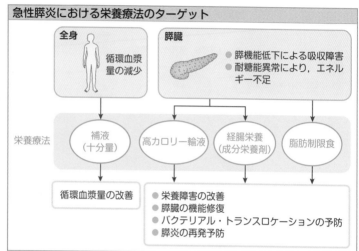

急性膵炎における栄養療法のターゲット

全身

循環血漿量の減少

膵臓

- 膵機能低下による吸収障害
- 耐糖能異常により，エネルギー不足

栄養療法

補液（十分量）　　高カロリー輸液　　経腸栄養（成分栄養剤）　　脂肪制限食

循環血漿量の改善

- 栄養障害の改善
- 膵臓の機能修復
- バクテリアル・トランスロケーションの予防
- 膵炎の再発予防

[佐々木雅也ほか：急性膵炎. ビジュアル栄養療法，丸山千寿子ほか（編），南江堂，p47，2012より引用]

- 急性膵炎では，血管透過性の亢進により胸水や腹水などサードスペースに水分が貯留する．循環血漿量を保つために，初期の大量輸液が重要であり，『急性膵炎診療ガイドライン2021（第5版）』においても特に重要視されている．

- 循環動態が安定すれば，中心静脈栄養にて栄養補給を開始する．重症膵炎ではエネルギー代謝が著しく亢進しており，エネルギー消費量はHarris-Benedict式による基礎エネルギー消費量（basal energy expenditure：BEE）の1.4〜1.5倍程度となる．

- 早期経腸栄養は，バクテリアル・トランスロケーション対策としても重要であり，静脈栄養に比べて感染性合併症を有意に抑制することから，推奨度が高い．急性膵炎に伴う小腸の麻痺性イレウスの改善がみられたら，10 mL/時程度の少量から経腸栄養を開始する．この場合，脂肪含量の少ない成分栄養剤エレンタール®や消化態流動食ペプチーノ®が有用である．

実践編

急性膵炎における栄養療法

エネルギー	基礎エネルギー(BEE)×1.4〜1.5 kcal/kg
たんぱく質	1.0〜1.5 g/kg
脂質	0.8〜1.5 g/kg(脂肪乳剤) ※食事開始後は10 g/日程度からとする(多くとも30 g/日以下)
その他	● 急性期の初期輸液は3,000〜8,000 mL/日程度を目安に投与する ● その他,「日本人の食事摂取基準」に準ずる

● 急性膵炎では,高度な血管内脱水により,初期から大量輸液が必要である.輸液不足による循環不全,腎不全に留意する.軽症例でのTPNは推奨されない.

● 基本的に絶飲食とし,膵臓の安静を図る.

● 早期経腸栄養は,感染合併症の発生率を低下させるため,重症膵炎に対しても48時間以内に開始することが推奨されている.腸管合併症がない限り,脂肪含有量の少ない成分栄養剤や消化態栄養剤を少量(10 mL/時)から開始する.

● 食事は腹痛が消失し,膵酵素,特にリパーゼが上限の2倍程度になれば低脂肪食から開始する.経腸栄養や食事の開始に伴って腹痛の増強や膵酵素が上昇する場合は,中止を検討する.

● 膵組織が荒廃して膵性糖尿病を呈する場合には,インスリンだけでなくグルカゴン分泌も低下するため,低血糖に注意する.

IV 病態別の栄養療法 B 膵疾患

2 慢性膵炎

慢性膵炎の臨床経過と症状発現のメカニズム

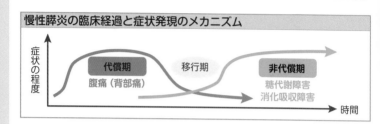

- ●慢性膵炎は，膵臓に持続性の炎症が生じることにより膵腺房細胞が破壊されて，膵実質の逸脱と線維化をきたす疾患である．成因としては，アルコールが最も多い．
- ●膵実質の傷害が進むと，膵臓本来の機能である外分泌機能と内分泌機能が低下する．
- ●慢性膵炎は，臨床経過において代償期と非代償期に分けられる．代償期では，腹痛や背部痛などの症状が典型的である．飲酒や脂肪摂取により悪化することが多い．非代償期には腹痛などの症状は軽快する．一方，外分泌機能の障害により消化機能が低下し，脂肪便や体重減少がみられる．また，内分泌機能が低下することにより，膵性糖尿病を呈する．
- ●代償期と非代償期の間を移行期と呼ぶ．この時期は，代償期と非代償期の両方の症状が合併してみられる時期である．

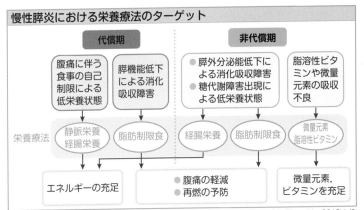

慢性膵炎における栄養療法のターゲット

[佐々木雅也ほか：慢性膵炎. ビジュアル栄養療法, 丸山千寿子ほか（編）, 南江堂, p51, 2012より引用]

- 慢性膵炎では, すべての症例において禁酒が基本である.
- 慢性膵炎ではエネルギー代謝が亢進する. 特に, 腹痛や背部痛が強い時期には, 食事として十分な栄養量が摂取できないので, 静脈栄養や経腸栄養を併用し, エネルギーやたんぱく質の必要量を充足することに努める.
- 非代償期には, 膵外分泌機能の低下により消化吸収機能が低下する. 内分泌機能低下による膵性糖尿病も併発するが, 過度の食事制限により低栄養状態をまねかないように注意する. リパクレオン®などの消化酵素製剤は, 膵機能の補助として有用である.
- 食事のみで低栄養状態が改善しない場合には, 静脈栄養や経腸栄養も併用して栄養状態の改善に努める.
- 脂肪の消化吸収障害は, 脂溶性ビタミンの吸収低下をまねく. ビタミンや微量元素など微量栄養素欠乏にも留意した栄養療法が重要である.

慢性膵炎における栄養療法

	代償期慢性膵炎	非代償期慢性膵炎糖尿病合併
エネルギー	30〜33 kcal/kg	
たんぱく質	1.0〜1.5 g/kg	
脂質エネルギー比	15〜20％(20〜40 g)	20〜25％(40〜50 g)
その他	● 原則として禁酒 ● その他,「日本人の食事摂取基準」に準ずる	

- 慢性膵炎ではエネルギー代謝が亢進する.
- 成分栄養剤などの補充を検討し,十分なエネルギー投与を心がける.
- 脂肪は膵外分泌刺激作用が最も強い.有痛時や腹痛発作を繰り返す症例では,脂肪制限を検討する.ただし,脂肪の吸収障害や過度の脂肪制限は,脂溶性ビタミンや微量元素欠乏に陥る恐れがある.消化吸収障害を伴う場合は十分な膵酵素薬を投与したうえで,それらの補充を行う.
- 代償期では,腹痛発作の管理が重要となる.非代償期では消化吸収障害や膵性糖尿病が主たる病態となる.個々の栄養状態や膵外分泌機能の評価を行ったうえで,消化吸収障害が存在する場合は制酸薬や十分な消化酵素薬の投与を行う.
- 膵性糖尿病では,インスリンだけでなくグルカゴン分泌も低下するため,低血糖に注意を要する.
- 十分な血糖管理は糖尿病合併症対策として重要だが,エネルギーを十分に補充することに努める.不必要な食事制限により,患者の栄養維持を妨げ,QOL(生活の質)を損なうことのないように配慮する.
- 体重の回復が不十分な場合は,中鎖脂肪酸の使用を検討する.
- 急性増悪時には急性膵炎に準じて扱う.

C 腸疾患

活動期炎症性腸疾患(IBD)における栄養障害の要因

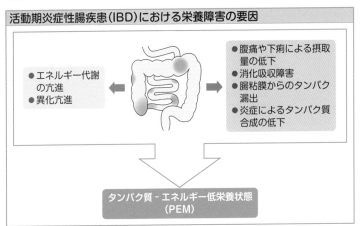

- エネルギー代謝の亢進
- 異化亢進

- 腹痛や下痢による摂取量の低下
- 消化吸収障害
- 腸粘膜からのタンパク漏出
- 炎症によるタンパク質合成の低下

タンパク質 - エネルギー低栄養状態 (PEM)

IBD：inflammatory bowel disease(炎症性腸疾患)

- 潰瘍性大腸炎(ulcerative colitis：UC)やCrohn病は，免疫異常に伴い炎症性サイトカインが産生され，下痢，血便，腹痛，発熱などを呈する疾患である．活動期にはエネルギー代謝が亢進し，安静時エネルギー消費量(REE)が高値となる．
- 活動期には炎症に伴い，タンパク異化が亢進する．
- 活動期には腹痛や下痢などにより，食事摂取量が低下する．活動性病変を認める場合には，消化吸収障害やタンパク漏出性胃腸症を呈する．
- 炎症反応が高値の間は，肝臓でのタンパク質合成が低下する．
- これらの病態が混合して，タンパク質-エネルギー低栄養状態(PEM)を呈する．

令和4年度潰瘍性大腸炎治療指針（内科）

寛解導入療法

		軽症	中等症	重症	劇症
左側大腸炎型 全大腸炎型		経口剤：5-ASA製剤 注腸剤：5-ASA注腸，ステロイド注腸 フォーム剤：ブデソニド注腸フォーム剤 ※直腸部に炎症を有する場合はペンタサ®坐剤が有用		ステロイド大量静注療法 ※改善なければ劇症またはステロイド抵抗例の治療を行う ※状態により手術適応の検討	緊急手術の適応を検討 ※外科医と連携のもと，状況が許せば以下の治療を試みてもよい ・ステロイド大量静注療法 ・タクロリムス経口 ・シクロスポリン持続静注療法* ・インフリキシマブ ※上記で改善なければ手術
			ステロイド経口 （5-ASA不応・炎症反応強い場合） ※ステロイド経口で改善なければ重症またはステロイド抵抗例の治療を行う カロテグラストメチル （5-ASA不応・不耐例）		
直腸炎型		経口剤：5-ASA製剤 坐　剤：5-ASA坐剤，ステロイド坐剤 注腸剤：5-ASA注腸，ステロイド注腸 フォーム剤：ブデソニド注腸フォーム剤		※安易なステロイド全身投与は避ける	

		ステロイド依存例	ステロイド抵抗例（中等症・重症）
難治例		アザチオプリン・6-MP* ※上記で改善しない場合：血球成分除去療法・タクロリムス経口・インフリキシマブ・アダリムマブ・ゴリムマブ・トファシチニブ・フィルゴチニブ・ウパダシチニブ・ベドリズマブ・ウステキヌマブ点滴静注（初回のみ）を考慮 ※トファシチニブ・ウパダシチニブはチオプリン製剤との併用をしないこと	血球成分除去療法・タクロリムス経口・インフリキシマブ・アダリムマブ・ゴリムマブ・トファシチニブ・フィルゴチニブ・ウパダシチニブ・ベドリズマブ・ウステキヌマブ点滴静注（初回のみ） シクロスポリン持続静注療法*（重症・劇症のみ） ※重症例の中でも臨床症状や炎症反応が強い場合，経口摂取不能な劇症に近い病例ではインフリキシマブ，タクロリムス経口投与，シクロスポリン持続静注*の選択を優先的に考慮 ※改善がなければ手術を考慮

寛解維持療法

非難治例	難治例
5-ASA製剤（経口剤・注腸剤・坐剤）	5-ASA製剤（経口剤・注腸剤・坐剤）・アザチオプリン・6-MP*・血球成分除去療法**・インフリキシマブ**・アダリムマブ**・ゴリムマブ**・トファシチニブ**・フィルゴチニブ**・ウパダシチニブ**・ベドリズマブ**・ウステキヌマブ皮下注射**

*：現在保険適用には含まれていない　　**：それぞれ同じ治療法で寛解導入した場合に維持療法として継続投与する
5-ASA経口剤（ペンタサ®顆粒/錠，アサコール®錠，サラゾピリン®錠，リアルダ®錠），5-ASA注腸剤（ペンタサ®注腸），
5-ASA坐剤（ペンタサ®坐剤，サラゾピリン®坐剤）
ステロイド注腸剤（プレドネマ®注腸，ステロネマ®注腸），ブデソニド注腸フォーム剤（レクタブル®注腸フォーム），ステロイド坐剤（リンデロン®坐剤）
※（治療原則）内科治療への反応性や薬物による副作用あるいは合併症などに注意し，必要に応じて専門家の意見を聞き，外科治療のタイミングなどを誤らないようにする．薬用量や治療の使い分け，小児や外科治療など詳細は本文を参照のこと．
[厚生労働科学研究費補助金 難治性疾患政策研究事業「難治性炎症性腸管障害に関する調査研究」(久松理) : 潰瘍性大腸炎・クローン病診断基準・治療指針，令和4年度 改訂版（令和5年3月），2023より引用]

- ●潰瘍性大腸炎では，病変範囲と重症度から治療指針が提唱されている．
- ●潰瘍性大腸炎においては，5-アミノサリチル酸製剤（5-ASA製剤）やステロイド薬，免疫抑制薬などが治療の中心である．
- ●経腸栄養や静脈栄養による栄養療法は薬物療法の補助的な位置づけであり，栄養療法そのものによる寛解導入効果，寛解維持効果は乏しい．
- ●重症では，腸粘膜に広範なびらん，潰瘍を生じて，頻回の下痢や血便をきたす．したがって，腸管安静の目的で静脈栄養が施行される．

実践編

潰瘍性大腸炎における栄養療法		
	活動期	非活動期
エネルギー	30〜35 kcal/kg	30 kcal/kg
たんぱく質	1.5 g/kg	1.0〜1.2 g/kg
脂質エネルギー比	10〜30% (脂肪乳剤の静脈投与)	20〜25% (過剰にならない程度とする)
その他	「日本人の食事摂取基準」に準ずる	

- 炎症によりエネルギー代謝が亢進する.
- 消化吸収機能は維持されているが, 大腸粘膜からの出血やタンパク漏出を考慮し, 十分なたんぱく質が必要となる.
- 重症期は, 腸管安静目的で静脈栄養が適応となる. この場合, 脂肪乳剤を併用し, エネルギー源として活用する.
- 下痢や下血による電解質異常, 貧血, 脱水に注意する.
- 不必要な食事制限により患者の栄養維持を妨げ, QOL(生活の質)を損なうことのないよう配慮する.
- 栄養療法そのものによる寛解導入効果や寛解維持効果は乏しい. 成分栄養剤は浸透圧が高いため, 下痢をまねく恐れがある.
- 活動期には, 刺激物や乳製品, 高脂肪の食事などは控えめにする.
- 活動期や消化管狭窄がある場合を除いて, 食物繊維の制限は不要である.
- 薬剤性の代謝異常(サラゾスルファピリジンによる葉酸欠乏やステロイド薬による骨粗鬆症, 耐糖能異常)にも留意する.

令和4年度クローン病治療指針（内科）

活動期の治療（病状や受容性により，栄養療法・薬物療法・あるいは両者の組み合わせを行う）

軽症～中等症	中等症～重症	重症（病勢が重篤，高度な合併症を有する場合）
薬物療法 ・ブデソニド ・5-ASA製剤 ペンタサ®顆粒/錠，サラゾピリン®錠（大腸病変） **栄養療法（経腸栄養療法）** 許容性があれば栄養療法 経腸栄養法としては， ・成分栄養剤（エレンタール®） ・消化態栄養剤（ツインライン®など） を第一選択として用いる． ※受容性が低い場合は半消化態栄養剤を用いてもよい ※効果不十分の場合は中等症～重症に準じる	**薬物療法** ・経口ステロイド（プレドニゾロン） ・抗菌薬（メトロニダゾール*，シプロフロキサシン*など） ※ステロイド減量・離脱が困難な場合：アザチオプリン，6-MP* ※ステロイド・栄養療法などの通常療法が無効/不耐な場合：インフリキシマブ・アダリムマブ・ウステキヌマブ・ベドリズマブ・リサンキズマブ **栄養療法（経腸栄養療法）** ・成分栄養剤（エレンタール®） ・消化態栄養剤（ツインライン®など）を第一選択として用いる． ※受容性が低い場合は半消化態栄養剤を用いてもよい **血球成分除去療法の併用** ・顆粒球吸着療法（アダカラム®） ※通常療法で効果不十分・不耐で大腸病変に起因する症状が残る症例に適応	外科療法の適応を検討した上で以下の内科治療を行う **薬物療法** ・ステロイド経口または静注 ・インフリキシマブ・アダリムマブ・ウステキヌマブ・ベドリズマブ・リサンキズマブ（通常治療抵抗例） **栄養療法** ・絶食の上，完全静脈栄養法（合併症や重症度が特に高い場合） ※合併症が改善すれば経腸栄養法へ ※通過障害や膿瘍がない場合はインフリキシマブ・アダリムマブ・ウステキヌマブ・ベドリズマブ・リサンキズマブを併用してもよい

寛解維持療法	肛門部病変の治療	狭窄/瘻孔の治療	術後の再発予防
薬物療法 ・5-ASA製剤 ペンタサ®顆粒/錠 サラゾピリン®錠（大腸病変） ・アザチオプリン ・6-MP* ・インフリキシマブ・アダリムマブ・ウステキヌマブ・ベドリズマブ（インフリキシマブ・アダリムマブ・ウステキヌマブ・ベドリズマブ・リサンキズマブにより寛解導入例では選択り） **在宅経腸栄養療法** ・エレンタール®，ツインライン®などを第一選択として用いる． ※受容性が低い場合は半消化態栄養剤を用いてもよい ※短腸症候群など，栄養管理困難例では在宅中心静脈栄養法を考慮する	まず外科療法の適応を検討する． ドレナージやシートン法など ・肛門狭窄：経肛門的拡張術 **内科的治療を行う場合** ・痔瘻・肛門周囲膿瘍：メトロニダゾール*，抗菌剤・抗生物質 インフリキシマブ・アダリムマブ・ウステキヌマブ ・裂肛，肛門潰瘍：腸管病変に準じた内科的治療 **ヒト（同種）脂肪組織由来幹細胞** 複雑痔瘻に使用されるが，適応は要件を満たす専門医が判断する	**【狭窄】** ・まず外科療法の適応を検討する． ・内科的治療により炎症を沈静化し，潰瘍が消失・縮小した時点で，内視鏡的バルーン拡張術 **【瘻孔】** ・まず外科療法の適応を検討する． ・内科的治療（外瘻）としては インフリキシマブ アダリムマブ アザチオプリン	寛解維持療法に準ずる **薬物療法** ・5-ASA製剤 ペンタサ®顆粒/錠 サラゾピリン®錠（大腸病変） ・アザチオプリン ・6-MP* ・インフリキシマブ・アダリムマブ **栄養療法** ・経腸栄養法 ※薬物療法との併用も可

短腸症候群に対してテデュグルチドが承認された（適応等の詳細は添付文書参照のこと）

※（治療原則）内科治療への反応性や薬物による副作用あるいは合併症などに注意し，必要に応じて専門家の意見を聞き，外科治療のタイミングなどを誤らないようにする．薬用量や治療の使い分け，小児や外科治療など詳細は本文を参照のこと．

＊：現在保険適用には含まれていない

[厚生労働科学研究費補助金 難治性疾患政策研究事業「難治性炎症性腸管障害に関する調査研究」（久松班）：潰瘍性大腸炎・クローン病診断基準・治療指針，令和4年度 改訂版（令和5年3月），2023より引用]

実践編

● Crohn病における栄養療法は，低栄養状態を改善するだけでなく，寛解導入効果，寛解維持効果も有している．

● 経腸栄養法やTPNによる栄養療法は，単独で，あるいは薬物療法と組み合わせて施行する．

Crohn病治療指針（活動期の治療）の概要

1. 軽症〜中等症

5-アミノサリチル酸製剤やサラゾスルファピリジンが第一選択. 受容性があれば栄養療法（経腸栄養療法）, 効果不十分な場合は, 2. に準ずる.

2. 中等症〜重症

薬物療法が中心の場合	1. に加えて, 経口ステロイド薬, メトロニダゾール, シプロキサン®, イムラン®, レミケード®, ヒュミラ®, ステラーラ®など
栄養療法が中心の場合	経腸栄養療法を行う. 経腸栄養剤はエレンタール®（成分栄養剤）でもツインライン®（消化態栄養剤）でもよい.（中略）<u>1日の維持投与量として理想体重1kgあたり30kcal以上を投与する.</u>

3. 重症

薬物療法が中心の場合	ステロイド薬, レミケード®, ヒュミラ®, ステラーラ®など
栄養療法が中心の場合	著しい栄養低下, 頻回の下痢, 広範な小腸病変の病勢が重篤な場合, 腸管の高度狭窄, 瘻孔, 膿瘍形成, 大量出血, 高度の肛門部病変などを有する場合や通常の経腸栄養療法が困難あるいは効果不十分な場合は, 絶食のうえTPNを行う.

- インフリキシマブやアダリムマブをはじめとする生物学的製剤は治療効果の高い優れた薬剤であるが, 二次無効をきたす場合がある. 一方, 栄養療法は安全で, 二次無効は生じない.
- 薬物療法と栄養療法を上手に併用し, 高いQOLを維持することが重要である.
- 活動期Crohn病における静脈栄養と経腸栄養の有用性は, ほぼ同等とされている. したがって, 経腸栄養が可能な症例は経腸栄養を選択する.
- 経腸栄養では, 成分栄養剤エレンタール®か消化態栄養剤ツインライン®を第一選択とするが, 小腸に広汎な病変を認める場合は脂肪含量の少ないエレンタール®が推奨される.
- 経腸栄養の投与量は体重あたり30kcal/日以上とするが, 消化器症状や栄養状態をモニタリングし, 投与量を調整する.
- 十分な経腸栄養量が投与できない場合や, 経腸栄養のみでは十分な栄養効果が得られない場合は静脈栄養を併用する.
- 著しい栄養障害, 頻回の下痢, 広範な小腸病変を有する場合, 高度の腸管狭窄や瘻孔, 膿瘍などの合併症を有する場合は静脈栄養の適応である. この場合, TPNによりアミノ酸・エネルギーを充足することに努める. 経静脈的な脂肪乳剤の投与がCrohn病の病勢を悪化させることはない.
- Crohn病では, ビタミンや微量元素の欠乏にも留意する必要がある.

IV 病態別の栄養療法 C 腸疾患

Crohn病における栄養療法

	活動期	非活動期
エネルギー	30 kcal/kg	
たんぱく質	1.5 g/kg	1.0〜1.2 g/kg
脂質エネルギー比	10〜30％ (脂肪乳剤の静脈投与)	15％以下 (経口摂取では30 g以下)
その他	「日本人の食事摂取基準」に準ずる ※ただし，病変の部位による消化吸収能を考慮する	

- 生物学的製剤の登場により，腸管炎症を抑制するだけでなく，粘膜治癒を目指すことも可能となった．薬物療法と栄養療法の併用，もしくは単独での治療により寛解導入や寛解維持を目指す．
- 病勢が重篤な場合や高度腸管狭窄，瘻孔形成などの合併症を有する場合は，TPNが適応となる．それ以外は経腸栄養法を検討する．
- 必須脂肪酸，ビタミン，ミネラルの欠乏に注意する．特に脂溶性ビタミン，亜鉛などが欠乏しやすい．
- 下痢や下血が持続する場合には，電解質異常，貧血，脱水に注意する．
- 長期にわたりTPNを施行する場合は特にセレン欠乏症に注意する．
- 食事の半分量に相当するエネルギー量を成分栄養剤で摂取することは寛解維持に有効とされる．
- 経口摂取の場合，低脂肪食が推奨される．
- 消化管狭窄がある場合は低残渣食とする．寛解期は水溶性食物繊維の摂取が望ましい．
- 脂肪吸収障害がある場合は，大腸でのシュウ酸吸収が増加する．腎結石などの予防のため，過剰摂取にならないよう注意する．

D 短腸症候群

短腸症候群の病態

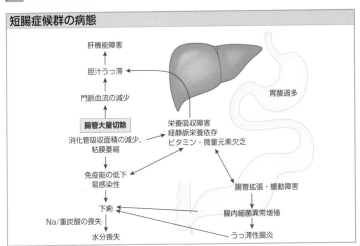

（田附裕子ほか：臨栄 **120**：820，2012を参考に著者作成）

- 短腸症候群は，なんらかの原因により小腸大量切除がなされ，小腸面積の絶対的減少による消化吸収障害を主徴とする症候群である．一般的に残存小腸が150 cm以下または切除前の1/3以下の状態を指す.
- 消化吸収能に影響するのは，切除部位(空腸，回腸，回盲弁の有無)，残存小腸の長さや病変の有無，回盲弁や結腸の有無，手術時の年齢，基礎疾患などである.
  - 空腸では，糖，アミノ酸，脂肪酸，各種ビタミン類(一部を除く)，ナトリウム，カリウム，クロール，カルシウム，マグネシウム，リン，鉄，亜鉛など多くの栄養素が吸収される．空腸切除後は著しい吸収障害をきたす．しかし，残存小腸の絨毛が伸びることにより，消化吸収機能低下に対する代償性変化が生じる.
  - 回腸では，糖，アミノ酸，水，電解質だけでなく，胆汁酸やビタミンB$_{12}$の主な吸収部位となっている．回腸切除後は，ビタミンB$_{12}$吸収障害による末梢神経障害や大球性貧血に留意する．また，脂肪の吸収障害に伴い，脂溶性ビタミンの吸収障害が生じる.
  - 回腸切除後には，未吸収の胆汁酸による胆汁酸下痢，さらには胆汁酸不足による脂肪吸収障害から脂肪性下痢をきたす.
  - 手術後に結腸が残存しているかどうかは，水分および電解質の維持に大きく影響する.

短腸症候群における栄養管理上の問題点と対策

問題点	原因	対策
腸管不全	● 消化吸収面積減少→食物負荷による粘膜障害と下痢の増悪 ● 完全絶食下→腸管粘膜の萎縮	● 静脈栄養と経腸栄養の組み合わせ，成長因子投与（グルタミン，水溶性食物繊維，シンバイオティクス，GH，GLP-2） ● 腸管延長術：STEP（serial transverse enteroplasty procedure）
胃酸分泌過多	● エンテログルカゴンの分泌減少による胃酸分泌亢進 ● 腸管内pHの低下→膵酵素活性抑制 ● 腸管蠕動亢進→脂肪のミセル化障害→脂肪性下痢 ● 消化性潰瘍	● ヒスタミンH_2受容体拮抗薬の投与
ビタミン吸収障害	● 回腸大量切除でビタミンB_{12}の吸収障害→大球性貧血 ● 脂溶性ビタミンは脂肪吸収障害とともに吸収障害	● ビタミンB_{12}，A，D，Eの補給
脱塩性障害	● 下痢によるNaと重炭酸の喪失→無気力，活力低下，成長障害	● 尿中Na濃度 ≦ 10 mEq/L → NaCl，$NaHCO_3$の補給
微量元素欠乏	● 消化分泌液再吸収抑制→Zn不足	● Znの補給
肝機能障害	● 完全絶食下の静脈栄養→胆汁うっ滞性肝機能障害 ● 長期静脈栄養→脂肪肝の発生 ● 腸管内容うっ滞→バクテリアル・トランスロケーション	● 可及的早期からの経口栄養の併用→胆汁排泄促進，腸管粘膜萎縮防止，消化管ホルモン分泌刺激 ● カテーテル関連血流感染症の予防 ● cyclic TPN→静脈栄養中断間の脂肪の酸化と肝からの運び出しの促進 ● n-3系脂肪含有脂肪乳剤→抗炎症作用 ● STEP（serial transverse enteroplasty）
アルギニンの必須アミノ酸化	● 小腸はグルタミン酸からアルギニンを合成する（必須臓器→アルギニン合成の抑制，アンモニア処理能の低下，脂肪肝の発生）	● 血漿アミノ酸分画測定，アルギニン補充
尿路結石の発生	● 高度の脂肪性下痢→遊離型シュウ酸の吸収によるシュウ酸塩腎結石症発症	● シュウ酸の多い食材を避ける

（吉田英生ほか：小児外科 **43**：344，2011より引用）

- 短腸症候群では三大栄養素をはじめ，ビタミン・ミネラルなどの吸収障害から多彩な栄養学的合併症をきたす．残存小腸の機能に応じた栄養管理が重要である．
- 成人では空腸・回腸吻合で残存小腸長が30～35 cm以下，空腸・結腸吻合で60 cm以下，空腸瘻で115 cm以下の場合には，TPNからの離脱が困難な場合が多いとされる．

小腸広範切除後の臨床経過分類と栄養管理

病期	臨床経過分類		期間	病態	残存小腸(cm)			
					0	～30	30～70	70～
第Ⅰ期	術直後期	腸麻痺期	術直後2～7日間	腸管の麻痺	TPN	TPN	TPN	TPN
		腸蠕動亢進期	術後3～4週間	頻回(10～20回/日)の下痢，水分・電解質不平衡，低タンパク血症，易感染				
第Ⅱ期	回復適応期		術後数～12ヵ月	代償機能の働き始める時期，下痢の減少(2～3回/日)，消化吸収障害による低栄養	TPN (在宅TPN)	TPN/ED (在宅TPN)(在宅ED)	ED/LRD (在宅ED)(在宅LRD)	ED/LRD 普通食
第Ⅲ期	安定期		Ⅱ期以降数年	残存小腸の能力に応じた代謝レベル	在宅TPN	普通食 在宅ED 在宅LRD	普通食 在宅ED 在宅LRD	普通食

TPN：中心静脈栄養，ED：成分栄養剤，LRD：半消化態栄養剤
【小山　真ほか：外科治療 51：43，1984 および飯谷恒夫ほか：救急・集中治療 16：1017，2004，日本臨床代謝栄養学会(編)：日本臨床栄養代謝学会JSPENテキストブック，南江堂，2021 を参考に著者作成】

- 臨床経過は3期に分類される．
  ① Ⅰ期は，術後～7日間程度の腸管麻痺期と，その後の腸蠕動亢進期に分けられる．腸管麻痺期はTPNにて水分と電解質管理に努める．腸蠕動亢進期は著しい水分と電解質の喪失が主病態であり，TPNによる栄養管理が中心となる．
  ② Ⅱ期の回復適応期では，腸管の代償機能が始まり水様下痢が改善する．消化器症状に応じて徐々に経腸栄養法への移行を図る．経腸栄養法による管理が困難な場合は，在宅静脈栄養法(HPN)を考慮する．
  ③ Ⅲ期の安定期に入ったら，残存小腸の能力に応じ，積極的に経腸栄養法や経口摂取を進めていく．
- 栄養設定は吸収不良状態に配慮した設定を心がける．エネルギー投与量は体重をモニターしながら調整する．
- Ⅰ期の手術直後の腸管麻痺期は，オーバーフィーディングに注意しながら徐々に投与量を増やしていく．腸蠕動亢進期には，エネルギー代謝が亢進するため，必要量の充足に努める．
- 頻回の水様下痢に伴う多量の消化液喪失に対して，厳重な水・電解質管理を行う．

短腸症候群における栄養療法	
エネルギー	25〜40 kcal/kg
たんぱく質	1.0〜1.5 g/kg
脂質エネルギー比	20〜30%
その他	切除部位，吸収能などを考慮する

[日本静脈経腸栄養学会（編）：静脈経腸栄養ガイドライン，第3版，照林社，2013を参考に著者作成]

- 可能であれば，グルタミンや水溶性食物繊維，オリゴ糖，ビフィズス菌，乳酸菌などを組み合わせたシンバイオティクスの使用も考慮する．
- Ⅱ期は，引き続き厳重な水・電解質管理が必要である．経口補水液も脱水の補正や電解質バランスの維持に有用である．
- TPNや成分栄養剤の場合は，必須脂肪酸欠乏状況に留意し，脂肪乳剤を併用する．脂肪は，消化吸収障害を最も受けやすい栄養素であり，過剰摂取は控える．
- Ⅲ期は，徐々に脂肪摂取制限を緩和することができるが，基本的には複合炭水化物が多く，脂肪が少ない治療食が望ましい．中鎖脂肪酸は長鎖脂肪酸とは吸収経路が異なるため，脂肪吸収障害時のエネルギー源として有利である．
- 大腸が残存している患者では，経腸での脂肪投与が耐容量を超えるとシュウ酸の吸収率が増し，尿管結石が発症しやすい．脂肪量を減じたうえでシュウ酸の摂取制限を行う．
- 脂溶性ビタミン（ビタミンA，D，E，K）の吸収低下による欠乏に注意する．
- 回腸切除後は，定期的にビタミンB_{12}を非経口的に投与して欠乏症の予防に努める．
- 近位空腸が切除されると亜鉛などの微量元素の吸収が障害されるので，定期的なモニタリングを行い補充する．
- カルシウムの吸収抑制による骨粗鬆症などの骨軟化症の発症予防のため，カルシウムおよびビタミンD不足に注意する．
- 近年，GLP-2アナログであるテデュグルチドが使用可能となった．短腸症候群が効能・効果として記載されている本邦初の製剤である．残存小腸の機能亢進に効果があることが確認されており，栄養管理との併用により有効性が期待される．

E 肥満症

肥満に起因ないし関連する健康障害

1. 肥満症の診断に必要な健康障害 　1) 耐糖能障害（2型糖尿病・耐糖能 　　　異常など） 　2) 脂質異常症 　3) 高血圧 　4) 高尿酸血症・痛風 　5) 冠動脈疾患 　6) 脳梗塞・一過性脳虚血発作 　7) 非アルコール性脂肪性肝疾患 　8) 月経異常，女性不妊 　9) 閉塞性睡眠時無呼吸症候群・肥 　　　満低換気症候群 　10) 運動器疾患（変形性関節症：膝関 　　　節・股関節・手指関節・変形性 　　　脊椎症） 　11) 肥満関連腎臓病	2. 肥満症の診断には含めないが，肥満 　に関連する健康障害 　1) 悪性疾患：大腸がん・食道がん（腺 　　　　　　　がん）・子宮体がん・ 　　　　　　　膵臓がん・腎臓がん・ 　　　　　　　乳がん・肝臓がん 　2) 胆石症 　3) 静脈血栓症・肺塞栓症 　4) 気管支喘息 　5) 皮膚疾患：黒色表皮腫や摩擦疹な 　　　　　　　ど 　6) 男性不妊 　7) 胃食道逆流症 　8) 精神疾患

[日本肥満学会（編）：肥満症診療ガイドライン2022，ライフサイエンス出版，2022より引用]

- 肥満には，原発性肥満と二次性肥満があり，原発性肥満は単一の要因が同定できないものとされる．二次性肥満は原疾患への対応をする場合が多く，判別が必要である．二次性肥満には，内分泌性肥満，遺伝性肥満，視床下部性肥満，薬物による肥満などがある．

- BMI ≧ 25 のものを肥満と定義する．その中でも表に示すような健康障害が認められる場合，内臓脂肪型肥満と診断される場合のいずれかが該当する場合，肥満症と診断される．一方，これらがいずれも該当しない場合，肥満と診断される．

- ウエスト周囲長のスクリーニングにより内臓脂肪蓄積を疑われ，腹部CT検査などによって内臓脂肪面積 ≧ 100 cm^2 と確認されれば，内臓脂肪型肥満と診断する．

- BMI ≧ 35 のものを高度肥満と定義する．前述のように，健康障害，内蔵型肥満の診断のいずれかが該当する場合，高度肥満症と診断される．一方，これらが該当しない場合，高度肥満と診断される．

- 診断に必要な健康障害は，減量により病態改善が期待できることはエビデンスとして確立している．一方，診断には含められていない健康障害は，肥満に関連する健康障害と位置づけられており，これらの予防のためにも肥満の是正は重要である．

肥満症・高度肥満症の治療		
	肥満症	高度肥満症
減量目標	3％以上の減量	5～10％の減量 合併する健康障害に応じて設定
	治療食＋運動療法の導入，行動療法 経時的な体重・ウエスト周囲長の計測および合併する健康障害の評価	
目標達成	3～6ヵ月で目標の再評価・治療継続	
目標未達成	治療食の強化 薬物療法の導入	治療食の強化 薬物療法の導入 外科療法（減量・代謝改善手術）

[日本肥満学会（編）：肥満症診療ガイドライン2022，ライフサイエンス出版，2022を参考に著者作成]

実践編

- 肥満症では，3％以上の減量によってさまざまな健康障害が改善するとのエビデンスに基づき，減量目標が設定される．
- 高度肥満症では，合併する健康障害に応じて減量目標は異なり，5～10％の減量目標を設定する．減量目標を達成しても，合併する健康障害の状況に応じて，目標を再設定し，治療を継続する．
- 肥満症の場合，一定期間治療を実施しても目標が未達成の場合や，内臓脂肪型肥満でかつ健康障害を二つ以上有する場合には，薬物療法の適応となるが，総合的に判断して慎重に治療法を選択する．
- 高度肥満症の場合，一定期間治療を実施しても目標未達成の場合や健康障害を一つ以上有する場合，肥満症と同様に薬物療法の適応となる．特に高度肥満症患者ではメンタルヘルス上の問題をもつ患者も少なくないため，メンタルヘルスの評価や心理的サポートも重要とされている．

肥満症における栄養療法

	肥満症	高度肥満症
エネルギー	25 kcal/kg	20〜25 kcal/kg
たんぱく質	1.2 g/kg以上	
その他	● 単純糖質の摂取は控える ● その他,「日本人の食事摂取基準」に準する 　※特にビタミン・ミネラル・水分・食物繊維が不足しない 　　よう留意する	

目標体重の目安：65歳未満 BMI 22，65歳以上 BMI 22以上25未満.
※一律に目標とせず，高齢者の場合，個々の患者に応じた目標体重を定める.

- エネルギー制限時はアミノ酸も糖新生の減量となり体タンパクの分解が亢進するため，十分量のたんぱく質を補給する.
- ビタミン，ミネラル，水分が不足しやすいため，十分な摂取を心がける.
- 肥満は，「意識が弱いために食行動が乱れている」など負の印象で捉えられることもあるが，肥満や肥満症が自己責任という考え方は誤っている．まず，指導者側が疾患を正しく認識する必要がある.
- 行動療法では，日常生活を振り返り，体重増加となった要因についてセルフモニタリングなどを行い，自ら気づき，改善することが重要である.
- 従来の紙面上の記載では，退屈で長続きせず，過少申告などが問題になっている．最近ではタブレットやスマートフォンのアプリを使ったサービスを利用して，減量効果が得られた報告などもある．患者に応じて，介入方法を変化させながら，長期間継続を目指す.
- 高齢者では，サルコペニアやフレイル予防のため，たんぱく質を1.0 g/kg（目標体重）/日以上摂取することが望ましい．また，可能な限り，食事療法に運動療法を併用する.

外科治療(減量・代謝改善手術)

【代表的な減量手術の術式】

胃バイパス術

スリーブ状胃切除術

スリーブ状胃切除術＋
十二指腸スイッチ術
(スリーブバイパス術)

十二指腸

大腸

実践編

- スリーブ状胃切除術は，2014年より保険収載されており，国内で最も実施されている術式である．胃の大弯側を外科的に切除する方法で，物理的に胃内容量を減少するとともに，胃底部に食欲刺激ホルモンであるグレリンの分泌細胞が集中しているため，術後には食欲にも影響していることが示されている．

- 減量・代謝改善手術の基準は下記の通りである．
  - 18～65歳の原発性肥満で，6ヵ月以上の内科的治療によっても十分な減量効果が得られない，①BMI 35以上の患者であって，糖尿病，高血圧症，脂質異常症，または睡眠時無呼吸症候群のうち一つ以上を合併していること．または，②BMI 32.5～34.9の肥満症およびHb A1c 8.4％以上の糖尿病患者であって，高血圧症，脂質代謝異常，または閉塞性睡眠時無呼吸症候群(AHI ≧ 30の重症例)のうち一つ以上を合併していること．

- 胃バイパス術は，胃を小さく形成し，さらに小腸のルートを変更して消化吸収を阻害する術式である．海外では実績が多いが術後の残胃から発がんした場合に内視鏡検査が困難なため，胃がんの多いわが国では用いにくい．

- スリーブバイパス術は，スリーブ状胃切除術に，十二指腸と近位小腸のバイパスを付加した術式で，スリーブ状胃切除術に比べ高い体重減少効果や代謝改善効果が期待できる．

減量・代謝改善手術における栄養療法

	術前	術後
エネルギー	20～25 kcal/kg（目標体重） または，VLCD 600 kcal/日	術直後 400～600 kcal/日程度 術後4ヵ月～1年 1,000～1,200 kcal/日程度
たんぱく質	1.2 g/kg以上	1.2～2.0 g/kg
その他	ビタミン・ミネラル欠乏に注意が必要	

VLCD：very low calorie diets（超低エネルギー食）

● 減量・代謝改善手術前には，血液生化学検査に加え食事内容や食習慣などの評価が必要である．また，内臓脂肪面積と肝容積減少のために，エネルギー制限食による減量が推奨される．
● 術直後～1ヵ月は，液体や半固形物程度の流動食が望ましい．また，水分摂取が不足していないか，脱水には注意が必要である．
● 術後1ヵ月頃から徐々に固形物へ移行する．たんぱく質，サプリメント摂取，水分摂取と適正な間食や禁酒が重要である．
● 体重変化のみを重視するべきではなく，食生活の是正を行うことが必要である．
● 術後は，消化吸収障害などによりビタミンやミネラルの欠乏リスクもあり，サプリメントの長期間摂取が必要である．

F 糖尿病

糖尿病の種類と特徴

分類	発生	特徴
1型糖尿病	膵β細胞の破壊によってインスリンが分泌しなくなる	自己免疫性と特発性に分類されるが，遺伝的要因と環境要因の関連も示唆される．肥満の有無とは関係ないとされ，小児から思春期の発症が多い．
2型糖尿病	インスリンの分泌低下やインスリン抵抗性の増大によってインスリン作用が不十分になる	本邦での糖尿病患者の約90％を占める．過食や運動不足などの生活要因が複合的に作用する．肥満または肥満の既往のある場合が多く，40歳以上の発症が多い．1型糖尿病と比較すると家系内血縁者に糖尿病患者がいる場合が多い．
妊娠糖尿病	胎盤から放出されるホルモン（ヒト胎盤ラクトーゲン，プロラクチン，プロゲステロン）によるインスリン抵抗性の増大および，タンパク分解酵素によってインスリンが分解され，インスリン作用不足になる． ＊妊娠前より糖尿病を有している「糖尿病合併妊娠」とは異なる病態である．	
その他	・遺伝子異常が関連するもの（膵β細胞機能に関わるもの，インスリン作用伝達機構に関わるもの） ・他の疾患，条件によるもの（膵外分泌疾患，内分泌疾患，肝疾患 薬剤性など）	

糖尿病の合併症

急性合併症	慢性合併症	
● 糖尿病性昏睡 　・糖尿病ケトアシドーシス 　・高浸透圧高血糖症候群 　・清涼飲料水ケトーシス 　・乳酸アシドーシス ● 低血糖昏睡　● 重症感染症	● 大血管障害（動脈硬化性疾患） 　・虚血性心疾患 　・脳血管障害 　・閉塞性動脈硬化症 ● 白内障　● 易感染性　● 歯周病　● 認知症　　など	● 細小血管障害（微小循環障害） 　・網膜症 　・腎症 　・神経障害

- 糖尿病は，インスリンの分泌低下と作用不足により糖代謝異常を生じる慢性の高血糖を主徴とする代謝疾患群である．成因により，1型糖尿病，2型糖尿病，妊娠糖尿病，その他の遺伝子異常や疾患に起因する糖尿病に分類される．

- 糖尿病の治療目標は，合併症を防ぎ，健常者と変わらぬQOL（生活の質）の維持と健康長寿の達成であるが，合併症には，急性合併症と慢性合併症があり，いずれも患者のQOLや生命予後を悪化させる．

- 急性合併症の中でも糖尿病性昏睡や低血糖昏睡は生命を脅かす可能性がある．高度のインスリン作用不足は，急性代謝異常を惹起し，糖尿病ケトアシドーシス（diabetic ketoacidosis：DKA），高血糖高浸透圧症候群（hyperglycemic hyperosmolar syndrome：HHS）をきたす．HHSではインスリン作用不足だけでなく，高度の脱水もリスクとなる．

- 慢性合併症は，大血管障害と細小血管障害がある．その他，白内障や歯周病，易感染性による感染症の罹患リスクが上昇することが知られている．

- 糖尿病と肝疾患は関連が深く，糖尿病や肥満がある場合は脂肪肝になりやすい．逆に脂肪肝がある場合は糖尿病発症リスクが上昇する．

血糖コントロール目標 (65歳以上は「高齢者糖尿病の血糖コントロール目標」を参照)

目標	血糖正常化を目指す際の目標 注1)	合併症予防のための目標 注2)	治療強化が困難な際の目標 注3)
HbA1c (%)	6.0未満	7.0未満	8.0未満

治療目標は年齢，罹病期間，臓器障害，低血糖の危険性，サポート体制などを考慮して個別に設定する．

注1) 適切な食事療法や運動療法だけで達成可能な場合，または薬物療法中でも低血糖などの副作用なく達成可能な場合の目標とする．

注2) 合併症予防の観点からHbA1cの目標値を7%未満とする．対応する血糖値としては，空腹時血糖値130 mg/dL未満，食後2時間血糖値180 mg/dL未満をおおよその目安とする．

注3) 低血糖などの副作用，その他の理由で治療の強化が難しい場合の目標とする．

注4) いずれも成人に対しての目標値であり，また妊娠例は除くものとする．

[日本糖尿病学会 (編・著)：糖尿病治療ガイド2022-2023，p34，文光堂，2022より引用]

Ⅳ 病態別の栄養療法 F 糖尿病

- 合併症予防のための目標はHbA1c 7.0％未満であるが，血糖正常化を目指す際はHbA1c 6.0％未満を目標とする．一方，副作用などの理由で治療強化が困難な場合はHbA1c 8.0％未満を目標に設定する．

- 糖尿病治療には，食事療法・運動療法・薬物療法がある．インスリンの絶対的不足が主体である1型糖尿病では強化インスリン療法が治療主体となるのに対し，2型糖尿病では，食事療法と運動療法によって適正に体重をコントロールすることが治療の基本となり，病態コントロールが不十分な場合に薬物療法を行う．

- 高齢者，重症感染症，敗血症，重症肝障害，急性腎不全などの病態や低栄養状態では低血糖が重症化・遷延しやすい．頻回の低血糖は患者のQOLを低下させるだけでなく，急激な血糖低下は糖尿病網膜症や糖尿病神経障害を悪化させる．

- カーボカウント (carbohydrate counting) は，食事中の栄養素の中で最も血糖値に影響を与える炭水化物中の糖質量に着目して食事管理を行う方法であり，基礎カーボカウントと応用カーボカウントがある．

- 基礎カーボカウントは，1日に必要な糖質量を均等に配分し，血糖値の上昇を一定に保ち血糖コントロールを行う．

- 応用カーボカウントは，基礎カーボカウントの概念である糖質量の均てん化に加えて，摂取した糖質量に合わせて注入するインスリン量を調整し，高度に血糖コントロールの安定化を図る方法である．

経口血糖降下薬の特徴

機序	種類	特徴
(1)インスリン分泌に関与して血糖を下げる薬	スルホニル尿素(SU)薬	膵臓のβ細胞に作用してインスリン分泌促進作用を示す. 高齢者や腎機能, 肝機能低下患者では低血糖リスクが高い
	速効型インスリン分泌促進薬(グリニド薬)	より速やかなインスリン分泌促進作用によって, 食後高血糖の改善に適している. 食事の30分前では低血糖リスクが高く, 食直前に服用する
	DPP-4阻害薬	食後に分泌されるGLP-1およびGIPを分解するDPP-4を阻害することにより, 血糖依存性にインスリン分泌を促進する
	GLP-1受容体作動薬	DPP-4による分解を受けずにGLP-1作用を増強することにより, 血糖依存性にインスリン分泌を促進する
(2)インスリン分泌を介さずに血糖を下げる薬	α-グルコシダーゼ阻害薬	炭水化物の消化吸収過程において二糖類分解酵素であるα-グルコシダーゼを阻害することによって糖質の分解を抑制し, 食後血糖上昇を改善する
	SGLT2阻害薬	腎臓の近位尿細管におけるブドウ糖再吸収トランスポーターであるSGLT2を阻害することによって, 尿中へのブドウ糖排泄を促進する
	チアゾリジン薬	骨格筋, 肝臓でのインスリン抵抗性を改善することによって血糖下降作用を発揮する. 体液貯留作用があるため, 浮腫や心不全患者には使用しない
	ビグアナイド薬	肝臓での糖新生抑制作用, 末梢でのインスリン感受性の改善によって血糖下降作用を発揮する. 体重増加をきたしにくい. 栄養学的な特徴としてビタミンB$_{12}$低下の副作用がある
(1), (2)の両方	イメグリミン	グルコース濃度依存的インスリン分泌促進作用およびインスリン抵抗性改善作用によって血糖下降作用を示す. ミトコンドリア内膜上の電子伝達系へ作用機序および乳酸代謝機序がメトホルミンと異なり, 乳酸の蓄積が比較的少ないとされている

- スルホニル尿素(SU)薬はインスリン分泌を促進し, 服用後短時間で血糖降下作用を発揮する. 少量でも低血糖を起こすことがある.

- 速効型インスリン分泌促進薬はSU薬と同様にインスリン分泌を促進するが, 吸収と消失が速く, 食後高血糖の是正によい適応である.

- DPP-4阻害薬は血糖依存的にインスリン分泌を促進しグルカゴン分泌を抑制する. 食前・食後いずれも投与可能である.

- GLP-1受容体作動薬は, 血糖依存性インスリン分泌促進作用によって血糖値を低下させる. 薬効成分は胃から吸収されて効果を発現するため, 空腹時に服用する必要がある.

- α-グルコシダーゼ阻害薬は腸管での糖の吸収を阻害することにより, 食後高血糖を改善する. 食後服用では効果が大きく減弱するため, 必ず食直前に服用するよう指導する.

- SGLT2阻害薬は近位尿細管でのブドウ糖の再吸収を抑制し, 尿糖排泄を促進させる. 心・腎保護作用や体重低下が期待できるが, 尿路感染や脱水に注意が必要である.

- チアゾリジン薬は骨格筋および肝臓でのインスリン抵抗性を改善することにより血糖降下作用を示す. 水分貯留をきたしやすいため浮腫に注意する.

- ビグアナイド薬は肝臓での糖新生の抑制や糖吸収の抑制, 末梢組織でのインスリン感受性の改善などの膵外作用により血糖降下作用を示す.

- イメグリミンはビグアナイド薬の糖新生抑制作用に加えて, 血糖依存性にインスリン分泌促進作用を有するため, インスリン抵抗性増大とインスリン分泌能低下の両面からアプローチできる薬剤である.

糖尿病性腎症における栄養療法

病期	エネルギー(kcal/kg/日)	たんぱく質(g/kg/日)	塩分(g/日)	カリウム(mg/日)
第1期 (腎症前期)	25〜30	総エネルギーの 20％以下	高血圧があれば6g未満	制限せず
第2期 (早期腎症期)	25〜30	総エネルギーの 20％以下	高血圧があれば6g未満	制限せず
第3期 (顕性腎症期)	25〜30 (25〜35[*1])	0.8〜1.0	6g未満	状態に応じて適宜制限 (2,000mg未満)
第4期 (腎不全期)	25〜30	0.6〜0.8	6g未満	1,500mg未満
第5期 (透析療法期)	血液透析 30〜35(25〜30[*2])	0.9〜1.2	6g未満	2,000mg未満
	腹膜透析 30〜35(25〜30[*2])	0.9〜1.2	PD除水量(L)×7.5＋ 尿量(L)×5	原則制限せず

上記以外の栄養素については，日本人の食事摂取基準および個々の基礎疾患の栄養療法に準じて調整する.
[*1]GER＜45では第4期への調整も検討する.
[*2]体重増加がある場合や血糖変動によっては調整を検討する.

- 糖尿病性腎症は，減少傾向にはあるものの，透析導入の原因となる疾患の約4割を占め，透析導入の原疾患として最も多いものである．糖尿病性腎症における栄養療法では，糖質を主体とした栄養バランスの是正に加え，たんぱく質や塩分・カリウム制限が重要である．
- 末期腎不全への進行と心血管死を予防するためにも，早期からの良好な血糖，血圧，脂質のコントロール，適切な体重管理が重要である．
- 栄養量を決定する際には，年齢，体格，肥満度，身体活動量，血糖値，血圧，血清脂質値，合併症を考慮する．特に高齢者には，サルコペニア予防として，たんぱく質が不足しないよう十分に配慮する．
- 種々の栄養素の制限によって，食事への意欲低下が懸念される．体タンパクの崩壊を抑制するためにも十分なエネルギー量の確保を意識する．エネルギー量確保のために，でんぷん製品，中鎖脂肪酸製品，たんぱく質調整食品を有効活用する．
- たんぱく質制限は，アミノ酸スコアの高い良質なたんぱく質(魚・肉・卵・乳製品など)をバランスよく摂取するよう心がけ，サルコペニア・フレイル予防の観点から不足にならないように注意する．
- 『糖尿病診療ガイドライン2019』では，「食物繊維は糖尿病状態の改善に有効であり，炭水化物摂取量とは無関係に20g/日以上の摂取を促す.」と示されている．
- キット製剤を用いた静脈栄養管理では，アミノ酸やカリウムが過剰となるため，配合量を調整した処方を患者毎に設計することが望ましい．糖質はグルコースを主体としているため，静注用インスリンやインスリン皮下注を併用する．

IV 病態別の栄養療法 F 糖尿病

G 腎疾患

1 急性腎障害

急性腎障害（AKI）の定義と病期分類

1. AKIの定義

以下のうちいずれかにより定義される（グレードなし）
- 48時間以内に血清クレアチニン≧0.3 mg/dL上昇した場合
- 血清クレアチニンがそれ以前7日以内にわかっていた場合か，予想される基礎値より≧1.5倍の増加があった場合
- 尿量が6時間にわたって＜0.5 mL/kg/時に減少した場合

2. AKIの病期分類

病期	血清クレアチニン	尿量
1	基礎値の1.5〜1.9倍または≧0.3 mg/dLの増加	6〜12時間で＜0.5 mL/kg/時
2	基礎値の2.0〜2.9倍	＜0.5 mL/kg/時が12時間以上持続
3	基礎値の3倍または≧4.0 mg/dLの増加または腎代替療法の導入または18歳未満の患者ではeGFR＜35 mL/分/1.73 m²の低下	24時間以上で＜0.3 mL/kg/時または12時間以上の無尿

[Kidney Disease：Improving Global Outcomes (KDIGO) Acute Kidney Injury Work Group：KDIGO Clinical Practice Guideline for Acute Kidney Injury, Kidney Int (Suppl) 2：1, 2012より引用]

- 急性腎障害（acute kidney injury：AKI）は，数時間から数日という短時間内に腎機能が低下し，尿量低下と血清クレアチニンの上昇を主徴とする病態（上記表参照）で，尿毒症や種々の電解質異常をきたす症候群である．
- AKIでは，タンパク異化亢進，インスリン抵抗性の増大，炎症を基盤として，基礎疾患や合併症，腎代替療法などが要因となる．また肝臓での糖新生の増加，脂肪分解の低下による中性脂肪の増加，外因性の脂肪のクリアランスの低下がみられる．そのため栄養障害が起こりやすく，栄養障害は生命予後に影響する．

実践編

AKIにおける栄養必要量		
エネルギー		20〜30 kcal/kg/日
たんぱく質	保存期	0.8〜1.0 g/kg/日
	腎代替療法施行	1.0〜1.5 g/kg/日
	持続的腎代替療法施行	最大で1.7 g/kg/日

体重は実体重を用いる.
*肥満や浮腫がある場合は,標準体重を用いる.
(AKI診療ガイドライン2016を参考に著者作成)

- 重症度および基礎疾患に応じた栄養療法を提案する.重症AKIに対しては,可能であれば消化管経由での栄養投与を行い,高度の電解質異常などを伴わなければ厳しいたんぱく制限は行わない.
- 最初の1週間はインスリン投与量の増加や高血糖といった副作用をきたしやすいため,エネルギー投与量は腸管機能が最低限維持できる500 kcal程度/日などにとどめて,安静時エネルギー消費量まで投与しない考え方が一般的である.
- 透析液・補充液のカリウム・マグネシウム濃度は低く,リンはまったく含まれていない.そのために持続的腎代替療法(continuous renal replacement therapy：CRRT)施行時には電解質異常が起きやすいので,モニタリングが重要である.特に低リン血症が人工呼吸器離脱を遅延させるという報告もあり,経静脈的あるいは経腸栄養からの補充が有用である.
- CRRT施行中は,水溶性ビタミンや微量元素の血中濃度が低下する.その理由として補充液には亜鉛や銅などの微量元素が含まれないこと,排液中に亜鉛,銅,セレン,ビタミンB_1などが持続的に排出されることが報告されている.
- 一方,CRRTから間欠腎代替療法(intermittent renal replacement therapy：IRRT)へ移行するときには電解質異常をきたしやすいので,静脈栄養あるいは経腸栄養の内容を見直す必要がある.特に高カリウム血症には留意する.

IV 病態別の栄養療法 G 腎疾患

2 慢性腎臓病

CKD重症度分類

原疾患	蛋白尿区分		A1	A2	A3
糖尿病性腎臓病	尿アルブミン定量(mg/日) 尿アルブミン/Cr比(mg/gCr)		正常	微量 アルブミン尿	顕性 アルブミン尿
			30未満	30～299	300以上
高血圧性腎硬化症 腎炎 多発性囊胞腎 移植腎 不明 その他	尿蛋白定量(g/日) 尿蛋白/Cr比(g/gCr)		正常	軽度蛋白尿	高度蛋白尿
			0.15未満	0.15～0.49	0.50以上
GFR区分 (mL/分/ 1.73m²)	G1	正常または高値	≧90		
	G2	正常または軽度低下	60～89		
	G3a	軽度～中等度低下	45～59		
	G3b	中等度～高度低下	30～44		
	G4	高度低下	15～29		
	G5	高度低下～末期腎不全	＜15		

重症度は原疾患・GFR区分・蛋白尿区分を合わせたステージにより評価する．CKDの重症度は死亡，末期腎不全，CVD死亡発症のリスクを ▨ のステージを基準に，▨ ，▨ ，▨ の順にステージが上昇するほどリスクは上昇する．　（KDIGO CKD guideline 2012を日本人用に改変）
注：わが国の保険診療では，アルブミン尿の定量測定は，糖尿病または糖尿病性早期腎症であって微量アルブミン尿を疑う患者に対し，3ヵ月に1回に限り認められている．糖尿病において，尿定性で1＋以上の明らかな尿蛋白を認める場合は尿アルブミン測定は保険で認められていないため，治療効果を評価するために定量検査を行う場合は尿蛋白定量を検討する．
[日本腎臓学会(編)：エビデンスに基づくCKD診療ガイドライン2023，東京医学社，p4, 2023より許諾を得て転載]

- 慢性腎臓病(CKD)は「尿異常，画像診断，血液，病理で腎障害の存在が明らか，特に0.15 g/gCre以上のタンパク尿(30 mg/gCr以上のアルブミン尿)の存在」「GFR＜60 mL/分/1.73 m²の腎機能低下」のいずれか，もしくは両方が3ヵ月以上持続する状態と定義される．
- CKDは進行すると末期腎不全に至る．CKDは心筋梗塞や脳卒中，心不全などの心血管疾患の危険因子であり，死亡リスクを上昇させるため，早期発見，診断，治療が重要である．
- CKDは，栄養不良が起きやすい病態であり，保存期CKD患者の28～48％，透析患者の9～72％が低栄養であるとされている．
- CKDにおける低栄養の原因として，①栄養摂取量の低下，②吸収障害・エネルギー消費の増加，③タンパク異化の亢進が挙げられる．
- CKDに固有な低栄養の原因因子として，尿毒症性物質の蓄積，腎性貧血，アシドーシス，慢性炎症などがある．

CKDステージによる食事療法基準

ステージ(GFR)	エネルギー (kcal/kgBW/日)	たんぱく質 (g/kgBW/日)	食塩 (g/日)	カリウム (mg/日)
ステージ1 (GFR≧90)	25〜35	過剰な摂取をしない	3≦ <6	制限なし
ステージ2 (GFR 60〜89)		過剰な摂取をしない		制限なし
ステージ3a (GFR 45〜59)		0.8〜1.0		制限なし
ステージ3b (GFR 30〜44)		0.6〜0.8		≦2,000
ステージ4 (GFR 15〜29)		0.6〜0.8		≦1,500
ステージ5 (GFR<15)		0.6〜0.8		≦1,500
5D (透析療法中)	別表(176頁参照)			

注)エネルギーや栄養素は,適正な量を設定するために,合併する疾患(糖尿病,肥満など)のガイドラインなどを参照して病態に応じて調整する.性別,年齢,身体活動度などにより異なる.
注)体重は基本的に標準体重(BMI=22)を用いる.
[日本腎臓学会(編):慢性腎臓病に対する食事療法基準2014年版,東京医学社,p2,2014より許諾を得て転載]

- たんぱく質制限を行う場合は,エネルギー不足となり,除脂肪体重の減少などの栄養障害に陥りやすい.
- たんぱく質は,アミノ酸スコアの高い動物性食品でとることが重要である.
- 6 g/日程度の塩分制限は血圧低下および心血管疾患の発症を抑制する.
- CKD患者では,Naの保持能力が低下しており,3 g/日未満の塩分制限は脱水や低Na血症をきたすリスクがある.
- K制限として野菜のゆでこぼし,流水にさらすなどの工夫や,生の果物・果汁を控える,サプリメントなど高カリウム含有食品の摂取を確認する.
- たんぱく質の含有量とK含有量は正の相関関係があり,たんぱく質制限がK制限につながる.
- リンの制限においてたんぱく質の含有量と強い正の相関がみられる.また,食品添加物には無機Pが多く含まれ,自然の食品に含まれる有機Pと比して腸からの吸収率が非常に高いため,できるだけ避けることが望ましい.
- 高齢者におけるたんぱく質制限は低栄養を招き,QOLや生命予後の悪化につながる可能性があり,腎臓専門医と管理栄養士を含む多職種チームの管理下で行われることが望ましい.

サルコペニアを合併したCKDの食事療法の主要モニタリング項目

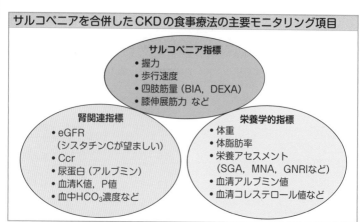

[サルコペニア・フレイルを合併したCKDの食事療法検討WG：サルコペニア・フレイルを合併した保存期CKDの食事療法の提言. 日腎会誌 **61**：551，2019より許諾を得て転載]

サルコペニアを合併したCKDの食事療法におけるたんぱく質の考え方と目安

CKDステージ（GFR）	たんぱく質（g/kgBW/日）	サルコペニアを合併したCKDにおけるたんぱく質の考え方（上限の目安）
G1（GFR≧90）	過剰な摂取を避ける	過剰な摂取を避ける（1.5 g/kgBW/日）
G2（GFR60～89）		
G3a（GFR45～59）	0.8～1.0	G3には，たんぱく質制限を緩和するCKDと，優先するCKDが混在する（緩和するCKD：1.3 g/kgBW/日，優先するCKD：該当ステージ推奨量の上限）
G3b（GFR30～44）	0.6～0.8	
G4（GFR15～29）		たんぱく質制限を優先するが病態により緩和する（緩和する場合：0.8 g/kgBW/日）
G5（GFR＜15）		

注）緩和するCKDは，GFRと尿蛋白量だけではなく腎機能低下速度や末期腎不全の絶対リスク，死亡リスクやサルコペニアの程度から総合的に判断する
（慢性腎臓病に対する食事療法基準2014年版の補足）
[サルコペニア・フレイルを合併したCKDの食事療法検討WG：サルコペニア・フレイルを合併した保存期CKDの食事療法の提言. 日腎会誌 **61**：554，2019より許諾を得て転載]

- 保存期CKD・透析患者における低栄養はサルコペニアの原因となり，生命予後に関連する．サルコペニアを促進させる原因として，低栄養，代謝性アシドーシス，炎症，糖尿病，IGF-1抵抗性，成長ホルモンの分泌低下，尿毒素，活動性の低下，ビタミンD欠乏，酸化ストレスなどがある．

protein energy wasting(PEW)の診断基準	
項目	基準
血液検査	・血清アルブミン＜3.8 g/dL（BCG法） ・血清トランスサイレチン＜30 mg/dL ・総コレステロール＜100 mg/dL（血液透析患者）
身体計測	・体格係数（BMI）＜23 kg/m² ・体重減少：3ヵ月で5％，6ヵ月で10％以上 ・体脂肪率＜10％
筋肉量	・筋肉量の減少：3ヵ月で5％以上．6ヵ月で10％以上 ・前腕筋面積：健常人の中間値の10％以上の減少 ・クレアチニン排泄量（尿，透析排液）の低下
食事摂取量	・たんぱく質摂取量＜0.8 g/kg/日が2ヵ月以上 ・エネルギー摂取量＜25 kcal/kg/日2ヵ月以上

一つでも該当する基準が3項目以上あればPEWと診断する.
(Fouque D et al : Kidney Int **73** : 391-398, 2008より引用)

- CKDに伴う骨・ミネラル代謝異常は，CKD増悪因子およびCVD発症の増悪因子として重要であり，全身の血管病変にも影響を及ぼす.
- 小児においても血管石灰化や生命予後への影響だけでなく，成長障害（低身長）への配慮が必要となるため，血清CaおよびPの管理目標は，すべてのCKDステージで年齢相当の正常範囲内とすることが推奨されている.

3 腎代替療法（透析）

CKDステージによる食事療法基準

ステージ 5D	エネルギー (kcal/kgBW/日)	たんぱく質 (g/kgBW/日)	食塩 (g/日)	水分	カリウム (mg/日)	リン (mg/日)
血液透析 （週3回）	30〜35[注1, 2)]	0.9〜1.2[注1)]	<6[注3)]	できるだけ少なく	≦2,000	≦たんぱく質(g) ×15
腹膜透析	30〜35[注1, 2, 4)]	0.9〜1.2[注1)]	PD除水量(L)×7.5 ＋尿量(L)×5	PD除水量 ＋尿量	制限なし[注5)]	≦たんぱく質(g) ×15

注1)体重は基本的に標準体重（BMI＝22）を用いる.
注2)性別, 年齢, 合併症, 身体活動度により異なる.
注3)尿量, 身体活動度, 体格, 栄養状態, 透析間体重増加を考慮して適宜調整する.
注4)腹膜吸収ブドウ糖からのエネルギー分を差し引く.
注5)高カリウム血症を認める場合には血液透析同様に制限する.
〔日本腎臓学会（編）：慢性腎臓病に対する食事療法基準2014年版, 東京医学社, p2, 2014より許諾を得て転載〕

● 日本透析医学会のガイドラインでは，透析療法の導入基準として，eGFR 15 mL/分/1.73 m² で導入を検討し，自覚症状などから個々の症例に応じて判断し，2 mL/分/1.73 m² までに導入するとしている.

● 腎代替療法には血液透析と腹膜透析があり，透析療法は血中に蓄積した各種物質を拡散，限外濾過，浸透の3つの現象を用いて除去する治療法である. 腹膜透析には，間欠的に週3〜4回行う間欠的腹膜透析と，持続的に連日行う持続携行式腹膜透析がある.

● 慢性透析患者では，肥満よりもるい痩のほうが強い予後不良要因とされている. 糖尿病を合併している場合は，「血液透析患者の糖尿病治療ガイド2012」に準じて適宜エネルギー制限を行う.

● 血液透析では，アミノ酸（4〜10 g/回），水溶性ビタミンが除去される. 腹膜透析では，透析液からブドウ糖が吸収される. また，1日約10 gのタンパク質，3〜4 gのアミノ酸が透析液へ排出される.

● CKDでは40歳未満からフレイルが出現し，ステージの進行とともにその頻度が増える. フレイルの前段階まで含めると透析導入時には約80 ％の患者がフレイルを合併しており，生命予後と関連する.

● 腎不全用栄養剤は水分も抑えられ，K・P・Naの含有量が少ない. 一方，透析患者では，NPC/N比は150程度でよく，水分や検査データの推移に注意しながら一般の経腸栄養剤や高濃度アミノ酸輸液を考慮してもよい.

● 経口・経腸栄養が不十分または不可能な場合は静脈栄養が必要である. 透析中に高濃度のブドウ糖・アミノ酸主体の栄養輸液を投与するIDPN（intradialytic parenteral nutrition：透析時静脈栄養）が有用である.

H が ん

がん誘発性体重減少と代謝異常

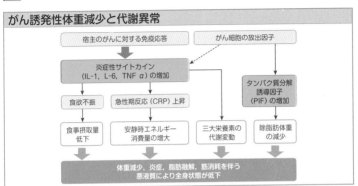

(Todorov PT et al：Br J Cancer **80**：1734, 1999およびCabal-Manzano R et al：Br J Cancer **84**：1599, 2001を参考に著者作成)

- がん細胞は正常細胞に比べて分裂・増殖の速度が速い．がんに伴う全身状態の悪化，気道・消化管・尿管の閉塞，肝障害，嚥下障害，低栄養，併存症などが，その後の治療に影響を与える．
- がんに伴う体重減少は，がん関連体重減少（cancer-associated weight loss：CAWL）と，がん誘発性体重減少（cancer-induced weight loss：CIWL）に大別される．両者が混在している担がん患者ではそれぞれの特徴を意識しながら患者やその家族へアプローチすべきである．
- CAWLは，がん細胞の増殖や腫瘍の増大による消化管の狭窄や閉塞，治療の副作用よる食欲不振，告知による精神的ストレスなどのために食事摂取量が低下することによって生じる体重減少である．エネルギー，たんぱく質などを充足させる通常の栄養療法により改善が期待できる．
- CIWLは，免疫細胞から分泌されるサイトカイン（IL-6, IL-1 β, TNF α など）による持続する炎症や，がん細胞から放出されるペプチド（LMF[注1], PIF[注2] など）による脂肪組織および骨格筋の崩壊を伴う悪液質状態であり，通常の栄養補充では改善が困難とされる．
- がんの重量が宿主体重の0.01％を超えるとCIWLを引き起こすといわれている．

注1　LMF（lipid-mobilizing factor）：UCP（脱共役タンパク）の発現を増強しREEを亢進させたり，β_3アドレナリン受容体に結合し脂肪分解の亢進や脂質異常を引き起こすと考えられている．
注2　PIF（proteolysis inducing factor）：骨格筋分解による体重減少を引き起こす糖タンパクとして注目されている．

がん治療における集学的治療とがん悪液質

			がん悪液質		
手術療法	**薬物療法（化学療法）**	ステージ	前悪液質（precachexia）	悪液質（cachexia）	不応性悪液質（refractory cachexia）
		介入	集学的な（薬物・運動・栄養・心理療法など）早期介入が必要とされる		緩和的療法を主体とする
放射線療法	**免疫療法**	臨床的特徴	・過去6ヵ月間の体重減少≦5% ・食欲不振・代謝異常	・経口摂取不良／全身性炎症を伴う	・悪液質の症状に加え，異化亢進し，抗がん治療に抵抗性を示す ・PS不良（WHOの基準でPS 3または4） ・予測生存期間＜3ヵ月
*DXA (dual energy X-Ray absorptiometry), BIA(bioelectrical impedance analysis)，CT，上腕三頭筋面積などにより診断． PS：Performance Status		診断基準		①過去6ヵ月間の体重減少＞5% ②BMI＜20．体重減少＞2% ③サルコペニア*，体重減少＞2% 上記①②③のいずれか	

（中央）**集学的治療**

- 現在行われているがん治療は，①手術療法，②薬物療法（化学療法），③放射線療法，④免疫療法が4つの柱である．栄養不良の進展を遅らせ，治療耐性を向上させるために，より早期の栄養介入が必要である．
- 担がん状態による代謝変化だけでなく，薬物療法や放射線療法の副作用による栄養摂取量の低下も患者のQOLを大きく低下させるため，多職種連携による栄養アプローチが重要である．
- 終末期は，栄養摂取量の減少と代謝異常によってもたらされるタンパク質およびエネルギーの喪失状態にある．臨床症状と治療反応性などを考慮し，病期は前悪液質，悪液質，不応性悪液質の三つに分類される．
- がん悪液質は，炎症性サイトカインやタンパク質分解誘導因子などの関与により代謝異常を伴い，著しい筋肉量の減少を惹起する．
- エドルミズ®（アナモレリン）はグレリン様作用薬で，食欲を増しIGF-1を介して筋肉量を増やす．ナトリウムチャネル阻害作用による心機能への影響と薬物相互作用に注意し，以下の選択基準を確認する．
  1) 切除不能な進行・再発の非小細胞肺がん，胃がん，膵がん，大腸がん
  2) 栄養療法等で効果不十分ながん悪液質状態
  3) 6ヵ月以内に5%以上の体重減少と食欲不振があり，以下①〜③のうち二つ以上を認める患者：①疲労または疲労感，②全身の筋力低下，③CRP≧0.5 mg/dL，Hb＜12 g/dL or Alb＜3.2 g/dLのいずれか一つ以上
  4) 食事の経口摂取困難または，消化吸収不良がないこと
  *PS 3以上（膵がんはPS 2以上）では投与の妥当性を慎重に評価する．

放射線治療

照射部位	急性期障害	晩期障害
脳	耳痛，頭痛，めまい，脱毛，皮膚発赤	聴力低下，中耳・内耳障害，下垂体機能低下，白内障，脳壊死
頭頸部	嚥下時痛，嚥下困難，嗄声，口内乾燥，味覚異常，体重減少	皮下組織線維化，皮膚潰瘍・壊死，甲状腺機能低下，永続する嗄声・発声困難・口内乾燥・味覚異常，軟骨壊死，下顎骨壊死(放射線性)，創傷治癒遅滞，う歯，中耳・内耳障害，肺尖部肺線維症，稀に放射線性脊髄炎
肺・縦隔・食道	嚥下時痛，嚥下困難，嗄声，咳，間質性肺炎，心臓炎(carditis)	進行性肺線維症，呼吸困難，慢性の咳，食道狭窄，稀に慢性心外膜炎ないし放射線性脊髄炎
乳腺・胸壁	嚥下時痛，嚥下困難，嗄声，咳，間質性肺炎(無症状)，心臓炎(carditis)，白血球あるいは血小板減少	乳腺線維化・退縮，肺線維症，上肢浮腫，慢性心内膜炎，心筋梗塞，稀に肋骨壊死
腹部・骨盤	悪心・嘔吐，腹痛，下痢，頻尿，排尿困難，夜間頻尿，白血球あるいは血小板減少	直腸炎，結腸穿孔・閉塞，萎縮性膀胱炎，尿失禁，血尿(慢性膀胱炎)，膀胱腟瘻，直腸腟瘻，下肢浮腫，陰嚢浮腫，腟退縮，不妊，性的不能
四肢	皮膚発赤，乾性/湿性表皮剥離	皮下組織線維化，硬直，浮腫，骨ないし軟部組織壊死

[佐藤隆美ほか(編)：What's New in Oncology がん治療エッセンシャルガイド，第3版，南山堂，2015より引用]

IV 病態別の栄養療法 H がん

- 放射線治療は照射部位やその範囲により，有害事象の発症時期や症状が異なる.
- 放射線治療に伴う有害事象による摂食不良から栄養障害をきたしやすい. 急性毒性は粘膜障害や口内炎，口腔内乾燥，皮膚反応の悪化などがある. 晩期毒性としては，嚥下性肺炎や放射線臓炎(放射線肺炎，放射線腸炎)などがある.
- 治療開始早期では症状がない場合でも，数日〜数週間後から症状を呈する場合や照射終了後数週間後まで症状が継続する場合があるため，定期的に栄養状態をモニタリングする.
- 化学療法との併用では腎毒性の増加や消化器症状，血液毒性，心血管症状，末梢神経障害が生じやすく，有害事象への対策を講じる.
- 消化管に照射する放射線治療では，遷延性の粘膜障害が発生するため，口腔ケアが重要となる. 唾液腺照射では，唾液分泌障害による口腔乾燥が嚥下障害の要因となる. 舌への照射では，味覚異常をきたす.
- 胸部照射では嚥下困難感，腹部や骨盤部位での照射では，胃痛や下痢などの症状をきたす.
- 治療前後の喫煙や飲酒は，嚥下困難や誤嚥の症状を悪化させる.
- 高齢者では副作用が増強し，嚥下機能低下，嚥下性肺炎，胃瘻依存などが問題となりやすい.
- エピシル®口腔用液は，口腔粘膜の水分を吸収してゲル化して物理的バリアを形成し，化学療法や放射線療法に伴う口内炎で生じる口腔内疼痛を管理および緩和する局所管理ハイドロゲル創傷被覆・保護材である.

化学療法に伴う有害事象

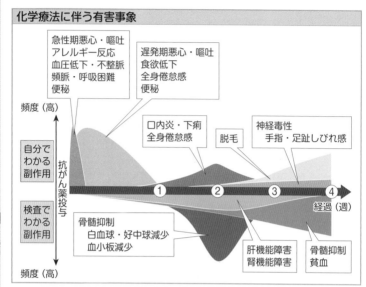

急性期悪心・嘔吐
アレルギー反応
血圧低下・不整脈
頻脈・呼吸困難
便秘

遅発期悪心・嘔吐
食欲低下
全身倦怠感
便秘

口内炎・下痢
全身倦怠感

脱毛

神経毒性
手指・足趾しびれ感

頻度(高)

自分で
わかる
副作用

抗がん薬投与

検査で
わかる
副作用

頻度(高)

経過(週)

骨髄抑制
白血球・好中球減少
血小板減少

肝機能障害
腎機能障害

骨髄抑制
貧血

実践編

- 抗がん薬は，正常細胞の中でも細胞分裂の盛んなものほど作用しやすく，白血球(好中球)の減少や粘膜障害，脱毛などを惹起する．
- リンパ腫，精巣腫瘍，小児がんなどで完治を目指す高用量の抗がん薬を使用する場合や，乳がんの術後補助療法などでは骨髄抑制などの有害事象が強く出やすい．
- 化学療法に伴う有害事象(嘔吐，消化吸収障害，粘膜障害など)による摂食不良は，栄養障害をきたしやすい．
- 有害事象には，①投与開始後，数分〜数時間で生じる即時的な有害事象，②数日までに生じる比較的早期の有害事象，③数週間〜数ヵ月にわたって生じる長期的な有害事象があり，各症状に対する支持療法が重要である．
- 嘔吐刺激は迷走神経を介して咽頭や消化管からの刺激，または大脳皮質などの延髄への嘔吐中枢への刺激によって引き起こされる．治療中に起こる悪心・嘔吐は，抗がん薬などに代表される薬剤の副作用だけでなく，脳転移や消化管閉塞，消化管出血，感染性胃腸炎，電解質異常など，さまざまな原因が考えられるため，慎重に鑑別する必要がある．
- 抗がん薬の催吐性リスクは使用薬剤の種類や量によって異なる．複数の抗がん薬を使用したレジメンでは，催吐性リスクが最も高い薬剤に合わせて適正な支持療法を行う．

免疫チェックポイント阻害薬による免疫関連有害事象

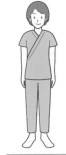

心臓障害
めまい，動悸，脈拍異常，意識低下 など

肝機能障害，肝炎
黄疸，易疲労感，倦怠感 など

1型糖尿病
口渇，多飲，多尿，倦怠感 など

大腸炎，重度の下痢
下痢，排便回数の増加，腹痛，血便・黒色便 など

静脈血栓塞栓症
むくみ，熱感，局所の痛み など

重度の皮膚障害
水疱，ひどい口内炎，発疹，発熱 など

Infusion reaction

間質性肺疾患
から咳，息苦しさ，発熱，歩行時などの息切れ など

血小板減少症
皮膚にあざができやすい，口や鼻から血が出やすいなど

脳炎
嘔吐，精神状態変化，体の痛み，発熱，失神，錯乱 など

甲状腺機能障害
易疲労感，倦怠感，むくみ，体重減少 など

重症筋無力症，筋炎，心筋炎，横紋筋融解症
息苦しさ，体に力が入らない，物が二重に見える，筋肉痛 など

副腎障害
易疲労感，倦怠感，嘔吐，低血圧 など

腎障害
尿量減少，血尿，むくみ，貧血，発熱 など

神経障害
運動まひ，神経まひ，手足のしびれ，手足の痛み など

● 通常，私たちの免疫は，細菌やがん細胞等を攻撃し排除するだけでなく，正常な細胞まで過剰に攻撃しないようにブレーキをかける仕組みが備わっている．がん細胞は，制御性T細胞に代表される免疫抑制効果を悪用することで攻撃を免れている．

● 免疫チェックポイント阻害薬（immune checkpoint inhibitor：ICI）は，制御性T細胞やがん細胞の標的分子に作用して，免疫ががん細胞を攻撃する力を維持する薬剤であるが，従来の殺細胞性抗がん薬や分子標的薬では見られなかったような副作用を生じる場合がある．

● irAE（immune-related adverse events）は，ICIによる免疫関連有害事象であり，代表的なものとして，①呼吸器症状，②消化器症状，③皮膚症状，④甲状腺機能異常，⑤副腎皮質機能異常，⑥糖尿病，⑦肝機能異常，⑧神経症状などが挙げられる．

● 抗PD-1抗体であるニボルマブの臨床試験における発現割合では，消化器症状（大腸炎，小腸炎，重度の下痢）や神経障害，内分泌障害（甲状腺機能障害），肝機能異常（劇症肝炎，肝不全など）の報告が多く，栄養学的なアプローチの際には注意が必要である．

● ICI投与患者では，NSTで遭遇しやすい倦怠感，食欲不振，口内炎，味覚異常等がirAEによる可能性を考慮して，投与されている薬剤プロファイルを確認し対応する．

IV 病態別の栄養療法 H がん

がん治療期における栄養投与量と投与経路

栄養素	エネルギー	25〜30 kcal/日 ＊可能であれば間接熱量計でエネルギー消費量を測定し算出
	たんぱく質	健常人と同じ または 患者の基礎疾患に準じる 例）1.0〜1.2 g/kg/日
	脂質	健常人と同じ または 患者の基礎疾患に準じる 例）エネルギー投与量の20〜25％程度
投与経路		経口摂取＞経腸栄養＞静脈栄養
注意事項		アルブミン合成能の低下症例では，体重での評価が困難 がん治療に明らかな有用性を認める栄養素は現時点では認められていない

[日本静脈経腸栄養学会（編）：静脈経腸栄養ガイドライン，第3版，2013を参考に著者作成]

実践編

- がん患者では，腫瘍の存在やがん治療の影響によって代謝変動を生じるため，定期的に栄養評価を行い，エネルギー必要量を調整しながら，栄養療法を実施する．間接熱量計は，代謝変動を捉え，正確なエネルギー消費量を推測するために有用なツールである．

- 経口摂取を原則とするが，食道狭窄や放射線治療に伴う嚥下困難があり経口的に必要量を充足できない場合は経管栄養を選択する．がん治療に伴う消化器症状が高度，あるいは吸収不良症候群や消化管閉塞によって経腸栄養が不可能な場合は静脈栄養を選択する．

- 悪心・嘔吐対策として，食事提供時の匂いや，消化のよいものへ食事調整を実施する．提供時の温度に配慮することも有用である．

- 食欲不振対策として，ハーフ食を用いたり，味付けを濃くしたり，塩分制限を緩和することを検討する．経腸栄養や静脈栄養を併用して，心理的要因への対策を講じる．使用薬剤や血清亜鉛値を確認し，味覚異常の原因を検索する．

- 下痢対策として，香辛料，脂肪の多い食品，炭酸飲料などの刺激物を控える．経管栄養では，栄養剤の種類の変更や投与速度に注意し，整腸剤や食物繊維の投与を検討する．

- 造血幹細胞移植後や化学療法・放射線治療施行中は口腔粘膜障害が出現しやすいため，口腔内を定期的にチェックする．歯科医療との連携を図り，口腔ケアを重点的に行う．

- 微量元素・ビタミンの要求量増大や吸収低下に伴う欠乏症状に注意する．また，腫瘍崩壊症候群による電解質異常（高カリウム血症，高カルシウム血症など）には細心の注意を払い，速やかに対処する．

造血幹細胞移植患者の臨床経過と栄養摂取量の推移

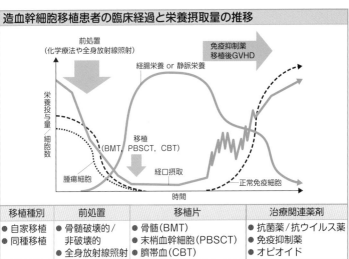

GVHD：移植片対宿主病，BMT：骨髄移植，PBSCT：末梢血幹細胞移植，CBT：臍帯血移植

- 造血幹細胞移植は，造血疾患に対する最も強力な治療として，疾患の根治を期待して行われる．
- 前処置として使用される大量の化学療法や，移植後の移植片対宿主病（graft-versus-host disease：GVHD）によって食欲低下や下痢などの腸管合併症や肝内静脈塞栓症が生じ，栄養状態を著しく低下させる．
- 低栄養と死亡率との関連も示唆されていることから，治療開始前に栄養障害がなくても治療開始後早期に栄養療法を開始することが望ましい．
- 移植前に経鼻胃管を挿入し，経腸栄養を継続したことによる優位性の報告がある．しかし，抗がん剤やTBIによる消化管毒性によって使用継続が困難な場合が多い．安全に腸管を使用できない場合には早期から静脈栄養を併用し，必要量不足による栄養障害の長期化を回避することが望ましい．
- TPNが長期化する症例が多いが，脂肪乳剤の非投与による必須脂肪酸欠乏に注意する．腸管GVHDや咽頭痛症状は日ごとに変化するため，食事調整や栄養介入を継続的に実施することが重要である．
- 免疫抑制薬や抗ウイルス薬使用患者では，腎機能障害（特に尿細管障害）を生じるため，電解質モニタリング，適切な水分負荷，薬物投与量の調整が重要である．ホスカビル®やアムビゾーム®使用中の低カリウム血症，低リン血症やプログラフ®使用中の低マグネシウム血症に注意する．

終末期に至るまでの身体機能の変化

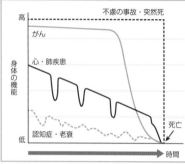

- **がん**
比較的長い期間にわたって，身体機能は保たれる．化学療法などの治療が継続されていく中で徐々に病態変化が生じる．最後の2ヵ月ぐらいで急速に機能が低下し，終末期を迎える．
- **心・肺疾患**
慢性疾患の治療経過の中で，急性増悪を繰り返し，徐々に身体機能は低下する．急速に機能低下を生じる点はがんと類似するが，ベースラインはより低く推移する．
- **認知症・老衰**
がんや他の慢性疾患と比較しても機能低下の状態が長く続く．さらにゆっくりと徐々に機能が低下していく経過を辿る．
- **不慮の事故・突然死**
身体機能に全く問題なかった状態から不意に機能停止に至る．

- 緩和ケアは，生命を脅かす疾患による問題に直面している患者とその家族に対して，痛みやその他の身体的・心理的・社会的問題，スピリチュアルな苦痛について適切な評価と対処を行うことにより，苦しみを予防し，解放することを目的とする（WHO 2012）．より早期から緩和ケアを行うことが望ましい．
- 高齢者では，疾患の発症のみならず，複数の併存症を有し，病態を複雑化させる．年単位で緩徐に状態が悪化して終末期に至ることが多い．
- 症状緩和が十分に行われたうえで，本人・家族らの意見を繰り返し聞きながら，本人の尊厳を追求し，自分らしく，よりよい最期を迎えるための支援をする．意思決定に至った後でも，状態の変化に応じて柔軟な姿勢でケアを継続する．
- 痛みは，終末期の早期から患者のQOLを低下させる頻度が高く，食事摂取に影響しやすい要因である．食事に対する意欲を阻害するうつ症状やせん妄も初期症状の発現から速やかに原因を特定することによって症状を緩和することが可能である．専門医への診察依頼や緩和ケアチームとの連携を図り対処する．
- 経口摂取を第一選択とするが，食事摂取自体や積極的な栄養介入が精神的苦痛や症状悪化などをきたさないよう留意する．
- 1,000 mL以上の輸液を行うことで，腹水や胸水，気道分泌の増加や呼吸困難感の増悪をもたらすことがある．おおむね余命2週間程度と考えられる時点では，水分投与は（胸腹水などを助長しないために）500～1,000 mL程度の補液が目安となる．
- 口渇感に関しては，口腔ケアが第一選択であり，輸液での緩和効果は認められていない．

Ⅰ 周術期

術前栄養療法の実際

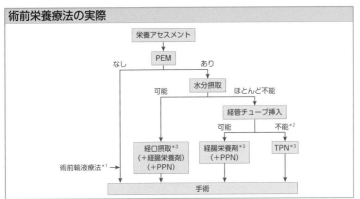

*1 水分・電解質の補正,　*2 患者拒否を含む,　*3 25〜30 kcal/kgを目標にする
[日本静脈経腸栄養学会(編):日本静脈経腸栄養学会 静脈経腸栄養ハンドブック,南江堂,p383,2011より引用]

- 手術などの侵襲に対する生体反応は神経内分泌反応と免疫炎症反応に大別される.Mooreの分類では,第1相侵襲期,第2相転換期,第3相同化期,第4相脂肪蓄積期とされる.侵襲期は2〜3日,転換期は3〜7日目に生じて1〜2日,同化期は2〜5週間,脂肪蓄積期は数ヵ月とされている.

- 術前の栄養不良が術後の合併症の増加や創傷治癒を遅延させるなど,悪影響を及ぼすことは知られており,特に術前栄養療法が有効なのは,体重減少が10％以上,栄養スクリーニングで中等度以上の栄養不良の患者群であるとされている.

- 外科手術予定患者には,消化管の通過障害のために経口摂取が困難な場合もある.一般に消化管の通過障害が存在する場合は通常TPNが考慮されるが,狭窄部を超えて経管チューブを留置することでENが可能な場合も少なくない.食道がん手術や胃がんに対する全摘術など消化管手術を受ける患者において中等度ないし高度の栄養障害がある場合,可能な症例には術前7〜14日間の栄養療法を行うことが推奨されている.

- 高度な栄養障害患者に急激に栄養を投与するとリフィーディング症候群を生じることがある.低リン血症を主体とする病態であり,ホルモンバランスの変化やそれに伴う水分・電解質異常などを生じるため,急激な栄養投与は避け,モニタリングを強化する(204頁を参照).

ERASにおける複数の要素

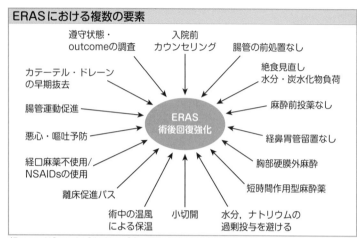

遵守状態・outcomeの調査

入院前カウンセリング

腸管の前処置なし

カテーテル・ドレーンの早期抜去

絶食見直し水分・炭水化物負荷

腸管運動促進

麻酔前投薬なし

悪心・嘔吐予防

経鼻胃管留置なし

経口麻薬不使用/NSAIDsの使用

胸部硬膜外麻酔

離床促進パス

短時間作用型麻酔薬

術中の温風による保温

小切開

水分,ナトリウムの過剰投与を避ける

ERAS 術後回復強化

(Fearon KC et al : Clin Nutr **24** : 466, 2005を参考に著者作成)

経口補水療法のポイント

適　応：全身麻酔，区域麻酔，鎮静，鎮痛を要する待機的手術患者とする.
術前診察：誤嚥リスクについて確認する.
経口補水液の内容：清澄水の摂取は麻酔導入2時間前まで安全である.
　　　　　　　　　清澄水とは，水，茶，アップルジュースあるいはオレンジジュース（果肉を含まない），コーヒー（ミルクを含まない）などの使用が可能である.
　　　　　　　　　浸透圧や熱量が高い飲料，アミノ酸含有飲料は胃排泄時間が遅くなる可能性があるので，注意が必要. 脂肪含有飲料，食物繊維含有飲料，アルコールの使用は推奨できない.
　　　　　　　　　母乳の摂取は麻酔導入4時間前まで安全である.
　　　　　　　　　人工乳，牛乳の摂取は麻酔導入6時間前まで安全である.

(日本麻酔科学会：術前絶飲食ガイドライン，2012を参考に著者作成)

- ERAS（enhanced recover after surgery）は消化器外科の周術期管理法で，大腸手術患者を対象に始まり，現在は幅広い疾患で実施されている. 集学的にERASプログラムを実施することにより，安全性の向上，術後合併症減少，回復力強化，入院期間短縮および医療費節減を目指している. 十分な鎮痛，早期離床，禁食にしないことを基本コンセプトとしている. 術前〜術後にわたり各側面から実施することで成り立っている.

- 術前に炭水化物飲料を摂取することにより，術後のインスリン抵抗性の改善，免疫能低下の抑制，タンパク代謝の改善，術後の悪心・嘔吐の発生頻度の低下などが報告されている.

実践編

周術期における栄養療法

エネルギー：日常生活可能　　30〜35 kcal/kg/日
　　　　　　ベッド上　　　　20〜25 kcal/kg/日
　　　　　　＊基礎エネルギー消費量（basal energy expenditure：BEE）×
　　　　　　　活動係数×侵襲係数
たんぱく質：1.0〜1.5 g/kg/日
脂質エネルギー比：15〜30％
その他：日本人の食事摂取基準に準ずる

- エネルギー必要量は上記に示す通りである．侵襲係数は1.1〜1.2程度に設定することが多いが，個人差も大きいため，モニタリングにより適宜投与量を調整することが必要である．

- 高齢者に対する周術期の栄養管理については，一般成人と分けたほうがよいというエビデンスはない．アミノ酸の吸収低下や，耐糖能や脂肪の処理能力も低下していると考えられる．しかしながらover feedingに気をつけ，ビタミン製剤や微量元素製剤の投与も必須である．

膵がんの周術期①

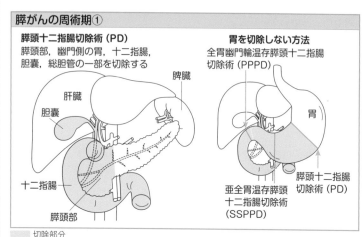

膵頭十二指腸切除術 (PD)
膵頭部，幽門側の胃，十二指腸，胆嚢，総胆管の一部を切除する

肝臓

胆嚢

十二指腸

膵頭部

脾臓

胃を切除しない方法
全胃幽門輪温存膵頭十二指腸切除術 (PPPD)

胃

亜全胃温存膵頭十二指腸切除術 (SSPPD)

膵頭十二指腸切除術 (PD)

切除部分

PD：pancreaticoduodenectomy，PPPD：pylorus preserving pancreaticoduodenectomy，
SSPPD：subtotal stomach preserving pancreaticoduodenectomy

- 膵頭部領域がんに対しては膵頭十二指腸切除術が行われる．膵臓，胃・十二指腸・胆管などの複数の臓器を切離し，吻合部が多数ある侵襲が高度な手術である．黄疸，糖尿病の併存，原疾患による低栄養，術後の胃内容排泄遅延が高頻度に認められる．膵液瘻が起こった場合は経腸栄養によって症状が増悪するため，速やかに静脈栄養に切り替える．

- 上腸間膜動脈周囲神経叢を全周郭清した場合には難治性の下痢が生じることもある．確実な水分補給と低脂肪食，消化酵素薬，止痢薬などで対応する．

実践編

膵がんの周術期②

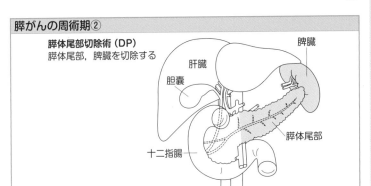

膵体尾部切除術（DP）
膵体尾部，脾臓を切除する

脾臓 / 肝臓 / 胆嚢 / 膵体尾部 / 十二指腸

░░░░ 切除部分

DP：distal pancreatectomy

- 膵頭十二指腸切除または膵全摘術後には膵内外分泌機能低下，術後の下痢などが原因で20〜40％の確率で非アルコール性脂肪性肝疾患（NAFLD）が発生し，一部は非アルコール性脂肪肝炎（NASH）へと移行することが報告されている．高力価パンクレリパーゼ製剤がNAFLDを改善させるという報告もある．膵切除後の消化吸収不全により，必須脂肪酸の欠乏，脂溶性ビタミン欠乏，微量元素欠乏症などが起こる可能性が高く，ビタミンD欠乏による骨軟化症，ビタミンA欠乏による夜盲症，亜鉛欠乏による口内炎・味覚障害などが起こる可能性も高い．

- 胆道がんおよび膵頭部領域がんでは腫瘍の胆管への浸潤や圧排により高頻度に閉塞性黄疸が認められる．そのため，胆汁排泄不全に伴う消化吸収不良による下痢を伴うこともある．また，膵管の閉塞は膵液の流出障害により消化不良で脂肪性下痢が起こる場合がある．

- 高度な閉塞性黄疸は，肝機能障害だけでなく腎機能障害，胆汁の腸管循環不全に伴う消化管粘膜障害，脂溶性ビタミンであるビタミンKが欠乏し，血液凝固異常，胆道感染などを惹起する．

- 肝切除術では分岐鎖アミノ酸製剤を中心とした栄養療法が有用である．がんの占拠部位により術式，切除範囲が異なり，術後の残肝の量・機能が十分でない場合は，術後肝不全の要因となる．

- 肝移植レシピエントにおける経腸栄養は必須である．また術前のサルコペニアやperformance status（PS）が移植後のアウトカムに直結することが報告されており，術前後の積極的な栄養介入ならびにリハビリテーションの同時介入の有用性が着目されている．

食道がんの周術期

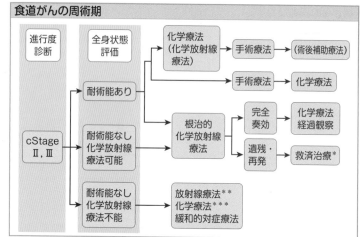

* : 内視鏡的切除, 手術 ** : 腎機能低下症例, 高齢者など *** : 放射線照射歴のある患者など

[日本食道学会（編）: 食道癌診療ガイドライン2022年版, 金原出版, p.ix, 2022より許諾を得て転載]

- 食道がんは男性に多い扁平上皮がんであり, 喫煙・飲酒が危険因子である. また, 慢性的な逆流性食道炎に起因するバレット食道では腺がんが生じやすい. 進行食道がんでは通過障害がみられる.
- 進行食道がんの場合, 診断時すでに低栄養状態のことが多く, さらに手術・放射線療法や化学療法の副作用により栄養状態は著明に悪化する. 腸管の消化吸収能は障害されていないため, 胃管や胃瘻による経腸栄養管理が原則である.
- 食道狭窄が著しいか, または食道気管瘻を合併している場合は, 開腹胃瘻・腸瘻造設, 中心静脈栄養が行われる.
- 手術直後は経静脈的, 経管的に栄養が投与される. 切除後の胃や腸による再建術により非生理的な消化管経路となるため, 消化吸収障害, 逆流性食道炎, ダンピング症候群による摂取量増加に難渋する. また, 術後に吻合部狭窄による通過障害を起こすことがある.

胃がんの周術期

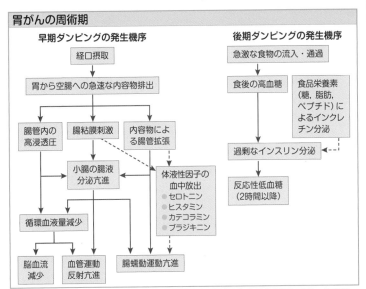

早期ダンピングの発生機序

経口摂取

↓

胃から空腸への急速な内容物排出

↓

腸管内の高浸透圧 / 腸粘膜刺激 / 内容物による腸管拡張

↓

小腸の腸液分泌亢進

体液性因子の血中放出
- セロトニン
- ヒスタミン
- カテコラミン
- ブラジキニン

↓

循環血液量減少

↓

脳血流減少 / 血管運動反射亢進 / 腸蠕動運動亢進

後期ダンピングの発生機序

急激な食物の流入・通過

↓

食後の高血糖 / 食品栄養素(糖, 脂肪, ペプチド)によるインクレチン分泌

↓

過剰なインスリン分泌

↓

反応性低血糖(2時間以降)

[佐藤宏和ほか:ダンピング症候群. ビジュアル栄養療法, 丸山千寿子ほか(編), 南江堂, p7, 2012より引用]

- 日本人はヘリコバクターピロリ菌の保菌率が高く, 喫煙・高塩分食の過剰摂取, 野菜や果物の摂取不足なども胃がんの発生リスクを高める.
- 初期の胃がんは無症状で, 進行期には腫瘍による通過障害や貧血, 黒色便, 体重減少などを生じる.
- 胃切除により胃機能が失われ, さまざまな合併症が生じるため, 栄養バランスだけでなく形態や摂取タイミングへの配慮が必要となる.
- 胃全摘後の体重減少率は6〜10%あるいはそれ以上とされる. 小胃による摂取量減少, ダンピング症候群に伴う吸収不良, 食欲不振, 再建術の影響で胆汁と膵酵素が十分に作用しないなどの理由が考えられる.
- ダンピング症候群は胃切除後患者の約50%でみられる. 早期ダンピング症候群は, 胃から小腸内に高浸透圧の食物が急激に送られ, 水分が腸管腔内に移行し, 循環血漿量が低下すること, 腸蠕動が亢進することによって生じる腹痛や下痢症状である. 後期ダンピング症候群は, 炭水化物が小腸内に急激に送られると一時的に高血糖となり, 反応性に大量のインスリンが分泌され, 低血糖を生じることをいう. 1回の食事量を減らし, ゆっくりよく噛んで摂取することにより予防する. 低血糖時は少量の糖分を補給する.

- 下痢は胃酸および消化酵素の分泌減少と胃の攪拌機能の低下のため消化機能が低下し、消化不十分な胃内容物が急激に小腸に流れ込むことで生じる。

- 胃酸の分泌減少により鉄の吸収に必要な鉄イオン化が阻害され、鉄欠乏性貧血をきたす。鉄剤の内服や鉄の吸収促進を目的としたビタミンCの同時摂取、経静脈的な鉄補充を実施する。一方、胃切除後はビタミンB_{12}欠乏による巨赤芽球性貧血（悪性貧血）も生じる。胃壁細胞から分泌されビタミンB_{12}の吸収に働く内因子が欠乏に起因するため、経静脈的にビタミンB_{12}を補充する。

- 骨代謝異常は胃切除患者の1～15％に出現する。カルシウムやビタミンDの吸収不良により生じる。

- 胃切後の体重減少は、合併症や抗がん剤治療の継続を妨げる危険因子と報告されている。消化管の流れや機能を大きく変えてしまう術式では10～15％程度の体重減少が認められるため、経口栄養補助食品（oral nutritional supplements：ONS）を積極的に活用して体重減少を防ぐ。

実践編

J 重症病態

栄養管理を検討すべき外傷患者

損傷の大きな外傷患者	● 多発外傷 ● 頭部外傷を合併した一般外傷 ● 体幹部を中心とした外傷 ● 広範囲の軟部組織の挫滅を伴う外傷 ● 損傷により臓器機能が侵されている
中枢神経の外傷患者	● 頭部外傷 ● 脊髄損傷
顔面や消化管の外傷患者	● 顎間固定などを行い咀嚼に問題がある ● 膵外傷 ● その他，消化管損傷がある
外傷に伴い全身的な合併症を有する患者	● 出血性ショック ● 外傷に伴う感染症
背景に栄養リスクが考慮される患者	● 高齢者の骨折 ● HIV（ヒト免疫不全ウイルス）などの感染を有する ● 糖尿病などの代謝疾患を有する ● 担がん患者の外傷

[日本病態栄養学会(編)：NSTガイドブック2011，メディカルレビュー社，2011を参考に著者作成]

栄養管理を検討すべき熱傷患者

成人の場合	Ⅱ度*¹であれば15％以上，Ⅲ度*²であれば10％以上
入院症例で70歳以上or 5歳以下の場合	熱傷面積によらず
その他	気道熱傷・耐糖能障害がある症例，熱傷疼痛・侵襲熱による食欲減退がある症例，熱傷による臓器機能低下症例

*¹ 浅達性：水疱形成，瘢痕を残さない／深達性：水疱形成，瘢痕を残す
*² 皮膚全層の損傷
[海塚安郎：重症熱傷．キーワードでわかる臨床栄養，改訂版，大熊利忠ほか(編)，羊土社，p260-267，2011を参考に著者作成]

- 外傷，熱傷，感染症などの重症病態ではサイトカインなどの炎症性メディエーターの免疫応答により代謝変動をきたし，異化が亢進する．適切な栄養管理は予後にも影響する．
- 外傷の中で栄養管理が必要なものとして，損傷の大きな外傷をはじめ，経口摂取が長期にわたって困難と予想される中枢神経の外傷，消化管損傷のある外傷，臓器障害を伴う外傷，栄養リスクの高い基礎疾患が該当する．
- 熱傷の中で栄養管理が必要なものは，成人でⅡ度15％以上，Ⅲ度10％以上，熱傷面積によらず70歳以上もしくは5歳以下の入院症例，気道熱傷・耐糖能障害がある症例，熱傷疼痛・侵襲熱による食欲減退，熱傷による臓器機能低下症例などである．

重症病態における栄養必要量

エネルギー		● 間接熱量測定 ● 簡易式を用いて，25〜30 kcal/kg（現体重もしくは調整体重*） * 調整体重は，BMI 25以上の過体重の場合，超過分の25%を上乗せした体重を用いる ● 25〜30 kcal/kg 1週間は上記の60〜70%程度の栄養投与を目指す ただし，栄養障害を伴う場合には，3日目以降で80〜100%を目指す
たんぱく質		早期　1.0 g/kg未満 以降　1.2〜2.0 g/kg
脂質	静脈栄養	原則，脂肪乳剤を併用 投与速度は0.1〜0.2 g/kg/時以下（1.0 g/kg/日以上の投与は避ける）
	経腸栄養	エネルギー比率20〜40%（高炭酸ガス血症を伴う場合，脂質比率の高い製剤を考慮）
糖質	静脈栄養	ブドウ糖投与速度は4 mg/kg/分以下（血糖値は180 mg/dL以下で管理，インスリン使用時には低血糖に注意）
	経腸栄養	高血糖を伴う場合，糖質比率の低い製剤を考慮

実践編

- 栄養障害がなければ，最初の1週間はエネルギー消費量よりも少ない投与量で問題ない．
- 推算式によるエネルギー必要量の推測値は，障害係数や活動係数を用いると重症病態では過剰栄養になることもあり，この係数をかけずに算出したBEEを用いる．ただし，熱傷や高侵襲手術後などは，53頁の「エネルギー必要量の算出」の障害係数（SI）を参照する．
- 日本人の場合，発症時には栄養障害を伴っている症例も多く，そのような症例に対しては，ASPENやESPENでも早期（3日目以降）にはエネルギー必要量の充足を目指すとしている．
- 栄養障害を伴う症例において，経腸栄養の増量が難しい場合には，補完的静脈栄養（SPN）を行う．
- 急性期のアミノ酸投与はautophagyを障害するなどの有害事象が懸念され，『日本版敗血症診療ガイドライン2020』では，早期には1.0g/kg未満が推奨されている．重症症例では，早期リハビリの効果を高めるためにも，筋タンパク合成や窒素バランスの改善を考えると1.2〜2.0 g/kg程度まで増やすことがよいとされる．

経腸栄養の投与開始時期

● 重症症例においても，一般的な経腸栄養の禁忌以外は経腸栄養の適応である
● 胃内の液体貯溜が多い場合や経鼻胃カテーテルから排液が多い場合は，消化管運動促進薬の使用や幽門後からの栄養投与も選択肢として考慮する
● 昇圧薬を投与中でも循環動態が安定している場合は経腸栄養を開始する
● 循環作動薬が使用されていることは早期経腸栄養の禁忌とはならないが，血行動態の不安定な場合には慎重に開始する

経腸栄養が投与中止とならない症例

● 誤嚥，下痢，便秘などの消化器症状が出現しても，消化管自体が使用できる場合には，経腸栄養中止の条件とはならない
● 出現した消化器症状の原因を鑑別し，経腸栄養剤の種類・投与量・投与速度・投与経路の変更などを行う
● 腸蠕動音が聴取できないことは，経腸栄養の開始を妨げる因子ではない

[日本静脈経腸栄養学会(編)：静脈経腸栄養ガイドライン，第3版，照林社，2013／日本集中治療医学会(編)：日本版重症患者の栄養療法ガイドライン総論2016＆病態別2017(J-CCNTG)ダイジェスト版，真興交易医書出版部，2018を参考に著者作成]

IV 病態別の栄養療法 J 重症病態

● 『日本版重症患者の栄養療法ガイドライン総論2016＆病態別2017』をはじめ，多くのガイドラインにおいて，静脈栄養より経腸栄養を優先的に行うことを推奨している．

● 早期に経腸栄養投与を開始することにより，感染性合併症発生率が低下した例が数多く報告されている．

● 『日本版重症患者の栄養療法ガイドライン総論2016＆病態別2017』では，「腸が使えれば可及的に24時間以内に，遅くとも48時間以内の開始を目指す」と早期経腸栄養を推奨している．

● 一方で，ショック患者では腸管血流が低下し非閉塞性腸管虚血症(NOMI)のリスクとなるため，少量投与から開始する．高浸透圧や食物繊維の多い栄養剤は消化管の血流増加をきたすため，循環動態の悪い症例には控える．

● 経腸栄養開始後，腸管の酸素需要の増大が起き，循環動態が不安定なときは，十分な酸素供給が得られず，NOMIが引き起こされることがあり，死亡率が高い．開始後は乳酸値を含め，腸管の状態に常に留意する．

K 呼吸器疾患（COPD）

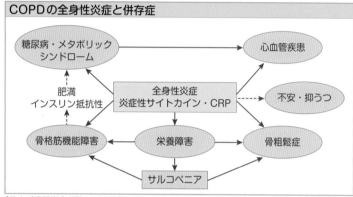

COPDの全身性炎症と併存症

[日本呼吸器学会（編）：COPD（慢性閉塞性肺疾患）診断と治療のためのガイドライン2022，第6版，メディカルレビュー社，p36，2022より許諾を得て転載]

- 慢性閉塞性肺疾患（chronic obstructive pulmonary disease：COPD）は，タバコ煙を主とする有害物質を長期に吸入曝露することで生じた肺疾患で，呼吸機能検査で不可逆的な気流閉塞を示す．
- COPDによる全身への影響として全身性炎症，栄養障害，骨格筋機能障害，心血管疾患，骨粗鬆症，精神疾患，代謝性疾患，消化器疾患，睡眠時無呼吸症候群，貧血などの併存症がある．
- COPD患者の栄養障害の原因は，気流閉塞，炎症性サイトカイン，加齢，喫煙や薬剤の影響，食事摂取量の減少や消化管機能の低下，呼吸困難，社会的・心理的・遺伝的要因などが複合的に関与している．
- 気流閉塞や肺の過膨張に基づく呼吸筋酸素消費の増大が安静時エネルギー消費量（REE）の増大につながる．
- COPDにおける炎症は肺局所のみならず，全身性にも認められる現象である．安定期においても，血中のTNFαやIL-6などの炎症性メディエーターやCRPが増加する．
- 喫煙歴と独立して，低BMI自体がCOPDの発症や進展に関与する因子であることが示されている．

推奨される栄養評価項目

- ● 必須の評価項目
  - ・体重(%IBW, BMI)
  - ・食習慣
  - ・食事摂取時の臨床症状の有無
- ● 行うことが望ましい評価項目
  - ・食事調査(栄養摂取量の解析)
  - ・簡易栄養状態評価表(MNA®-SF)
  - ・%上腕囲(%AC)
  - ・%上腕三頭筋部皮下脂肪厚(%TSF)
  - ・%上腕筋囲(%AMC:AMC＝AC−0.314×TSF)
  - ・体成分分析(LBM, FM, BMC, SMI)
  - ・血清アルブミン
  - ・握力
- ● 可能であれば行う評価項目
  - ・安静時エネルギー消費量(REE)
  - ・rapid turnover protein(RTP)
  - ・血漿アミノ酸分析(BCAA/AAA)
  - ・呼吸筋力
  - ・免疫能

IBW：80≦％IBW＜90：軽度低下，70≦％IBW＜80：中等度低下，％IBW＜70：高度低下．
BMI：低体重＜18.5，標準体重18.5〜24.9，体重過多25.0〜29.9.
[日本呼吸器学会COPDガイドライン第6版作成委員会(編)：COPD(慢性閉塞性肺疾患)診断
と治療のためのガイドライン2022，第6版，メディカルレビュー社，p81，2022より許諾を
得て転載]

- ●複数の指標を用いた包括的な栄養評価を実施することが望ましい.
- ●栄養評価の簡便なスクリーニングとしてMNA-SFが有用であり，スコアは増悪の予測因子にもなる.
- ●体成分分析で評価される除脂肪体重(LBM)は，体重よりも鋭敏にCOPDの栄養障害を検出できる指標である．2018のガイドラインでは，可能であれば行う評価項目であったが，2022年のガイドラインでは行うことが望ましい評価項目に変更され，重要性が認められている.
- ●間接熱量測定によるREEは代謝状態を反映し，栄養療法のエネルギー量や組成を決定する上で有用な指標である．測定可能であれば行う評価項目に位置付けられている.
- ●BMI低下と気腫性病変の程度との相関が報告されており，COPDの栄養管理ではエネルギー量の確保は重要である.

Ⅳ 病態別の栄養療法 K 呼吸器疾患(COPD)

COPDにおける栄養療法

エネルギー	基礎代謝量の1.7倍程度 もしくは，実測REEの1.5倍以上
たんぱく質	1.2〜1.5 g/kg
脂質	急性期：30〜50％ 安定期：一般的な25〜30％
その他	高食物繊維摂取，カルシウム，ビタミンDの摂取も推奨される 少量分割摂取（sip feeds）や夕食以降の摂取が推奨

- わが国の外来受診患者の約30％でBMIが20 kg/m² 未満の低体重がみられ，Ⅲ期（重症）よりもCOPDの病期が進行したⅣ期（最重症）のほうが，より高率な体重低下が認められる．このことからも高エネルギー食を基本とする．
- LBMの増加が身体機能の改善に有効であったとの報告もあり，LBMの増加に寄与するたんぱく質の摂取も重要である．
- 炭水化物の投与は，脂質による代謝と比較すると二酸化炭素の産生量を増加させて換気の負担になる可能性が指摘されている．ただ，安定期の場合には必ずしも脂質を優先する必要はなく，摂取しやすい栄養投与を心がけ，エネルギー摂取の充足を優先する．
- 栄養状態の改善には運動療法との併用が有用とされている．
- タンパク同化作用と抗炎症作用には栄養療法と低強度運動療法との併用が推奨されており，BCAA，ω3系脂肪酸，ホエイプロテインの有用性が示されているが，現時点では十分なコンセンサスはまだ得られていない．
- 栄養障害のフェノタイプとして，以下の三つに分類され，体組成や疾患リスクを加味した栄養管理が必要である．
  1) Cachexia（気腫型）：筋萎縮，骨粗鬆症，脂肪量の減少
  2) Obesity（非気腫型）：皮下・内臓脂肪の増加，動脈硬化病変と心血管疾患のリスクあり
  3) Sarcopenia obesity（病型と関連なし）：筋萎縮，内臓脂肪増加，動脈硬化と心血管疾患のリスクありなど

L 心疾患

心不全の病態生理

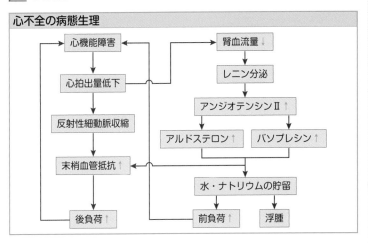

- 心不全とは，何らかの障害により，心臓のポンプ機能が低下し，血液を全身へ十分に送れない病態をいう．経過によって，急性心不全と慢性心不全とに分類される．
- 急性心不全は，心筋梗塞や重度の急性心筋炎などの急激な悪化などによるものである．慢性心不全は，うっ血による症状が主であるので，うっ血性心不全と呼ぶ．
- 心不全では，心機能障害が心拍出量の低下をまねき，さらに細動脈の収縮により末梢血管抵抗が増加し後負荷が増大する．また，ポンプ機能の低下（拍出量低下）を補うために，RAA（レニン・アンジオテンシン・アルドステロン）系が賦活化され，アルドステロンおよびバソプレシンの分泌が増加する．その結果，水分・塩分の貯留をもたらし短期的には前負荷増大による心拍出量増加につながるが，長期的には肺うっ血，全身浮腫をまねく．

うっ血性心不全の原因疾患と発症誘因

1. 原因疾患	2. 発症誘因
a)心疾患が原因 ● 冠動脈硬化症(狭心症, 心筋梗塞) ● 心筋疾患(心筋症, 心筋炎) ● 弁膜症 ● 収縮性心膜炎 ● 不整脈(極端な頻脈, 徐脈など) ● 先天性心奇形 b)心疾患以外が原因 ● 高血圧 ● 肺気腫, 肺線維症などの呼吸器疾患 ● 甲状腺機能亢進・低下症 ● 神経・筋疾患 ● 妊娠, アルコール症など	a)感染症 b)精神的・肉体的ストレス c)過食, 肥満 d)水分および食塩の過剰摂取 e)貧血 f)妊娠および分娩 g)血圧上昇 h)電解質異常など i)頻拍発作

〔日本病態栄養学会(編):病態栄養認定管理栄養士のための病態栄養ガイドブック, 第7版, 南江堂, p246, 2022より許諾を得て転載〕

● うっ血性心不全の原因疾患には, 心疾患と心疾患以外の疾患がある.
● うっ血性心不全の誘因として重要なものは, 上気道炎, 気管支炎などの呼吸器感染症である. その他, 食事に関する誘因も重要である. 特に水分・塩分の過剰摂取は危険因子である. 最近では利尿薬による治療が進んでいるが, それでも水分・塩分の制限は基本である.
● 症状としては, 息切れ, 呼吸困難, 起坐呼吸, 浮腫が出現し, 頻脈, 頻呼吸, チアノーゼなどがみられる.

心不全とそのリスクの進展ステージ

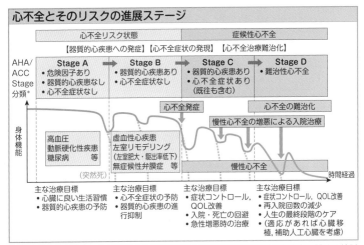

[厚生労働省：脳卒中，心臓病その他の循環器病に係る診療提供体制の在り方に関する検討会．脳卒中，心臓病その他の循環器病に係る診療提供体制の在り方について（平成29年7月），2017より引用]

- 心不全の進行についてはACCF（米国心臓病学会財団）/AHA（米国心臓協会）の心不全ステージ分類（図中＊）が用いられている．無症候であっても危険因子があれば，早期に治療介入することが推奨されている．

- 栄養と関連のある高血圧，糖尿病，動脈硬化疾患などが心不全の危険因子として挙げられている．栄養管理を早期に行い，重篤な心不全を予防することが最も重要である．

- 2014年のWHOの報告では，緩和ケアを必要とする患者の約40％に循環器疾患が認められる．わが国ではこの概念への理解が立ち遅れていたが，『急性・慢性心不全診療ガイドライン（2017年改訂版）』では，早期からの緩和治療介入も推奨されている．栄養管理についても，二次予防に基づいた制限栄養から，低栄養の改善に重きを置いた栄養管理のタイミングを見誤らないことが大切である．

- ステージDについては，心臓悪液質であり，緩和ケアが必要なステージでもある．終末期栄養管理に基づいた治療を念頭に置く必要がある．

IV 病態別の栄養療法 L 心疾患

心不全における栄養療法

	急性心不全	慢性心不全	心臓悪液質
水分	1.5〜2.0 L／日	うっ血所見による	
エネルギー	20〜25 kcal/kg	25〜35 kcal/kg	25〜35 kcal/kg
塩分	4〜6 g	6 g未満	6 g未満
たんぱく質	1.0〜1.2 g/kg	1.0〜1.2 g/kg	1.2〜1.5 g/kg

Nohria-Stevensonの分類

うっ血所見

	（−）	（+）
低灌流所見（−）	dry-warm	wet-warm
低灌流所見（+）	dry-cold	wet-cold

実践編

- 栄養管理については，経口摂取が基本原則である．しかし，経口摂取不能な場合や食事が心負荷となる場合には静脈・経腸栄養が行われる．
- 水分投与量は，Nohria-Stevensonの分類と輸液に応じて，うっ血所見があればマイナスバランスとする．経口摂取の場合には飲水制限が基本であり，経腸栄養剤の場合には濃縮タイプを用いて水分制限を図る．
- 急性心不全により循環動態が悪い場合には，経腸栄養剤を使用すると腸管血流が低下し，非閉塞性腸管虚血症のリスクともなりうるため，使用は控える．ただし，カテコラミン投与中であっても循環動態が安定している場合には，腸管蠕動低下に関する症状（腹部膨満，胃液逆流，便秘など）に留意しながら経腸栄養を実施することが可能である．
- エネルギー必要量は，急性心不全の場合は，比較的少ない設定となる．一方，慢性心不全の場合には，BMIや活動量に応じた設定が必要である．心臓悪液質の場合は代謝亢進している反面，活動量が低下していることが多い．間接熱量計を用いて，個々にエネルギー消費量を測定することが望ましい．
- 塩分については，ACCF/AHAのガイドラインでは，ステージ分類のC，Dの重症例で3 g未満に制限するとされている．しかし，高齢患者の多いわが国では，厳しい減塩による食欲低下で低栄養となることも考えられるため，『急性・慢性心不全診療ガイドライン（2017年改訂版）』で，1日6 g未満の制限が推奨されている．

M 神経性やせ症

神経性やせ症の重症度分類と栄養管理

やせ	さらにやせる		
● 自慢，達成感 ● 他人の注目や親切 ● 自己弁護 ● 飢餓による高揚状態 ● 疲れや不快感の閾値が上昇	● 体力・消化機能の低下 ● 思考・洞察力の低下 ● 問題解決能力の低下	● 食行動異常が増長 ● 飢餓症候群 ● 食に振り回される生活 ● 知的労働ができない	● さらに現実逃避 ● 生命危機 ● 問題行動

[日本摂食障害学会(監)：摂食障害治療ガイドライン，医学書院，2012より引用]

- 神経性やせ症(anorexia nervosa：AN)は異常な摂食行動を特徴とする精神疾患で，大多数が10歳代後半〜20歳代前半の女性にみられ，図のように体重減少とともにさまざまな身体的障害が進行する．
- 強いやせ願望と食べることへの異常なこだわりを持ち，異常な摂食行動を示す．
- 身体症状として食べ方の変化，極端な体重減少，低血圧，低体温，低血糖，皮膚の乾燥，味覚異常，月経異常，電解質異常などがみられる．
- ANでは体タンパクと体脂肪の貯蔵が著しく低下し，いわゆるマラスムスの特徴を持つ栄養障害を呈する(30頁参照)．
- 経口摂取を促し，目標とする栄養量の投与ができない場合は経鼻胃カテーテルによる経腸栄養を選択する．
- AN患者での安静時エネルギー消費量(REE)は予測値よりも20〜25％減少するとの報告があるが，栄養状態の改善とともに増加し正常域に近づく傾向にある．

リフィーディング症候群高リスク症例の栄養管理

エネルギー	10 kcal/kg/日で開始し，4〜7日ごとに増量させる. ＊極度の低栄養症例（BMI 14 kg/m² 以下）では5 kcal/kg/日で開始し，不整脈や心不全徴候をモニターする.
ビタミン製剤	栄養療法開始後，10日目までは特にビタミン B_1 を200〜300 mg/日で適宜投与する.
電解質	栄養療法開始時より，リン，カリウム，マグネシウム，カルシウムをモニターしながら不足分を補う. これらは最初の1週間は少なくとも連日，次の1週間は少なくとも週3回は測定する. 重篤な低リン血症の場合は，経静脈的に補正する. 血清リン値が1〜2 mg/dLの範囲では10 mmol，1 mg/dLでは20 mmolをいずれも12時間以上かけて経静脈的に投与する.
血糖管理	ハイリスク症例では低血糖値が遷延することが多く，上記合併症に注意しながら10％糖液を適宜投与する.
脂質	極度の低栄養患者では一般に血清中性脂肪が低下している. 脂肪乳剤の投与により心原性ショックを合併したとの報告もあるため，脂肪乳剤の投与には十分な注意が必要.

＊体重は実体重を用いる
〔日本臨床栄養代謝学会（編）：日本臨床栄養代謝学会JSPENテキストブック，南江堂，2021と当院の処方例を参考に著者作成〕

Scalfiの式（女性患者）

- 18歳未満：基礎代謝量（kcal/日）＝[92.8×体重（kg）]×0.238
- 18歳以上：基礎代謝量（kcal/日）＝[96.3×体重（kg）]×0.238

- エネルギー必要量の決定には，女性では基礎代謝量の算出には，Scalfiの式を，男性は，Harris-Benedictの式を用いることを推奨するが，AN患者では，基礎代謝量が高めに算出されることに留意する.
- 栄養療法と同時に，血清電解質（P，K，Mg），血糖値，肝機能（AST，ALT，ALP），酸塩基平衡，心電図，心エコーをモニターする.
- ビタミン製剤（特にビタミン B_1）の投与も重要であり，ビタミン B_1 は1日200〜300 mgを経口で投与する. リンの補充には，リン酸ナトリウム補正液（10 mmol/20 mL）を生理食塩水などの末梢輸液製剤に希釈し，12時間以上かけて投与する. 末梢輸液製剤にはリンは含まれないものもあるため注意が必要である.
- 栄養療法の目標体重は，患者の栄養状態を正常に維持するのに適した標準体重±10％に設定する.
- 体重増加は0.5〜1.0kg/週を目安とする. 急速な体重増加は栄養状態の改善ではなく体液貯留の結果である可能性がある. 患者に病気への正しい理解を求め，適切に評価すべきである.

実践編

リフィーディング症候群の高リスク患者

下記の基準が1つ以上
- BMIが16.0 kg/m^{2}未満
- 過去3〜6ヵ月で15%以上の意図しない体重減少
- 10日間以上の絶食
- 再栄養前の低カリウム血症，低リン血症，低マグネシウム血症

下記の基準が2つ以上
- BMIが18.5 kg/m^{2}未満
- 過去3〜6ヵ月で10%以上の意図しない体重減少
- 5日間以上の絶食
- アルコール依存の既往，または次の薬剤の使用歴がある：インスリン，化学療法制酸薬，利尿剤

(National Institute for Health and Care Excellenceより引用)

- リフィーディング症候群(refeeding syndrome：RS)は，低栄養状態の患者において栄養療法開始後早期に発生する重度の代謝合併症で，水分電解質異常，意識障害，心不全などを呈する．
- 経口摂取・経腸栄養・静脈栄養など，いずれにおいても発症し，重症化すると死亡する場合もある．
- 長期飢餓状態の患者は，糖質の摂取により，インスリンの分泌亢進が生じ，リン，カリウム，マグネシウムなどが急速に細胞内へ移行する．
- 低リン血症の発生率は14%程度とされる．肝酵素の上昇は栄養療法開始後2〜3週間後の比較的早期にみられるが，多くは自然に軽快する．
- 肝酵素が上昇する場合は，一時的に糖の投与量を制限する必要があるが，肝酵素が低下した時点でエネルギー投与量の増量を図る．

IV 病態別の栄養療法 M 神経性やせ症

N 脳血管疾患

病型分類

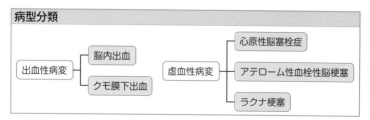

脳卒中急性期の全身管理

推奨

1. 脳卒中患者では入院時に，栄養状態，嚥下機能，血糖値を評価することが勧められる(推奨度A　エビデンスレベル高)．

2. 意識障害のある患者，嚥下障害のある患者，状態の不安定な患者では禁食にし，補液を行うことが勧められる(推奨度A　エビデンスレベル中)．

3. 低栄養状態にある患者や褥瘡のリスクが高い患者では，十分なカロリーの高蛋白食が妥当である(推奨度B　エビデンスレベル中)．栄養状態が良好な患者への高カロリー高蛋白食は勧められない(推奨度D　エビデンスレベル低)．

4. 飲食や経口服薬を開始する前には，嚥下機能を評価するよう勧められる(推奨度A　エビデンスレベル中)．ベッドサイドでの簡便なスクリーニング検査としては水飲みテストが有用であり，精密な検査が必要な場合には嚥下造影検査や内視鏡検査が妥当である(推奨度B　エビデンスレベル低)．

5. 脳卒中発症後7日以上にわたって十分な経口摂取が困難な患者では，経腸栄養(早期には経鼻胃管，長期にわたる場合は経皮的内視鏡的胃瘻)または中心静脈栄養を行うことは妥当である(推奨度B　エビデンスレベル中)．

6. 急性期脳卒中患者の口腔ケアは，誤嚥性肺炎のリスクを低下させる点から勧められる(推奨度A　エビデンスレベル中)．

7. 低血糖(60 mg/dL以下)は直ちに補正すべきである(推奨度A　エビデンスレベル低)．脳卒中急性期には高血糖を是正し，低血糖を予防しながら140〜180 mg/dLの範囲に血糖を保つことを考慮しても良い(推奨度C　エビデンスレベル低)．

8. 尿道カテーテルを一律に留置するのは尿路感染のリスクを上げるため，行うべきではない(推奨度E　エビデンスレベル低)．

[日本脳卒中学会脳卒中ガイドライン委員会(編)：脳卒中治療ガイドライン2021，協和企画，p32，2021より引用]

- 脳血管疾患の多くは突然の意識障害や神経症状を生じてさまざまな後遺症を残し，死亡率も高く，2017年厚生労働省の統計にて日本人の死因第3位を占めている．

- 24時間以内に症状が消える一過性脳虚血発作(transient ischemic attack：TIA)は，臨床分類では脳卒中とは別に分類されるが，90日以内(特に48時間以内)に脳梗塞を発症する危険がある．

- 脳卒中発症急性期の6〜60%に低栄養状態が認められ，入院時に栄養状態，嚥下機能，血糖値などを評価することが勧められる．

- 脳卒中発症急性期の低栄養状態は独立した転帰不良因子である．7日以上にわたって十分な経口摂取が困難な患者では，経腸栄養または中心静脈栄養を行う．

脳血管疾患における栄養管理の時間経過

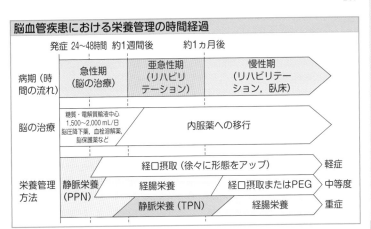

病期 (時間の流れ)	発症 24~48時間 急性期 (脳の治療)	約1週間後 亜急性期 (リハビリテーション)	約1ヵ月後 慢性期 (リハビリテーション, 臥床)	
脳の治療	糖質・電解質輸液中心栄養 1,500~2,000 mL/日 脳圧降下薬, 血栓溶解薬, 脳保護薬など	内服薬への移行		
栄養管理方法	静脈栄養 (PPN)	経口摂取 (徐々に形態をアップ)	軽症	
		経腸栄養	経口摂取またはPEG	中等度
		静脈栄養 (TPN)	経腸栄養	重症

慢性期脳卒中における栄養療法	
エネルギー	25 kcal/kg
たんぱく質	0.9~1.1 g/kg
その他	「日本人の食事摂取基準」に準ずる

- 図に示すように超急性期は治療と並行して主に輸液による栄養管理を行い, 時間経過を考慮して24～48時間以内に経腸栄養・経口摂取を開始する. 経口摂取開始前には意識状態, 嚥下機能を評価する.
- 重度の嚥下障害患者に対しては, 経鼻カテーテルを挿入し経腸栄養法を実施するか, 長期間留置が必要な場合は胃瘻による栄養補給を考慮する.
- エネルギー必要量は脳血管疾患に特異なものはなく, 原疾患に準じた必要量を使用し, 適切なたんぱく質投与などサルコペニア予防も必要である.
- 亜急性期はリハビリテーションが本格的になるので, リハビリテーション強度に応じたエネルギー量の見直しも必要となる.
- 自律神経障害による胃腸の運動機能不全により, 嘔吐や下痢, 便秘などが生じることがある.
- 脳血管障害では低Na血症を呈することがあり, 低Na血症の治療では, Naの補充, 水制限, ミネラルコルチコイド投与などを行う.
- 経管栄養には, Na含有量が少ないことが多く, 低Na血症への注意が必要である.
- 中枢性尿崩症による高Na血症がみられることもあり, 急激な尿量増加と多尿, 尿比重低下, 尿浸透圧<血清浸透圧が特徴である.

Ⅳ 病態別の栄養療法 Ⅳ 脳血管疾患

O 摂食・嚥下障害

嚥下障害診療アルゴリズム

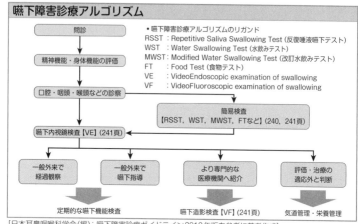

[日本耳鼻咽喉科学会(編):嚥下障害診療ガイドライン2018年版を参考に著者作成]

実践編

- 摂食・嚥下機能障害(嚥下障害)は，先行期，準備期，口腔期，咽頭期，食道期のいずれかに問題を生じ，食事が喉につかえる，水を飲んだときに咽せる，食事に時間がかかる，痰が絡み咳き込む，などの問題が生じる状態をさす.

- 嚥下障害の原因は，器質的要因，機能的要因，その他に分類される. 器質的要因は，腫瘍や炎症による口腔，咽頭，食道の構造上の問題が挙げられる(口腔・咽頭腫瘍，甲状腺腫，食道炎など). 機能的要因は，嚥下運動を司る神経系や筋肉の問題が挙げられる(パーキンソン病，ALS，薬剤性など). その他には，認知症，うつ病，神経性食欲不振症などの心理的原因や，サルコペニア，オーラルフレイルなどが挙げられる.

- 薬剤性の嚥下障害は，咳・嚥下反射低下，錐体外路系の副作用などの直接的な要因と，口腔内乾燥や消化器症状などの間接的な要因が考えられる. 抗精神病薬，抗うつ薬，パーキンソン病治療薬，筋弛緩薬，抗コリン薬，医療用麻薬などが原因として考えられる他，ポリファーマシーによる口腔機能の低下や嚥下障害も問題となる.

- 『嚥下障害診療ガイドライン2018年版』では，問診，評価，診察，各種検査(簡易検査，嚥下内視鏡検査，嚥下造影検査)を用いて患者の摂食・嚥下状態を把握し，対応することが求められている.

FOIS(Functional Oral Intake Scale)	
レベル7	正常
レベル6	すべての栄養・水分を経口摂取. 複数の食形態. 特別な準備は不要だが, 特定の食べ物は食べられない
レベル5	すべての栄養・水分を経口摂取. 複数の食形態. ただし, 特別な準備や代償法が必要
レベル4	すべての栄養・水分を経口摂取. 1種類の食形態のみ
レベル3	補助栄養に依存しているが, 継続的に食品や飲料を経口摂取している
レベル2	補助栄養に依存, 少量の経口摂取を試みるのみ
レベル1	経口摂取なし

[Crary MA et al : Arch Phys Med Rehabi **86** : 1516-1520, 2005を参考に著者作成]

摂食状況のレベル評価	
Lv.10	摂食・嚥下障害に関する問題なし
Lv.9	食物の制限はなく, 3食を経口摂取している
Lv.8	特別食べにくいものを除いて, 3食経口摂取している
Lv.7	3食の嚥下食を経口摂取している. 代替栄養は行っていない
Lv.6	3食の嚥下食経口摂取が主体で, 不足分の代替栄養を行っている
Lv.5	1～2食の嚥下食を経口摂取しているが, 代替栄養が主体である
Lv.4	1食分未満の嚥下食を経口摂取しているが, お楽しみレベル
Lv.3	ごく少量の食物を用いた嚥下訓練を行っている
Lv.2	食物を用いない嚥下訓練を行っている
Lv.1	嚥下訓練を行っていない

[藤島一郎ほか : リハ医学 **43** : S249, 2006を参考に著者作成]

- 簡易検査には, 反復唾液嚥下テスト(RSST), 水飲みテスト(WST), 改訂水飲みテスト(MWST), 食物テスト(FT)などがある. 嚥下内視鏡検査はベッドサイドで実施可能である点, 嚥下訓練の評価として簡便に実施可能である点で, 活用することが望ましい.

- 嚥下内視鏡検査は, 内視鏡を用いて実施する嚥下機能検査であり, 機能性と簡便性に優れている点やX線被曝がないという利点がある. 空嚥下や着色水, ゼリーなどを用いた実際の嚥下状態や咽頭感覚・麻痺の評価が視覚的に可能である. 嚥下反射の惹起遅延や咽頭残留などの評価をもとに提供できる食形態を検討する.

- 嚥下造影検査は, 造影剤や造影剤を含む食物を嚥下させて実施する嚥下機能検査であり, X線透視下で造影剤の流れを追うことにより, 時系列で嚥下関連器官の連動を観察することができる. 被曝の問題はあるものの, 誤嚥の程度やタイミングまで詳細に確認できるため, 原因検索に難渋するような症例で有効である.

- 1993年に発表された摂食・嚥下能力のグレードは, 患者の「できる」に焦点をあてた評価であり, VEやVFによる専門的評価を数値化できるものである. 一方, 世界的にも利用されているFOIS(Functional Oral Intake Scale)や, 2006年に発表された摂食嚥下障害患者における摂食状況のレベルは, 患者の「している」に焦点をあてて評価を行っている. VEやVFでの評価が困難な患者状態や施設でも多職種で評価できるツールである.

嚥下調整食分類2021と他分類との対応

		学会分類	嚥下食ピラミッド	ユニバーサルデザインフード
嚥下訓練食品 0j 均質で，付着性，凝集性，かたさ，離水に配慮したゼリー・離水が少なく，スライス状にすくうことが可能なもの		0j	L0	-
	嚥下訓練食 0t 均質で，付着性，凝集性，かたさ，離水に配慮したとろみ水 中間のとろみ〜濃いとろみの水分	0t	L3の一部 （とろみ水）	-
嚥下調整食 1j 均質で，付着性，凝集性，かたさ，離水に配慮したゼリー，プリン，ムース状のもの		1j	L1-L2	かまなくてもよい （ゼリー状）
嚥下調整食 2-1 ピューレ・ペースト・ミキサー食など均質でなめらか，べたつかず，まとまりやすいもの，スプーンですくって食べることが可能なもの		2-1	L3	かまなくてもよい
嚥下調整食 2-2 ピューレ・ペースト・ミキサー食などで，べたつかず，まとまりやすいものや不均質なもの，スプーンですくって食べることが可能なもの		2-2		
嚥下調整食 3 形はあるが，押しつぶしが容易，食塊形成や移送が容易，咽頭でばらけず嚥下しやすいように配慮されたもの，多量の離水がない．		3	L4	舌でつぶせる
嚥下調整食 4 かたさ・ばらけやすさ・貼りつきやすさがないもの，箸やスプーンで切れるやわらかさ		4		舌でつぶせる 歯ぐきでつぶせる 容易にかめるの一部

[日摂食嚥下リハ会誌 25：135-149，2021を参考に著者作成]

実践編

- 嚥下障害のある対象者に対して提供される食事の粘度や形状が，地域や施設ごとにばらつきが生じないようにするために，複数の嚥下食の分類（嚥下食ピラミッド，ユニバーサルデザインフード，特別用途食品，スマイルケア食）が存在する．日本摂食嚥下リハビリテーション学会嚥下調整食分類2021では，食事として提供することを想定されており，コード0からコード4までの7つに区分されている．

- 嚥下訓練食品，嚥下調整食ともに食種としての分類ではないため，提供内容によって供給される栄養量は大きく異なる．嚥下訓練食品は，誤嚥したときのリスクを考慮して，たんぱく質含有量が少ないものが望ましい．

- 嚥下障害のある対象者に対する食事のポイントは，1回量を少なくし，少量ずつ食べ物を舌の奥に入れる，液状のものは誤嚥するリスクが高いためとろみを付ける，口腔内残留の少ないゼリーを提供する，などである．それぞれ問題となっている時期によって適切な対応は異なるため成書を参照されたい．

- 食形態以外でも，浅めのスプーンを使用する，上半身を起こし頸部を前屈位にする，などの工夫が必要である．片側の声帯麻痺の場合は麻痺側に回旋して嚥下することで，麻痺のないほうに食物の流入を促すことができる（例：右声帯麻痺に対して右側に回旋嚥下指導を実施）．

P 褥瘡

褥瘡の栄養管理

エネルギー	30〜35 kcal/kg/日 ＊糖質を過剰投与すると体脂肪が蓄積する. 非たんぱくカロリー/窒素比を適切に投与することが必要.
たんぱく質	1.25〜1.5 g/kg/日 ただし，尿素窒素の上昇に注意する.

[日本静脈経腸栄養学会（編）：静脈経腸栄養ガイドライン，第3版，2013を参考に著者作成]

褥瘡治癒に関連する特定栄養素

● 亜鉛：核酸・タンパク合成↑，味覚・免疫機能維持
● ビタミンC：線維芽細胞成熟・コラーゲン形成
● コラーゲンペプチド：線維芽細胞刺激（増殖・遊走）
● アルギニン：成長ホルモン分泌↑，血流促進
● HMB：タンパク合成↑　タンパク分解↓

HMB：β-hydroxy-β-methylbutyrate
[日本臨床栄養代謝学会（編）：日本臨床栄養代謝学会JSPENテキストブック，南江堂，p546，2021より許諾を得て転載]

● 褥瘡の発生要因には，局所要因と全身要因がある.「脆弱な皮膚」に「長時間圧力」が加わり続け，血流障害になったところに「摩擦」や「ずれ」が加われば褥瘡が発生する.
● 局所要因としてやせによる骨突出が挙げられ，全身要因は栄養不良があれば発生しやすい. 浮腫も褥瘡発生のリスクを高めるので低タンパク血症も発生要因となる.
● 褥瘡の好発部位は仙骨部，足外踝部，大転子部などである.
● 低栄養状態を確認する指標として，血清アルブミン値，体重減少率，上腕周囲長，血清ビタミンD値，食事摂取量，栄養評価も有用である（34，38頁参照）.
● 在宅で経腸栄養を施行している場合，旧タイプの医薬品では，エネルギー投与量が少ないと，ビタミン，微量元素などが慢性的に不足する可能性がある.

栄養欠乏の創傷治癒への影響

治癒過程	栄養素	欠乏症
炎症期	炭水化物 たんぱく質	白血球機能低下 炎症期の遷延
増殖期	たんぱく質，亜鉛 銅，ビタミンA・C	線維芽細胞機能の低下 コラーゲン合成機能低下
成熟期	カルシウム ビタミンA 亜鉛，ビタミンA	コラーゲン架橋結合不全 コラーゲン再構築不全 上皮形成不全

［厚生省老人保健福祉局(監)：褥瘡の予防・治療ガイドライン，照林社，1998より引用］

- 褥瘡の重症度診断と経過評価には，日本褥瘡学会が作成した DESIGN-R®2020(263頁参照)が用いられる．
- 褥瘡の治癒過程は①炎症期，②増殖期，③成熟期に分類される．
- 腎機能異常がなければ，たんぱく質のエネルギー比率24％まで投与しても，尿素窒素やクレアチニン値の上昇を認めず，悪影響を及ぼさないことが報告されている．
- 亜鉛，ビタミンC，アルギニン，L-カルノシン，n-3系脂肪酸，コラーゲン加水分解物，β-ヒドロキシ酪酸，α-ケトグルタル酸オルニチンなどは，治癒を促進する可能性がある．全身の栄養状態を改善したうえで，これらの特定の栄養素の付加についても考慮する．
- ギャッチアップによるずれが仙骨や殿部の褥瘡悪化のリスクとなることが考えられる場合は，経管栄養投与の際に半固形栄養剤あるいは粘度可変型流動食の使用により注入時間を短縮することを考慮する．

Q サルコペニア

AWGS2019によるサルコペニアの診断アルゴリズム

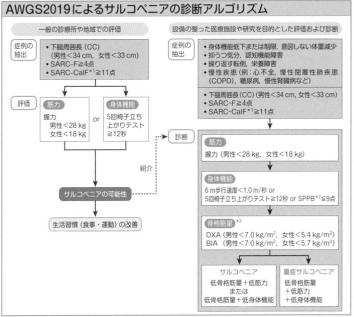

*[1] SARC–CalF：CCとSARC–Fを組み合わせた指標で，CCがカットオフ値（男性：34 cm未満，女性：33 cm未満）の場合に，SARC–Fのスコアに10点を追加して評価する.

*[2] SPPB（Short Physical Performance Battery）：簡易身体機能バッテリーで，測定項目はバランステスト，歩行速度，椅子立ち上がりテストの3つからなる. 各テストの点数を合計し，0〜12点で評価する. 0〜6点：低パフォーマンス，7〜9点：標準パフォーマンス，10〜12点：高パフォーマンス

*[3] 骨格筋量については，BMIで補正するFNIH（Foundation for the National Institutes of Health）基準も使用可能とする（ただしDXAのみ）. カットオフ値：男性0.789 kg/BMI未満，女性0.512 kg/BMI未満.

DXA（Dual-energy X-ray Absorptiometry），BIA（Bioelectrical Impedance Analysis）
Chen LK, et al. J Am Med Dir Assoc 2020; 21: 300-7. e2.
©2019 AMDA-The Society for Post-Acute and Long-Term Care Medicine. Reproduced with permission from Elsevier.
［サルコペニア診療ガイドライン作成委員会（編）：サルコペニア診療ガイドライン2017年版一部改訂，日本サルコペニア・フレイル学会，国立研究開発法人国立長寿医療研究センター，p v，図1，2020より許諾を得て転載］

一次性サルコペニアと二次性サルコペニア		
一次性サルコペニア	加齢性サルコペニア	加齢以外に明らかな原因がないもの
二次性サルコペニア	活動に関連するサルコペニア	寝たきり，不活発なスタイル，（生活）失調や無重力状態が原因となりうるもの
	疾患に関連するサルコペニア	重症臓器不全（心臓，肺，肝臓，腎臓，脳），炎症性疾患，悪性腫瘍や内分泌疾患に付随するもの
	栄養に関連するサルコペニア	吸収不良，消化管疾患および食欲不振を起こす薬剤使用などに伴う，摂取エネルギーおよび/またはたんぱく質の摂取量不足に起因するもの

Cruz-Jentoft AJ, et al. Age Ageing 2010 ; 39 : 412-23.
©Cruz-Jentoft AJ, et al. 2010 Published by Oxford University Press on behalf of the British Geriatrics Society.
[サルコペニア診療ガイドライン作成委員会（編）：サルコペニア診療ガイドライン 2017 年版 一部改訂，日本サルコペニア・フレイル学会，国立研究開発法人国立長寿医療研究センター，p15，表3，2020 より許諾を得て転載]

- サルコペニアとは，骨格筋量の減少と筋力もしくは身体機能（歩行速度など）の低下により定義される．
- サルコペニアの診断アルゴリズムは前頁の図に示す通りである．
- AWGS の診断基準では，握力低下または歩行速度の低下を評価し，いずれかを認めれば筋肉量を測定するフローチャートとなっている．
- 一般の診療所や地域で測定機器がない場合には，SARC-F などの質問票や下腿周囲長の測定により症例を抽出し，握力や5回椅子立ち上がりテストで評価し，サルコペニアの可能性があれば介入あるいは適切な医療機関への紹介を勧めている．

サルコペニアにおける栄養療法	
エネルギー	エネルギー消費量＋エネルギー蓄積量(200〜750 kcal)とする エネルギー消費量は高齢者の栄養療法または，原疾患の栄養療法に準する
たんぱく質	1.0 g/kg(適正体重)/日以上
その他	日本人の食事摂取基準に準する

- サルコペニア肥満は骨格筋量の減少と体脂肪の増加を同時に有する状態であるが，現時点で確立された定義はなく，評価方法やカットオフ値は定まっていない.
- サルコペニア肥満では，脂質異常症となるリスクが高く，また心血管疾患による死亡，総死亡のリスクが高い.
- サルコペニアは加齢が最も重要な要因であるが，活動不足，疾患(代謝疾患，消耗性疾患など)，栄養不良が危険因子である.
- サルコペニアを合併するがん患者では，生存率が低下し，手術の死亡リスクが高くなる.
- サルコペニアにより嚥下障害を生じることがあり，誤嚥性肺炎を認めることが多い. 絶食・不適切な栄養管理によりさらに全身性サルコペニアが進行，悪化するため，早期リハビリテーションと経口摂取の早期再開が必要である.
- 適切な栄養摂取，特に1日に体重(適正体重)1kgあたり1.0 g以上のたんぱく質摂取はサルコペニアの発症予防や膝伸展筋力の改善に有効である可能性があるとされている.
- ビタミン類，脂肪酸などの種々の栄養素については，研究されているが十分な科学的根拠があるとは言えず，食事摂取基準を充足することが望ましい.
- 運動介入は筋力や歩行速度の改善効果があり，サルコペニアの予防としても，サルコペニア患者にとっても有用である.

R 高齢者

高齢者の身体・代謝特性

- 味覚を含めた感覚機能の低下
- 口腔内環境の悪化と嚥下機能の低下
- 身長の短縮
- 筋肉量の減少と質の変化
- 相対的脂肪量の増加
- インスリン抵抗性（耐糖能の低下）
- 体内水分の減少
- 基礎代謝の低下
- 恒常性維持機能の低下
- タンパク同化抵抗性
- 電解質異常を起こしやすい
- 心・腎機能などの予備能の低下
- 免疫機能（細胞性を中心とした）の低下

[日本臨床栄養代謝学会（編）：日本臨床栄養代謝学会 JSPEN テキストブック，南江堂，p564，2021 より許諾を得て転載]

- 一般に65歳以上を高齢者，75歳以上を後期高齢者と呼んでいる．加齢に伴い体重が減少し，看護や介護を必要とする高齢者が増加し，重要な問題となっている．
- 一般成人の体内水分量は体重の60％程度であるのに対し高齢者では50％程度に減少し，さらに飲水中枢の機能低下も相まって，脱水に陥りやすいと考えられている．
- 腎血流量，糸球体ろ過率，尿細管における Na 再吸収能，尿濃縮予備能・希釈力がいずれも低下することにより水分調整機能も低下する．
- 国民健康・栄養調査によると，エネルギー摂取量に占める炭水化物摂取量の割合は年齢が高いほど上昇する傾向があり，Ca と Fe の摂取量は不足傾向にある．
- 血中ビタミンD濃度の低下が，筋力の低下を引き起こし，転倒および骨折リスクの増加との関連が示唆されている．
- 高齢者ではたんぱく質摂取後に誘導される骨格筋でのタンパク合成反応の低下が報告され，インスリン様成長因子1（IGF-1）の関与が注目されている．
- 歯の減少，唾液分泌量の低下などにより咀嚼が十分にできず，嚥下障害をきたしやすい．

フレイルサイクル

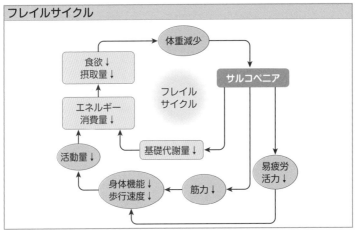

[日本臨床栄養代謝学会(編):日本臨床栄養代謝学会JSPENテキストブック,南江堂,p566,2021より許諾を得て転載]

Friedらのフレイルの定義

1) Weight loss(体重減少)
2) Exhaustion(疲労感)
3) Low activity(活動量の低下)
4) Slowness(歩行速度の遅延)
5) Weakness(筋力低下)
上記5項目中3項目以上該当すればフレイルと診断される

● フレイル(加齢による虚弱)とは,要介護状態に至る前段階として位置付けられ,身体的脆弱性,精神心理的脆弱性,社会的脆弱性などの多面的な問題を抱えやすく,生活機能障害,要介護状態,死亡などの転帰に陥りやすい状態を意味する.

● フレイルは栄養,代謝と強い関連があり,運動とたんぱく質の十分な摂取により予防できる.日本人の食事摂取基準では,65〜74歳,75歳以上と年齢による区分設定も改訂され,50歳以上の目標量下限値は引き上げられ,75歳以上の高齢者でたんぱく質摂取推奨量は男性60 g/日,女性50 g/日となった.

● 75歳以降は,身体問題のみならず社会的・精神的問題で食欲低下が起こりうる.特に独居,高齢夫婦世帯ではフレイルに陥りやすい.

● 経口摂取ができなくなった場合の対応について話し合い,人工栄養の意思決定や胃瘻の理解など正しい知識の提供が必要である.

実践編

高齢者（75歳以上）の食事摂取基準（1日あたり）

エネルギー・栄養素			策定項目	男性			女性		
身体活動レベル				I	II	III	I	II	III
エネルギー		(kcal)		1,800	2,100	—	1,400	1,650	—
たんぱく質		(g)1)	推奨量	60			50		
脂質	脂質	(%エネルギー)	目標量	20〜30 2)			20〜30 2)		
	n-6系	(g)	目安量	8			7		
	n-3系	(g)	目安量	2.1			1.8		
炭水化物	炭水化物	(%エネルギー)	目標量	50〜65 2)			50〜65 2)		
ビタミン	脂溶性	A (µgRE)3)	推奨量	800			650		
			耐用上限量	2,700			2,700		
		D (µg)	目安量	8.5			8.5		
			耐用上限量	100			100		
		E (mg)4)	目安量	6.5			6.5		
			耐用上限量	750			650		
		K (µg)	目安量	150			150		
	水溶性	B1 (mg)	推奨量	1.2			0.9		
		B2 (mg)	推奨量	1.3			1.0		
		ナイアシン (mgNE/日)5)	耐用上限量	300(75)			250(60)		
		B6 (mg)	推奨量	1.4			1.1		
			耐用上限量	50			40		
		B12 (µg)	推奨量	2.4			2.4		
		葉酸 (µg)	推奨量	240			240		
			耐用上限量	900			900		
		パントテン酸	目安量	6			5		
		ビオチン (µg)	目安量	50			50		
		C (mg)	推奨量	100			100		
ミネラル	多量	Na (mg)	目安量	—			—		
		(食塩相当量)(g)	目標量	7.5未満			6.5未満		
		K (mg)	目安量	2,500			2,000		
		Ca (mg)	推奨量	700			600		
		Mg (mg)	推奨量	320			260		
		P (mg)	目安量	1,000			800		
	微量	Fe (mg)	推奨量	7.0			6.0		
			推定平均必要量	6.0			5.0		
			耐用上限量	50			40		
		Zn (mg)	推奨量	10			8		
		Cu (mg)	推奨量	0.8			0.7		
		Mn (mg)6)	目安量	4.0			3.5		
		ヨウ素 (µg)	推奨量	130			130		
			耐用上限量	3,000			3,000		
		Se (µg)	推奨量	30			25		
			耐用上限量	400			350		
		Cr (µg)	目安量	10			10		
		Mo (µg)	目安量	—			—		

1 65歳以上の高齢者について，フレイル予防を目的とした量を定めることは難しいが，身長・体重が参照体位に比べて小さい者や，特に75歳以上であって加齢に伴い身体活動量が大きく低下した者など，必要エネルギー摂取量が低い者では，下限が推奨量を下回る場合があり得る．この場合でも，下限は推奨量以上とすることが望ましい．

2 範囲に関しては，おおむねの値を示したものであり，弾力的に運用すること．

3 推定平均必要量，推奨量はプロビタミンAカロテノイドを含む．耐容上限量は，プロビタミンAカロテノイドを含まない．

4 α-トコフェロールについて算定した．α-トコフェロール以外のビタミンEは含んでいない．

5 耐容上限量は，ニコチンアミドの重量(mg/日)，（　）内はニコチン酸の重量(mg/日)．

6 通常の食品以外からの摂取量の耐容上限量は，成人の場合350 mg/日とした．通常の食品からの摂取の場合，耐容上限量は設定しない．

[日本人の食事摂取基準（2020年版）より作成]

S 認知症

認知症の症状

中核症状
記憶障害, 見当識障害, 失認, 失行, 失算, 失書など

 脳の障害

行動・心理症状
睡眠障害, 拒絶, 介護への抵抗, 食事摂取の異常, 徘徊, 暴言, 暴力, 不潔行動, 焦燥, 幻覚, 妄想, 抑うつなど

助長する要因
環境, 性格, 学歴, 職歴, 不安, ストレス, 不適切なケア

- わが国における認知症患者数は2012年で約462万人, 65歳以上の高齢者の約7人に1人と推計されており, 2025年には約5人に1人に増加する見込みとされている.
- Alzheimer型認知症の患者は, 食事に手を付けない, 食器の使い方がわからないといった食行動の障害をきたす. しばしば味覚障害を合併し, 咀嚼困難などの口腔機能の低下も認められる. 嚥下圧の低下, 嚥下反射の遅延などや, 先行期・準備期・口腔期・咽頭期(2, 208頁参照)の障害が認められる.
- 血管性認知症では, 脳梗塞などを繰り返すことで重度の嚥下障害を合併することも多い. 動脈硬化が進行した症例では, 軽度の脱水でも脳血流の低下をきたし, 急激に意識レベルが低下したり, 嚥下機能が低下するといった症状の変動をきたすことがある.
- Lewy小体型認知症では, 記憶障害のほか, パーキンソン病様症状, レム睡眠行動障害, 幻視などがみられる. 早期から嚥下障害を伴い, 進行とともに嚥下障害は重症化する.
- 前頭側頭型認知症では, 毎日同じ時間に決まった行動をする常同行動という行動異常がみられる. 甘いものや濃い味付けのものを好むなど, 食事や嗜好の変化がみられることもある.

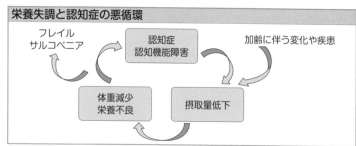

栄養失調と認知症の悪循環

フレイル
サルコペニア

認知症
認知機能障害

加齢に伴う変化や疾患

体重減少
栄養不良

摂取量低下

(ESPENガイドラインを参考に著者作成)

- ●米国の研究では認知症高齢者を1年間観察した結果, 85.8%に摂食障害が認められ, 摂食障害が認められた認知症高齢者では, 生存率が著しく低下したと報告されている.
- ●認知症が進行し, 経口摂取がほとんどできなくなった際, 栄養摂取をどうするべきか, 発症前の本人の意思や家族の希望なども踏まえて, 倫理的な判断も必要である.
- ●認知症がサルコペニアの原因となる可能性があり, 逆にサルコペニアは認知症のリスクとなることが示されている.
- ●多価不飽和脂肪酸(PUFA), 特にDHA, 中鎖脂肪酸(MCT)の摂取, 地中海式ダイエットは認知機能低下を防ぐ可能性があるが, まだ結論は出ていない.
- ●FINGER研究で示されたように, 栄養療法に加えて, 運動, 認知機能訓練, 社会参加などの介入を行うことは, 認知機能低下を予防する効果があるとされている.

実践編

T 妊婦・授乳婦

妊婦・授乳婦の食事摂取基準(2020年版)〔付加量〕			
エネルギー(kcal/日)	(初期) (中期) (末期)	+50 +250 +450	(授乳婦) +350
たんぱく質推奨量(g/日)	(初期) (中期) (末期)	+0 +5 +25	(授乳婦) +20
ビタミンA推奨量(μgRE/日)	(初期・中期) (末期)	+0 +80	(授乳婦) +450
鉄 推奨量(mg/日)	(初期) (中期・末期)	+2.5 +9.5	(授乳婦) +2.5
葉酸 推奨量(μg/日)		+240	(授乳婦) +100

〔日本人の食事摂取基準(2020年版)を参考に著者作成〕

- 妊娠期間は,初期(13週6日まで),中期(27週6日まで),後期(妊娠28週0日以降)に3分割されている.
- 妊娠全期間を通しての推奨体重増加量は体格区分が「低体重(やせ)」は9〜12kg,「ふつう」は7〜12kg,「肥満」は医師に要相談(個別に対応)である.
- 妊婦の推定エネルギー必要量は妊娠前の推定エネルギー必要量(kcal/日)+妊婦のエネルギー付加量として求められ,妊娠期間別のエネルギー蓄積量を加味する.
- 妊娠悪阻とは,悪心・嘔吐の繰り返しにより,食事摂取が困難となり,栄養代謝障害をきたし,体重減少,脱水,電解質異常を呈する状態である.
- 妊娠悪阻では,5%以上の体重減少があり経口水分摂取ができない場合,尿中ケトン体強陽性が続く場合などには補液を開始する.
- 妊娠悪阻では,ウェルニッケ脳症の予防のためビタミンB_1を100mg/日以上投与する.また,頻回の嘔吐によりナトリウム,クロール,カリウムだけでなく,マグネシウム,リンなどの電解質異常を伴うため,適宜補正を行う.

妊娠中の糖代謝異常と診断基準

1) 妊娠糖尿病　gestational diabetes mellitus (GDM)
　　75 gOGTT において次の基準の1点以上を満たした場合に診断する.
　　①空腹時血糖値　　　≧92 mg/dL　　　(5.1 mmol/L)
　　②1時間値　　　　　≧180 mg/dL　　　(10.0 mmol/L)
　　③2時間値　　　　　≧153 mg/dL　　　(8.5 mmol/L)
2) 妊娠中の明らかな糖尿病　overt diabetes in pregnancy(註1)
　　以下のいずれかを満たした場合に診断する.
　　①空腹時血糖値≧126 mg/dL
　　②HbA1c値≧6.5％
　　＊随時血糖値200 mg/dL あるいは75 gOGTT で2時間値≧200 mg/dL の場合
　　　は, 妊娠中の明らかな糖尿病の存在を念頭に置き, ①または②の基準を満たす
　　　かどうか確認する. (註2)
3) 糖尿病合併妊娠　pregestational diabetes mellitus
　　①妊娠前にすでに診断されている糖尿病
　　②確実な糖尿病網膜症があるもの

註1. 妊娠中の明らかな糖尿病には, 妊娠前に見逃されていた糖尿病と, 妊娠中の糖代謝の変化の影響を受けた糖代謝異常, および妊娠中に発症した1型糖尿病が含まれる. いずれも分娩後は診断の再確認が必要である.
註2. 妊娠中, 特に妊娠後期は妊娠による生理的なインスリン抵抗性の増大を反映して糖負荷後血糖値は非妊時よりも高値を示す. そのため, 随時血糖値や75 gOGTT 負荷後血糖値は非妊時の糖尿病診断基準をそのまま当てはめることはできない.
〔妊娠中の糖代謝異常と診断基準の統一化について(日本糖尿病・妊娠学会と日本糖尿病学会との合同委員会:2015年8月1日発出)より引用〕

- 糖代謝異常として妊娠前から糖尿病が存在していた糖尿病合併妊娠と妊娠中に発見された糖代謝異常(妊娠糖尿病)がある. エネルギー必要量は, 標準体重×30 kcalを基本とし, 妊娠中に必要な付加量を加え, 適正な体重増加を心がける. 肥満妊婦に対しては, 急激な体重減少や飢餓状態を招かないようにする. 糖代謝異常に食後血糖値が関連することから, 場合により分割食が勧められる.

- 受胎前後に母体の葉酸摂取が不足すると胎児における神経管閉鎖障害(neural tube defects：NTDs)の発症リスクが高まることが指摘されている. 妊娠1ヵ月以上前から妊娠3ヵ月まで, 食事に加えて1日400μgの葉酸を栄養補助食品から摂取する.

- ビタミンAは過剰摂取により神経管奇形を増加させるとの報告がある. 医薬品経腸栄養剤の添付文書には, 経管栄養管理が必要となった場合について, 「妊娠3ヵ月以内または妊娠を希望する女性に投与する場合は5,000 IU(1,500μRAE)/日未満に止める」と記載されている.

- 妊婦に経管栄養を行う場合, 母体の推定必要量に対しての各栄養素の過不足がないか十分に注意する. 必須脂肪酸やセレンなどの微量元素の補充が必要となる. また, 脂溶性ビタミンであるビタミンKの欠乏は新生児メレナの発症要因ともなる.

実践編

U 神経疾患

1 筋萎縮性側索硬化症

ALS診断における必須事項

A. 下記が存在する
 1. 下位運動ニューロン障害を示す臨床的あるいは電気生理学的所見
 2. 上位運動ニューロン障害を示す臨床的所見
 3. 症状の進行が初発部位から他部位への進展
B. 下記が存在しない：除外診断
 1. 臨床症状（上位・下位運動ニューロン障害）を説明できる他疾患を示す電気生理学的あるいは病理学的所見
 2. 臨床所見，電気生理学的異常を説明できる神経画像所見

(Brooks BR et al : Amyotroph Lateral Scler Other Motor Neuron Disord **1** : 293-299, 2000より引用)

Gold Coast 診断基準

項目1～3のすべてを満たすこと.
1. 臨床的に正常の運動機能でありながら，病歴または複数回の診察により進行性の運動機能障害を認めること
2. 脳幹・頸髄・胸髄・腰仙髄領域の少なくとも1領域[注1]で上位運動ニューロンと下位運動ニューロン障害を認めること（1領域のみの場合は同一の領域に上位運動ニューロンと下位運動ニューロン障害を認めること），または2領域以上の下位運動ニューロン障害を認めること[注2]
3. 検査により他疾患が除外されること[注3]
   [注1]：異常と判断する条件として，頸髄および腰仙髄領域では神経と神経根支配の異なる2筋で臨床所見か筋電図異常を認めること，また脳幹および胸髄領域では1筋で同様の異常を認めること
   [注2]：下位運動ニューロン障害ありと判断される条件は以下の2項目のいずれかである
     1) 臨床的に筋力と筋萎縮を認めること
     2) 筋電図異常（(a)慢性神経原性変化（高振幅または長持続時間の運動単位電位で多相波と不安定性を伴うことが多い），および(b)活動性脱神経（線維自発電位，陽性鋭波，または線束自発電位）
   [注3]：適切な検査は臨床所見によるが，神経伝導検査，筋電図，MRIなどの画像，血液および脳脊髄液検査などを含む.

(Shefner JM et al : Clin Neurophysiol **131** : 1975-1978, 2020より作成)
[日本神経学会（監）：筋萎縮性側索硬化症（ALS）診療ガイドライン2023, 南江堂, p38, 2023より許諾を得て転載]

- 筋萎縮性側索硬化症（amyotrophic lateral sclerosis：ALS）は，進行性の疾患であり，運動ニューロンが選択的に障害される．診断は，①上位および下位運動ニューロン障害の存在，②進行性の経過，③除外診断によってなされる．Gold Coast 診断基準が最近提唱された．
- ALSでは，運動障害に加え，嚥下障害や呼吸障害などが生じる．
- 日本におけるALSの発症率は，1.5～2.5人/10万人/年，有病率は7～11人/10万人と推計される.
- 発症から死亡もしくは侵襲的換気が必要となるまでの期間の中央値は，20～48ヵ月と報告されている．ただし，経過には個人差がある.
- ALSの場合，胃瘻の適応は，誤嚥性肺炎が生じてからでは遅すぎるため，呼吸状態が保たれている時期，すなわち努力肺活量≧50％でのPEGが推奨されている.

ALSにおける栄養療法	
エネルギー	清水の式：$(1.67 \times BEE) + (11.8 \times ALSFRS-R) - 680$ または，$(1.0 \times BEE + 313.4 \times TV-112) \times AF^{※}$ $30 \sim 40$ kcal/kg 人工呼吸器装着後：HB式で求めたBEE $\times 0.9$
たんぱく質	$1.0 \sim 1.2$ g/kg
脂質	$25 \sim 35$％
その他	嚥下機能障害を生じた場合には，食形態に注意

BEE：Harris-Benedict式で求めたBEE，ALSFRS-R：下記参照，TV：一回換気量(L)，AF：活動係数
※ Kurihara M et al：Ann Nutr Metab 77：236-243, 2021

- 病初期もしくは病前から約半数近くの患者が体重減少を呈する．体重減少は，独立した生命予後予測因子である．
- ALS診療ガイドライン2023では，エネルギー必要量において，下記の二つの式が示されている．
  1) ALS機能評価スケールであるALSFRS-R（ALS Functional Rating Scale-Revised）．ALSFRS-Rは①会話，②唾液分泌，③嚥下，④書字，⑤摂食動作，⑥階段，⑦歩行，⑧更衣，⑨症状動作，⑩呼吸困難，⑪起座呼吸，⑫呼吸不全の12項目より算出する．
  2) 一回換気量を用いて基礎代謝エネルギー量を算出する式．
- 他にも，初期のALS患者のエネルギー消費量は $30 \sim 40$ kcal/kgと非常に高い値であることが示されており，それらの簡易式を用いることもある．
- たんぱく質や脂質の至適投与量は不明だが，食欲不振もあり，エネルギー密度を高めるために適宜脂肪を増やすのも有効と思われる．

実践編

2 パーキンソン病

四大症状	症状の特徴
振戦	手足やあごなどが震える症状．安静時に多く，はじめのうちは左右どちらかが震えることが多い
無動（運動緩慢）	動作が遅くなったり，動作が少なくなる症状．日常生活の動作に時間がかかる
（筋）強剛	自分では気付きにくく，他者が動かしたときに筋肉に強い抵抗を感じる
姿勢保持障害	疾患の進行により現れる症状．歩き出すと止まることができない，方向転換できない，前かがみになるなど，歩行自体にも大きな影響を生じ，転倒しやすくなる

- パーキンソン病（Parkinson disease：PD）は，脳の神経伝達物質であるドーパミンが減ることによって起こる病気である．
- PDの日本での罹患率は10〜18人/10万人・年，有病率は100〜180人/10万人程度であると推定されている．
- 年齢とともに患者数は増えることが知られており，高齢化が進む中，今後さらに患者数の増加が続いていくと予想されている．
- PD患者はドパミン産生細胞の減少により脳内のドパミンが減少することで，身体の動きにさまざまな異常が生じる．
- 代表的な運動症状は上記の表の四大症状である．ほかにも自律神経障害による便秘，頻尿，立ちくらみ，疲れやすい，睡眠障害，抑うつ，認知機能の低下などもしばしばみられる．

IV 病態別の栄養療法 U 神経疾患

パーキンソン病における栄養療法	
エネルギー	筋強剛・不随意運動なし：25〜30 kcal/kg 筋強剛・不随意運動あり：上記×1.1〜1.3
たんぱく質	1.0〜1.2 g/kg
脂質	25〜30%
その他	嚥下機能障害を高率で生じるので，食形態に注意

- PDは，体重減少をきたす神経疾患の一つであり，15〜50%の患者が栄養不良状態にあると報告されている．重症化とともに体重が低下する．
- 体重減少の原因の一つは，エネルギー摂取量の低下である．うつなどの精神症状による食思不振，上肢の運動障害による食事時間延長に伴う易疲労性，嚥下障害などが挙げられる．二つ目は，PDの症状である．振戦・筋強剛によるエネルギー消費の増大の原因として挙げられる．
- 一方，ADLの低下により活動量が低下する場合や，デバイス補助療法を導入して不随意運動が改善する場合では，体重が維持，もしくは増加されることもある．
- エネルギー投与量の算出法として，筋強剛，不随意運動の程度に応じて1.1〜1.3の係数を乗じる方法が提案されている．
- アミノ酸はL-dopaの小腸での吸収や血液脳関門の移行を抑制するため，L-dopa治療中のPD患者に対しては低たんぱく食が推奨されているが，十分なエビデンスはなく，過度なたんぱく質制限による低栄養に注意が必要である．
- 進行期には高頻度に嚥下障害が出現する．その多くは無症候性誤嚥の原因となり，誤嚥性肺炎を誘発する可能性がある．詳細は，摂食・嚥下障害の項目（208頁）を参照されたい．
- 嚥下障害の状況に応じて胃瘻の適応を検討する．

Ⅴ 栄養療法で注意すべき薬剤

1 便秘に使用する薬剤

分類		成分例	作用のしくみ
刺激性下剤		ビサコジル，ピコスルファート，センナ	腸粘膜を刺激し，腸管の蠕動運動を促進する
浸透圧性下剤	塩類下剤	酸化マグネシウム，水酸化マグネシウム	腸管内の浸透圧を高め，水分流入を高めて便を柔らかくする．
	糖類下剤	ラクツロース	非吸収性二糖類．水分流入を高め，腸内細菌の分解によって，腸管運動を活発にする．
	高分子化合物	ポリエチレングリコール・マクロゴール4000他	浸透圧によって保持された水分が大腸に到達し，水分量が増加する．
膨張性下剤		ジオクチルソジウムスルホサクシネート(DSS)，ポリカルボフィルCa	界面活性作用により表面張力を低下させ，水分を流入させ内容物を膨潤させる．
浸潤性下剤		プランタゴ・オバタなどの食物繊維	便を柔らかくするだけでなく，内容物の嵩を増やし，蠕動運動を促進する．
上皮機能変容薬	クロライドチャネルアクチベーター	ルビプロストン	小腸Cl⁻チャネルを活性化し，水分分泌を増やし，便を柔らかくする．
	グアニル酸シクラーゼCアゴニスト	リナクロチド	水分分泌の促進と内臓痛覚神経線維に作用し，痛みや不快感を軽減する．
胆汁酸トランスポーター阻害薬		エロビキシバット	大腸管腔内への胆汁酸流入増加によって，水分流入と消化管運動を促進．
オピオイドμ受容体拮抗薬		ナルデメジン	オピオイドμ受容体と競合し，蠕動運動抑制や水分吸収を緩和します．
漢方薬		大黄甘草湯，麻子仁丸，大建中湯，潤腸湯，防風通聖散	複数の生薬成分の複合作用によって便通異常を改善させる．
坐剤		炭酸水素ナトリウム・無水リン酸二水素ナトリウム	直腸内で炭酸ガスを発生させ，腸管粘膜を刺激して排便反射を誘発する．
浣腸		グリセリン	消化管末端を刺激し，腸壁面の滑りを良くする．

- 便秘はNST介入症例で比較的遭遇しやすく，食事や運動などの生活習慣の是正だけでなく，薬物治療でのコントロールが重要である．
- 薬剤選択の際は，現在の治療状態や経腸栄養剤の使用状況，水分投与量などを参考に検討する．
- 排便回数，ブリストル便性状スケールだけでなく，ストマパウチやおむつの交換頻度も確認する．
- 便秘薬以外に，消化管運動促進薬や整腸剤の使用も検討する．
- 適応が「慢性便秘症」と限定されている薬剤もあるため，薬剤選択時には注意する．

2 食欲不振, 悪心・嘔吐に使用する薬剤

分類	成分名	特徴	キーワード
ドパミン受容体拮抗薬	メトクロプラミド, ドンペリドン, スルピリド	末梢性の消化管運動不良による腹部膨満感や吐き気に対して使用. スルピリドは中枢作用が主体であるが, 消化管運動促進作用がある.	食欲不振, 吐き気
5-HT4受容体作動薬	モサプリド	セロトニン5-HT4受容体を選択的に刺激し, アセチルコリン遊離を促進し消化管運動を促進する.	消化管運動が弱いことによる食欲不振
副腎皮質ステロイド	デキサメタゾン, プレドニゾロン	炎症性サイトカインや悪液質に起因する倦怠感, 悪心・嘔吐症状を緩和する. また炎症性浮腫を軽減することで脳圧亢進に伴う嘔吐に対しても効果が期待できる.	倦怠感, 悪心・嘔吐, 食欲不振, 脳圧亢進による嘔吐
5-HT3受容体拮抗薬	グラニセトロン, オンダンセトロン, パロノセトロン	抗がん剤によって生じる嘔吐中枢への刺激を阻害することで吐き気を抑える. 半減期が長く長期間効果が持続するものもある.	抗がん剤投与に伴う吐き気
NK1受容体拮抗薬	アプレピタント, ホスアプレピタント, ホスネツピタント	悪心・嘔吐に関与する神経伝達物質であるサブスタンスP受容体を遮断して効果を発現. 抗がん剤使用時の急性及び遅発性の嘔吐に対して有効とされる.	抗がん剤投与に伴う遅発性の悪心・嘔吐
抗ヒスタミン薬	ジフェンヒドラミン, ヒドロキシジン	前庭や嘔吐中枢に分布するヒスタミン受容体を遮断して作用する. 主に体を動かしたときに生じる悪心・嘔吐に対して有効とされる.	めまい, 吐き気, 乗り物酔い
抗精神病薬	ハロペリドール, プロクロルペラジン	中枢性のドパミン受容体拮抗薬であり, CTZ(化学受容器引金帯)を介した制吐作用を有する.	担がん患者やオピオイド使用患者に出現する吐き気
抗不安薬	ロラゼパム, アルプラゾラム	予測性嘔吐(これまでの治療で嘔吐した経験や記憶に起因する嫌悪感を伴う悪心・嘔吐)に対して使用される.	過去の経験によって引き起こされる吐き気
抗コリン薬	ブチルスコポラミン	中枢への移行はほとんどないが, 末梢(消化管)での抗コリン作用を有する. 腸蠕動亢進による悪心・嘔吐, 疝痛に対して有効.	疝痛(腹部の痛み), 緊張や運動亢進によって生じる嘔気
ソマトスタチンアナログ製剤	オクトレオチド	消化液分泌を抑制し, 水・電解質の吸収を促進することで腹部症状を緩和する. 消化管内容物を減少させ, 消化管閉塞によって生じる逆流に伴う嘔吐症状に有効とされる.	緩和医療における消化管閉塞に伴う消化器症状(嘔吐・逆流など)
アセチルコリンエステラーゼ阻害薬	アコチアミド	アセチルコリンの分解を抑えることによって, 消化管運動を促進する.	機能性ディスペプシア
抗うつ薬	ミルタザピン	NaSSA(ノルアドレナリン作動性・特異的セロトニン作動性抗うつ薬)と呼ばれる薬剤で, 喫食量増加が報告されている.	うつ症状を伴う食欲不振
健胃薬・消化酵素製剤	S.M散, KM散, ベリチームなど	各栄養素の分解を助ける消化酵素成分や生薬成分との配合処方によって消化器症状を改善する.	食欲不振, 吐き気
漢方薬	六君子湯, 十全大補湯, 人参養栄湯, 半夏厚朴湯, 安中散など	複数の生薬成分の複合作用によって食欲不振等の消化器症状の改善作用を有する.	食欲不振, つかえ感, 倦怠感など

- 食欲不振には, セロトニン受容体やドパミン受容体を介して消化管運動を促進する薬剤や食欲亢進作用を有する副腎皮質ステロイドが使用される. 悪心・嘔吐に対して使用する薬剤は幅広く, それぞれの使用用途については注意が必要である.

- 薬剤による効果をモニタリングするとともに, 病態や経腸栄養による原因の可能性も考慮すべきである.

実践編

3 栄養療法に影響を及ぼす薬剤

臨床検査値に影響を与える薬剤例

症状	薬剤	症状	薬剤
高Na血症	利尿薬(フロセミド, トルバプタン) 炭酸リチウム	高Mg血症	酸化マグネシウム・Mg含有制酸剤の長期連用
低Na血症	抗うつ薬(イミプラミン, ミルタザピン, パロキセチン) 抗てんかん薬(カルバマゼピン, バルプロ酸Na) 抗精神病薬(ハロペリドール, リスペリドン) 利尿薬(ヒドロクロロチアチド, インダパミド)	低Mg血症	免疫抑制剤(タクロリムス, シクロスポリン) 抗ウイルス薬(アムホテリシンB, ホスカルネット) プロトンポンプ阻害剤(オメプラゾール)
高K血症	アンジオテンシン変換酵素阻害薬(エナラプリル, タナトリル) アンジオテンシン受容体拮抗薬(カンデサルタン, アジルサルタン) β遮断薬(カルベジロール, アテノロール) ジゴキシン 免疫抑制剤(タクロリムス, シクロスポリン)	高Ca血症	チアチド系利尿薬(ヒドロクロロチアチド, トリクロルメチアチド) ビタミンD製剤(アルファカルシドール, エルデカルシドール)
		低Ca血症	抗ウイルス薬(ホスカルネット) ビスホスホネート製剤(ゾレドロン酸, アレンドロン酸) デノスマブ
低K血症	利尿薬(ラシックス, トラセミド) 甘草を含む漢方薬(甘草湯, 芍薬甘草湯) インスリン製剤 β刺激薬(プロカテロール, ツロブテロール) 抗ウイルス薬(アムホテリシンB)	高P血症	ビジクリア(リン酸水素Na, リン酸二水素Na配合錠) ビタミンD製剤過剰摂取
		低P血症	免疫抑制剤(タクロリムス, シクロスポリン) 抗ウイルス薬(アムホテリシンB, ホスカルネット)

食事による影響を受ける薬剤例

吸収が増加する可能性がある				吸収が低下する可能性がある			
薬効分類	薬剤名	薬効分類	薬剤名	薬効分類	薬剤名	薬効分類	薬剤名
抗がん薬	ヴォトリエント スチバーガ ネクサバール タイケルブ タルセバ ザイティガ	睡眠薬	ドラール	抗がん薬	アフィニトール ロンサーフ レブラミド	骨粗鬆症治療薬	ボナロン アクトネル
		抗精神薬	ロナセン			抗真菌薬	ブイフェンド
		抗ウイルス薬	テラビックストックリンカレトラ配合剤			B肝治療薬	バラクルード
				睡眠薬	ロゼレムベルソムラ	糖尿病治療薬	グルファストシュアポストスターシス
		鉄キレート薬	エクジェイド	造血刺激薬	レボレード		
抗真菌薬	イトリゾール	抗アレルギー薬	クラリチン	抗アレルギー薬	ビラノア		

- 臨床検査値の変動は, 病態や栄養療法だけでなく薬剤特性によっても生じるため, 単に電解質異常があるからといって補正を行うことはリスクとなる.
- 原因と思われる薬剤投与があれば, 減量, 中止, 代替薬の使用を考慮する.
- 食事によって吸収が増加する場合と吸収が低下する場合がある. 吸収の変動を考慮して食後服用と設定している場合や, 食事の影響を受けないように起床時や眠前に設定されている場合があるため添付文書の用法を遵守する.
- 持続的に経腸栄養を注入している場合の薬剤投与時には, 食事による影響を受けるリスクを把握しておくべきである.

IV 病態別の栄養療法 V 栄養療法で注意すべき薬剤

4 嚥下機能に影響を及ぼす薬剤

分類	薬効分類	成分名	ポイント
嚥下機能を悪化させる可能性	抗精神病薬	クロルプロマジン, レボメプロマジン, ハロペリドール, ドグマチール, リスペリドン, オランザピン, アリピプラゾール	ドパミン遮断による錐体外路症状や過鎮静による嚥下反射低下を生じる. また, 抗コリン作用を有するため, 口腔内乾燥も生じる.
	抗うつ薬	アミトリプチリン, イミプラミン, ミアンセリン, トラゾドン, フルボキサミン	嚥下機能自体への影響は抗精神病薬と比べると少ないが, 抗コリン作用を有するため, 口腔内乾燥や認知機能低下に影響を及ぼす.
	抗不安薬・睡眠薬	エチゾラム, ジアゼパム, フルニトラゼパム, トリアゾラム	錐体外路症状や過鎮静による嚥下反射低下. また, 抗コリン作用を有するため, 口腔内乾燥も生じる. 作用時間や服用タイミングによる影響を受けるため, 日内変動がないか確認する.
	パーキンソン病治療薬	トリヘキシフェニジル, プラミペキソール, ロピニロール	口腔内乾燥による嚥下機能低下や食欲低下を生じる. せん妄や過鎮静による覚醒度への影響にも注意が必要である.
	抗てんかん薬	カルバマゼピン, フェニトイン, バルプロ酸ナトリウム	口腔内や頸部の筋力低下に伴う嚥下障害リスクを生じる.
	抗コリン作用を有する薬剤	ジフェンヒドラミン, ブチルスコポラミン	認知機能低下や口腔内乾燥によって嚥下機能障害リスクとなる.
嚥下機能を改善させる可能性	アンジオテンシン変換酵素阻害薬	イミダプリル, エナラプリルなど	特有の副作用として空咳が知られているが, 局所のサブスタンスP濃度を維持するとともに, ブラジキニンの不活性化を阻害して咳を誘発する.
	抗インフルエンザ・パーキンソン病治療薬	アマンタジン, L-ドーパ	ドパミン遊離促進作用があり, ドパミン濃度の上昇により, サブスタンスP濃度も上昇する.
	抗血小板薬	シロスタゾール	血管拡張作用とドパミン合成作用を介して, サブスタンスP濃度を維持する. 出血リスクに注意.
	ビタミン剤	葉酸	葉酸欠乏がドパミン合成を低下させるため, 葉酸補充によって嚥下反射を改善し肺炎を抑制したとの報告がある.
	漢方薬	半夏厚朴湯	脳血管疾患患者への投与によって嚥下反射時間が改善したことが報告されている.
	サプリメント類	カプサイシン, メンソール	温度感覚刺激成分であり, 咽頭における嚥下反射および嚥下運動の改善が報告されている.

[日摂食嚥下リハ会誌 24：184-193, 2020/日老医誌 47：558-560, 2010を参考に著者作成]

実践編

● 嚥下機能に影響を与える要因として脳血管障害による麻痺や神経疾患, 加齢による筋力低下, 術後合併症, 挿管による影響, 経管チューブによる干渉などがあり, 薬剤の副作用が要因となることもある.

● 薬剤性嚥下障害の原因となる薬剤はさまざまであるが, 減量・中止する場合は原疾患へのリスクとベネフィットを考慮して調整する.

● 筋弛緩作用, 錐体外路症状など嚥下反射に直接影響を及ぼす場合と, 口腔内乾燥による粘膜の感覚低下や覚醒度の低下による間接的な口腔機能障害や誤嚥リスクが存在する.

● 大脳基底核のドパミン濃度の減少は, 咽頭のサブスタンスP濃度を減少させる. 一方, サブスタンスP濃度を維持する薬剤は嚥下機能を改善させる可能性があり, 投与を検討する.

Ⅴ 小児に対する栄養療法

1 小児の体液構成・水分所要量・電解質

小児の体液構成

	細胞内液	細胞外液		全体水分量
		血漿	組織間液	
新生児	40%	5%	35%	80%
3ヵ月～乳児	40%	5%	25%	70%
1歳～成人	40%	5%	15%	60%

小児の水分所要量

年齢	平均体重 (kg)	総水分量 (mL/日)	体重あたり所要量 (mL/kg/日)
3日	3.0	250～300	80～100
10日	3.2	400～500	125～150
3ヵ月	5.4	750～850	140～160
6ヵ月	7.3	950～1,100	130～155
9ヵ月	8.6	1,100～1,250	125～145
1歳	9.5	1,150～1,300	120～135
2歳	11.8	1,350～1,500	115～125
4歳	16.2	1,600～1,800	100～110
6歳	20.0	1,800～2,000	90～100
10歳	28.7	2,000～2,500	70～85
14歳	45.0	2,200～2,700	50～60
18歳	54.0	2,200～2,700	40～50

(Behrman RE et al：Nelson Textbook of Pediatrics. 14th ed.
WB Saunders, Philadelphia, 1992を参考に著者作成)

小児の術後維持輸液の基準 (mEq/kg/日)

	Na^+	K^+	Cl^-
新生児	2～4	1～2	2～4
乳児	2～4	1～3	2～4
幼児	3～5	2～4	3～5

(内藤万砂文ほか：外科治療 **78**：
588, 1998より引用)

- 小児の体液構成は，成人に比べ水分量が多く，水分出納の影響を受けやすい．水分不足や発熱，嘔吐，下痢に伴う脱水によって体液量が減少し，容易に循環不全に陥る．
- 1日に入れ替わる水分量は，成人では体重の2～4%であるが，乳児では体重の10～15%と多い．代謝回転が速く，脱水症になりやすいので注意する．
- 乳児期における腎臓の濃縮能は未熟であり，水分保持能力が低い．その結果，体重kgあたりの水分必要量は成人の3～4倍となる．腎臓の濃縮能は1歳半から2歳頃で成人と同等となる．
- 小児の場合，尿からの電解質の喪失がほとんどであるが，脱水や何らかの体液損失時には適宜調整が必要である．

2 小児の簡易推定エネルギー・たんぱく質必要量

小児の簡易推定エネルギー必要量	
年齢(歳)	推定エネルギー必要量 (kcal/kg/日)
0〜1	90〜120
1〜7	75〜90
7〜12	60〜75
12〜18	30〜60
>18	25〜30

小児の簡易推定たんぱく質必要量	
区分	たんぱく質必要量 (g/kg/日)
低出生体重児	3〜4
満期産児	2〜3
1〜10歳	1.0〜1.2
思春期男子	0.9
思春期女子	0.8
重症病態の小児および思春期	1.5

[ASPEN Board of Directors and the Clinical Guidelines Task Force：JPEN J Parenter Enteral Nutr **26**(1 Suppl)：1SA, 2002を参考に著者作成]

- 小児の発達・成長を維持するためにも適切なエネルギー設定が重要である.
- エネルギー必要量は新生児・乳児期から幼児期, 学童期と年齢によって大きく異なり, 年齢が低いほど体重あたりのエネルギー必要量は多い.
- 低出生体重児では, 子宮内での成長速度を出生後にさらに促進してキャッチアップさせるため, より多くのエネルギーやたんぱく質投与が推奨されている.
- 神経疾患や筋疾患などを有する小児では, エネルギー必要量が少ない場合もある. 代謝に影響を与える可能性がある疾患については, 間接熱量測定によりエネルギー消費量を測定しながら投与量を決定することが望ましい.
- 静脈栄養においては, 経口・経腸栄養に比べ食後代謝の低下や吸収損失が少ない. また, 新生児期・乳児期では, エネルギー過剰に伴う肝機能障害の報告もあることから, 経口・経腸栄養よりもエネルギー投与量を少なめに(70〜90 kcal/kg/日)する.
- 成長期にある小児においてはアミノ酸代謝回転が速く, 年齢, 体重に応じて十分なたんぱく質, アミノ酸を投与する必要がある.
- 体重あたりのたんぱく質必要量は, 新生児期に最も多く, 年齢に伴い減少する.
- 新生児期・乳児期のアミノ酸代謝の特徴としてフェニルアラニン, チロシンが蓄積しやすい. また, 新生児・乳児期にはタウリン, システインは準必須のアミノ酸であり, 成長に欠かせないヒスチジンは小児においては必須アミノ酸である.
- 静脈栄養については, 新生児期・乳児期では2.5〜3.0 g/kg/日以上のアミノ酸投与で肝機能異常が惹起されることがあるため, 注意が必要である.

3　小児の簡易推定脂質・糖質必要量

小児の簡易推定脂質必要量	
年齢	脂質エネルギー比
0〜5ヵ月	50%
6〜11ヵ月	40%
1歳〜	20〜30%

●必須脂肪酸は人体の成長発育および機能調節に欠かせない．そのため，小児では成人に比べて脂質のエネルギー比率が高い．特に新生児期・乳児期では脂肪摂取制限を行うべきでない．

●静脈栄養では，肝機能障害を防ぐためにも脂肪乳剤の投与が必要である．ただし，新生児では急速投与は避けるべきで，0.1 g/kg/時間を超えないことが望ましい．

●必須脂肪酸欠乏を予防する目的では，低出生体重児で0.25 g/kg/日，成熟児〜小児で0.1 g/kg/日が必要である．

小児の簡易推定糖質必要量	
年齢	糖質エネルギー比
乳児〜小児	40〜50%

●小児の糖代謝の特徴として，乳児期までは膵アミラーゼの活性が低く，でんぷん，デキストリンが分解されにくいことが挙げられる．母乳などに含まれる乳糖は新生児でも消化吸収可能である．

●静脈栄養においては，小児は成人に比べ耐糖能が優れていることから，新生児期・幼若乳児期では6〜8 mg/kg/分のグルコースの投与速度で開始し，耐性をみながら10〜14 mg/kg/分まで漸増可能である．

●一方，低出生体重児は血糖調節機能が未熟なため高血糖に陥りやすい．8 mg/kg/分以上の投与速度で高血糖の可能性があり，モニタリングにより慎重な対応が必要である．

V 小児に対する栄養療法

4 小児の食事摂取基準

乳児の食事摂取基準（1日あたり）

エネルギー・栄養素			月齢	0～5(月)		6～8(月)		9～11(月)	
			策定項目	男児	女児	男児	女児	男児	女児
エネルギー		(kcal)	推定エネルギー必要量	550	500	650	600	700	650
たんぱく質		(g)	目安量	10		15		25	
脂質	脂質	(%エネルギー)	目安量	50		40			
	n-6系脂肪酸	(g)	目安量	4		4			
	n-3系脂肪酸	(g)	目安量	0.9		0.8			
炭水化物	炭水化物	(%エネルギー)	—	—		—			
ビタミン	脂溶性	A (μgRAE)[1]	目安量	300		400			
			耐容上限量	600		600			
		D (μg)	目安量	5.0		5.0			
			耐容上限量	25		25			
		E (mg)	目安量	3.0		4.0			
		K (μg)	目安量	4		7			
	水溶性	B$_1$ (mg)	目安量	0.1		0.2			
		B$_2$ (mg)	目安量	0.3		0.4			
		ナイアシン (mgNE)[2]	目安量	2		3			
		B$_6$ (mg)	目安量	0.2		0.3			
		B$_{12}$ (μg)	目安量	0.4		0.5			
		葉酸 (μg)	目安量	40		60			
		パントテン酸 (mg)	目安量	4		5			
		ビオチン (μg)	目安量	4		5			
		C (mg)	目安量	40		40			
ミネラル	多量	Na (mg)	目安量	100		600			
		（食塩相当量）(g)	目安量	0.3		1.5			
		K (mg)	目安量	400		700			
		Ca (mg)	目安量	200		250			
		Mg (mg)	目安量	20		60			
		P (mg)	目安量	120		260			
	微量	Fe (mg)[3]	目安量	0.5		—			
			推定平均必要量	—		3.5	3.5	3.5	3.5
			推奨量	—		5.0	4.5	5.0	4.5
		Zn (mg)	目安量	2		3			
		Cu (mg)	目安量	0.3		0.3			
		Mn (mg)	目安量	0.01		0.5			
		ヨウ素 (μg)	目安量	100		130			
			耐容上限量	250		250			
		Se (μg)	目安量	15		15			
		Cr (μg)	目安量	0.8		1.0			
		Mo (μg)	目安量	2		3			

[1] プロビタミンAカロテノイドを含まない.
[2] 0～5ヵ月児の目安量の単位はmg/日.
[3] 6～11ヵ月は一つの月齢区分として男女別に算定した.
［日本人の食事摂取基準（2020年版）より作成］

小児(1～5歳)の食事摂取基準(1日あたり)

エネルギー・栄養素			策定項目	小児(1～2歳) 男子	女子	小児(3～5歳) 男子	女子
身体活動レベル				II		II	
エネルギー(kcal)				950	900	1,300	1,250
たんぱく質(g)			推奨量	20		25	
脂質	脂質(%エネルギー)		目標量	20～30[1]		20～30[1]	
	n-6系(g)		目安量	4		6	
	n-3系(g)		目安量	0.7	0.8	1.1	1.0
炭水化物	炭水化物(%エネルギー)		目標量	50～65[1]		50～65[1]	
ビタミン	脂溶性	A(μgRAE)[2]	推奨量	400	350	450	500
			耐容上限量	600	600	700	850
		D(μg)	目安量	3.0	3.5	3.5	4.0
			耐容上限量	20		30	
		E(mg)[3]	目安量	3.0		4.0	
			耐容上限量	150		200	
		K(μg)	目安量	50	60	60	70
	水溶性	B₁(mg)	推奨量	0.5		0.7	
		B₂(mg)	推奨量	0.6	0.5	0.8	
		ナイアシン(mgNE)[4]	推奨量	5		8	7
			耐容上限量	60(15)		80(20)	
		B₆(mg)	推奨量	0.5		0.6	
			耐容上限量	10		15	
		B₁₂(μg)	推奨量	0.9		1.1	
		葉酸(μg)	推奨量	90		110	
			耐容上限量	200		300	
		パントテン酸(mg)	目安量	3	4	4	
		ビオチン(μg)	目安量	20		20	
		C(mg)	推奨量	40		50	
ミネラル	多量	Na(mg)	目安量	—		—	
		(食塩相当量)(g)	目標量	3.0未満		3.5未満	
		K(mg)	目安量	900		1,000	
		Ca(mg)	推奨量	450	400	600	550
		Mg(mg)[5]	推奨量	70		100	
		P(mg)	目安量	500		700	
	微量	Fe(mg)	推奨量	4.5		5.5	
			推定平均必要量	3.0	3.0	4.0	
			耐容上限量	25	20	25	
		Zn(mg)	推奨量	3		4	3
		Cu(mg)	推奨量	0.3		0.4	0.3
		Mn(mg)	目安量	1.5		1.5	
		ヨウ素(μg)	推奨量	50		60	
			耐容上限量	300		400	
		Se(μg)	推奨量	10		15	10
			耐容上限量	100		100	
		Cr(μg)	目安量	—		—	
		Mo(μg)	目安量	—		—	

1 範囲に関しては、おおむねの値を示したものであり、弾力的に運用すること.
2 推定平均必要量、推奨量はプロビタミンAカロテノイドを含む。耐容上限量は、プロビタミンAカロテノイドを含まない.
3 α-トコフェロールについて算定した。α-トコフェロール以外のビタミンEは含んでいない.
4 耐容上限量は、ニコチンアミドの重量(mg/日)、( )内はニコチン酸の重量(mg/日).
5 通常の食品以外からの摂取量の耐容上限量は、小児では5 mg/kg体重/日とした。通常の食品からの摂取の場合、耐容上限量は設定しない.
[日本人の食事摂取基準(2020年版)より作成]

V 小児に対する栄養療法

小児(6〜9歳)の食事摂取基準(1日あたり)

エネルギー・栄養素		策定項目	小児(6〜7歳) 男子			女子			小児(8〜9歳) 男子			女子		
			Ⅰ	Ⅱ	Ⅲ	Ⅰ	Ⅱ	Ⅲ	Ⅰ	Ⅱ	Ⅲ	Ⅰ	Ⅱ	Ⅲ
身体活動レベル			Ⅰ	Ⅱ	Ⅲ	Ⅰ	Ⅱ	Ⅲ	Ⅰ	Ⅱ	Ⅲ	Ⅰ	Ⅱ	Ⅲ
エネルギー(kcal)			1,350	1,550	1,750	1,250	1,450	1,650	1,600	1,850	2,100	1,500	1,700	1,900
たんぱく質(g)		推奨量	30						40					
脂質	脂質(%エネルギー)	目標量	20〜30[1]						20〜30[1]					
	n-6系(g)	目安量	8			7			8			7		
	n-3系(g)	目安量	1.5			1.3			1.5			1.3		
炭水化物	炭水化物(%エネルギー)	目標量	50〜65[1]						50〜65[1]					
	食物繊維(g)	目標量	10以上						11以上					
ビタミン 脂溶性	A(μgRAE)[2]	推奨量	400						500					
		耐容上限量	950			1,200			1,200			1,500		
	D(μg)	目安量	4.5			5.0			5.0			6.0		
		耐容上限量	30						40					
	E(mg)[3]	目安量	5.0						5.0					
		耐容上限量	300						350					
	K(μg)	目安量	80			90			90			110		
ビタミン 水溶性	B₁(mg)	推奨量	0.8						1.0			0.9		
	B₂(mg)	推奨量	0.9						1.1			1.0		
	ナイアシン(mgNE)[4]	推奨量	9			8			11			10		
		耐容上限量	100(30)						150(35)					
	B₆(mg)	推奨量	0.8			0.7			0.9					
		耐容上限量	20						25					
	B₁₂(μg)	推奨量	1.3						1.6					
	葉酸(μg)	推奨量	140						160					
		耐容上限量	400						500					
	パントテン酸(mg)	目安量	5						6			5		
	ビオチン(μg)	目安量	30						30					
	C(mg)	推奨量	60						70					
ミネラル 多量	Na(mg)	目安量	—											
	(食塩相当量)(g)	目標量	(4.5未満)						(5.0未満)					
	K(mg)	目安量	1,300			1,200			1,500					
	Ca(mg)	推奨量	600			550			650			750		
	Mg(mg)[5]	推奨量	130						170			160		
	P(mg)	目安量	900			800			1,000					
ミネラル 微量	Fe(mg)	推奨量	5.5						7.0			7.5		
		耐容上限量	30						35					
	Zn(mg)	推奨量	5			4			6			5		
	Cu(mg)	推奨量	0.4						0.5					
	Mn(mg)	目安量	2.0						2.5					
	ヨウ素(μg)	推奨量	75						90					
		耐容上限量	550						700					
	Se(μg)	推奨量	15						20					
		耐容上限量	150						200					
	Cr(μg)	目安量	—						—					
	Mo(μg)	目安量	—						—					

注1〜5は232頁を参照

【日本人の食事摂取基準(2020年版)より作成】

小児(10〜14歳)の食事摂取基準(1日あたり)

エネルギー・栄養素		策定項目	小児(10〜11歳) 男子 I	II	III	女子 I	II	III	小児(12〜14歳) 男子 I	II	III	女子 I	II	III
身体活動レベル			I	II	III	I	II	III	I	II	III	I	II	III
エネルギー(kcal)			1,950	2,250	2,500	1,850	2,100	2,350	2,300	2,600	2,900	2,150	2,400	2,700
たんぱく質(g)		推奨量	45			50			60			55		
脂質	脂質(%エネルギー)	目標量	20〜30[1]						20〜30[1]					
	n-6系(g)	目安量	10			8			11			9		
	n-3系(g)	目安量	1.6						1.9			1.6		
炭水化物	炭水化物(%エネルギー)	目標量	50〜65[1]						50〜65[1]					
	食物繊維(g)	目標量	13以上						17以上					
ビタミン 脂溶性	A(μgRAE)[2]	推奨量	600						800			700		
		耐容上限量	1,500			1,900			2,100			2,500		
	D(μg)	目安量	6.5			8.0			8.0			9.5		
		耐容上限量	60						80					
	E(mg)[3]	目安量	5.5						6.5			6.0		
		耐容上限量	450						650			600		
	K(μg)	目安量	110			140			140			170		
ビタミン 水溶性	B₁(mg)	推奨量	1.2			1.1			1.4			1.3		
	B₂(mg)	推奨量	1.4			1.3			1.6			1.4		
	ナイアシン(mgNE)[4]	推奨量	13			10			15			14		
		耐容上限量	200(45)			150(45)			250(60)					
	B₆(mg)	推奨量	1.1						1.4			1.3		
		耐容上限量	30						40					
	B₁₂(μg)	推奨量	1.9						2.4					
	葉酸(μg)	推奨量	190						240					
		耐容上限量	700						900					
	パントテン酸(mg)	目安量	6						7			6		
	ビオチン(μg)	目安量	40						50					
	C(mg)	推奨量	85						100					
ミネラル 多量	Na(mg)	目安量	—						—					
	(食塩相当量)(g)	目標量	(6.0未満)						(7.0未満)			(6.5未満)		
	K(mg)	目安量	1,800						2,300			1,900		
	Ca(mg)	推奨量	700			750			1,000			800		
	Mg(mg)[5]	推奨量	210			220			290					
	P(mg)	目安量	1,100			1,000			1,200			1,000		
ミネラル 微量	Fe(mg)[6]	推奨量	8.5			8.5(12.0)			10.0			8.5(12.0)		
		耐容上限量	35						40					
	Zn(mg)	推奨量	7			6			10			8		
	Cu(mg)	推奨量	0.6						0.8					
	Mn(mg)	目安量	3.0						4.0					
	ヨウ素(μg)	推奨量	110						140					
		耐容上限量	900						2,000					
	Se(μg)	推奨量	25						30					
		耐容上限量	250						350			300		
	Cr(μg)	目安量	—						—					
	Mo(μg)	目安量	—						—					

注1〜5は232頁を参照
[6] 女子の推定平均必要量, 推奨量の( )内は, 月経血ありの値である.
[日本人の食事摂取基準(2020年版)より作成]

V 小児に対する栄養療法

小児(15～17歳)の食事摂取基準(1日あたり)

エネルギー・栄養素			策定項目	男子			女子		
身体活動レベル				Ⅰ	Ⅱ	Ⅲ	Ⅰ	Ⅱ	Ⅲ
エネルギー(kcal)				2,500	2,800	3,150	2,050	2,300	2,550
たんぱく質(g)			推奨量	65			55		
脂質	脂質(%エネルギー)		目標量	20～30[1]					
	n-6系(g)		目安量	13			9		
	n-3系(g)		目安量	2.1			1.6		
炭水化物	炭水化物(%エネルギー)		目標量	50～65[1]					
	食物繊維(g)		目標量	19以上			18以上		
ビタミン	脂溶性	A(μgRAE)[2]	推奨量	900			650		
			耐容上限量	2,500			2,800		
		D(μg)	目安量	9.0			8.5		
			耐容上限量	90					
		E(mg)[3]	目安量	7.0			5.5		
			耐容上限量	750			650		
		K(μg)	目安量	160			150		
	水溶性	B₁(mg)	推奨量	1.5			1.2		
		B₂(mg)	推奨量	1.7			1.4		
		ナイアシン(mgNE)[4]	推奨量	17			13		
			耐容上限量	300(70)			250(65)		
		B₆(mg)	推奨量	1.5			1.3		
			耐容上限量	50			45		
		B₁₂(μg)	推奨量	2.4					
		葉酸(μg)	推奨量	240					
			耐容上限量	900					
		パントテン酸(mg)	目安量	7			6		
		ビオチン(μg)	目安量	50					
		C(mg)	推奨量	100					
ミネラル	多量	Na(mg)	目安量	—					
		(食塩相当量)(g)	目標量	7.5未満			6.5未満		
		K(mg)	目安量	2,700			2,000		
		Ca(mg)	推奨量	800			650		
		Mg(mg)[5]	推奨量	360			310		
		P(mg)	目安量	1,200			900		
	微量	Fe(mg)[6]	推奨量	10.0			7.0(10.5)		
			耐容上限量	50			40		
		Zn(mg)	推奨量	12			8		
		Cu(mg)	推奨量	0.9			0.7		
		Mn(mg)	目安量	4.5			3.5		
		ヨウ素(μg)	推奨量	140					
			耐容上限量	3,000					
		Se(μg)	推奨量	35			25		
			耐容上限量	400			350		
		Cr(μg)	目安量	—					
		Mo(μg)	目安量	—					

注1～5は232頁を，注6は234頁を参照
[日本人の食事摂取基準(2020年版)より作成]

実践編

付録

I 嚥下機能の評価

反復唾液嚥下テスト(RSST:Repetitive Saliva Swallowing Test)

方法	口腔内を湿らせた後に,唾液を飲み込む動作を30秒間繰り返す
特徴	随意的な嚥下の繰り返し能力を確認する 誤嚥との相関があり,スクリーニング検査として有用であるが,不顕性誤嚥については評価が難しい
判定	30秒で2回以下を嚥下障害ありと判定する

水飲みテスト(WST:Water Swallowing Test)

方法	常水30 mLを注いだグラスを患者に渡し,いつものように水を飲んでもらい,時間,プロフィール,エピソードを観察する
意義	実際の嚥下状態に近い状態を評価できる.嚥下障害が軽度の場合や,改訂水飲みテストで誤嚥リスクが低い場合に用いられる
評価	【プロフィール】 1. 1回でむせることなく飲むことができる 2. 2回以上に分けるが,むせることなく飲むことができる 3. 1回で飲むことができるが,むせることがある 4. 2回以上に分けて飲むにもかかわらず,むせることがある 5. むせることがしばしばで,全量飲むことが困難である 【エピソード】 すするような飲み方,含むような飲み方,口唇からの水の流出など
判定	プロフィール1で5秒以内:正常 プロフィール1で5秒以上,プロフィール2:疑い プロフィール3〜5:異常

改訂水飲みテスト(MWST:Modified Water Swallowing Test)

方法	冷水3 mLを口腔底に注ぎ,嚥下させる.嚥下後,反復嚥下を2回させる
意義	咽頭期嚥下障害の評価する方法として有用である.比較的嚥下障害が高度な場合に用いられる
評価・判定	評価基準が4点以上であれば合計3回まで試行し,最も悪い点数を評点とする 1. 嚥下なし,むせるand/or 呼吸切迫 2. 嚥下あり,呼吸切迫 3. 嚥下あり,呼吸良好,むせるand/or 湿性嗄声 4. 嚥下あり,呼吸良好,むせなし 5. 4に加え,反復嚥下が30秒以内に2回可能

食物テスト(FT：Food Test)

方法	ティースプーン1杯(3〜4g)のプリンを摂取してもらい，空嚥下の追加を指示し，口腔内を観察する
意義	実際の食物を少量用いて行うため，水分よりは嚥下しやすい．一方，誤嚥のリスクを伴う
判定	実際に嚥下してもらい嚥下できれば，少量から開始可と判定．改訂水飲みテストの評価判定と同様の方法で判断する場合がある

嚥下内視鏡検査(VE：Videoendoscopic examination of swallowing)

目的	1. 咽頭・喉頭の器質的・機能的異常の有無を観察する 2. 検査食を嚥下した際に観察される，早期咽頭流入，嚥下反射惹起タイミング，咽頭残留，喉頭流入，誤嚥などを指標に嚥下機能を評価する
長所	・造影剤検査装置がなくても施行できる ・ベッドサイドで施行できる ・口腔期，咽頭期の運動機能を視覚的に評価できる ・実際の液体や食物を嚥下させたときの評価が可能である
短所	・VEのみでは，嚥下障害の評価に限界がある ・正常な場合，嚥下反射の瞬間はホワイトアウトし，観察できない ・先行期，準備期，食道期の評価は困難である

嚥下造影検査(VF：Videofluoroscopic examination of swallowing)

目的	1. 嚥下障害の原因と病態を明らかにする．具体的には，口腔，咽頭，食道などの器質的病変の有無の判定，および機能的異常について評価する 2. 嚥下障害に対する治療効果の判定，および経口摂取の可否・食形態について評価する
長所	・形態学的評価と機能的評価が可能 ・時系列での摂食・嚥下の状態を観察できる
短所	・ベッドサイドでの検査ができない ・X線による被爆を伴う ・嚥下障害が高度な場合，造影剤による誤嚥のリスクを生じる

Ⅰ 嚥下機能の評価

Ⅱ 食事摂取基準

242〜257頁は「日本人の食事摂取基準(2020年版)」より引用

推定エネルギー必要量(kcal/日)

性別	男性			女性		
身体活動レベル[1]	Ⅰ	Ⅱ	Ⅲ	Ⅰ	Ⅱ	Ⅲ
0〜5(月)	—	550	—	—	500	—
6〜8(月)	—	650	—	—	600	—
9〜11(月)	—	700	—	—	650	—
1〜2(歳)	—	950	—	—	900	—
3〜5(歳)	—	1,300	—	—	1,250	—
6〜7(歳)	1,350	1,550	1,750	1,250	1,450	1,650
8〜9(歳)	1,600	1,850	2,100	1,500	1,700	1,900
10〜11(歳)	1,950	2,250	2,500	1,850	2,100	2,350
12〜14(歳)	2,300	2,600	2,900	2,150	2,400	2,700
15〜17(歳)	2,500	2,800	3,150	2,050	2,300	2,550
18〜29(歳)	2,300	2,650	3,050	1,700	2,000	2,300
30〜49(歳)	2,300	2,700	3,050	1,750	2,050	2,350
50〜64(歳)	2,200	2,600	2,950	1,650	1,950	2,250
65〜74(歳)	2,050	2,400	2,750	1,550	1,850	2,100
75以上(歳)[2]	1,800	2,100	—	1,400	1,650	—
妊婦(付加量)[3] 初期				+50	+50	+50
中期				+250	+250	+250
後期				+450	+450	+450
授乳婦(付加量)				+350	+350	+350

[1] 身体活動レベルは、低い、ふつう、高いの三つのレベルとして、それぞれⅠ、Ⅱ、Ⅲで示した.

[2] レベルⅡは自立している者、レベルⅠは自宅にいてほとんど外出しない者に相当する。レベルⅡは高齢者施設で自立に近い状態で過ごしている者にも適用できる値である.

[3] 妊婦個々の体格や妊娠中の体重増加量及び胎児の発育状況の評価を行うことが必要である.

注1: 活用に当たっては、食事摂取状況のアセスメント、体重及びBMIの把握を行い、エネルギーの過不足は、体重の変化又はBMIを用いて評価すること.

注2: 身体活動レベルⅠの場合、少ないエネルギー消費量に見合った少ないエネルギー摂取量を維持することになるため、健康の保持・増進の観点からは、身体活動量を増加させる必要がある.

参照体重における基礎代謝量

性別	男性			女性		
年齢(歳)	基礎代謝基準値 (kcal/kg 体重/日)	参照体重 (kg)	基礎代謝量 (kcal/日)	基礎代謝基準値 (kcal/kg 体重/日)	参照体重 (kg)	基礎代謝量 (kcal/日)
1〜2	61.0	11.5	700	59.7	11.0	660
3〜5	54.8	16.5	900	52.2	16.1	840
6〜7	44.3	22.2	980	41.9	21.9	920
8〜9	40.8	28.0	1,140	38.3	27.4	1,050
10〜11	37.4	35.6	1,330	34.8	36.3	1,260
12〜14	31.0	49.0	1,520	29.6	47.5	1,410
15〜17	27.0	59.7	1,610	25.3	51.9	1,310
18〜29	23.7	64.5	1,530	22.1	50.3	1,110
30〜49	22.5	68.1	1,530	21.9	53.0	1,160
50〜64	21.8	68.0	1,480	20.7	53.8	1,110
65〜74	21.6	65.0	1,400	20.7	52.1	1,080
75以上	21.5	59.6	1,280	20.7	48.8	1,010

付録

身体活動レベル別に見た活動内容と活動時間の代表例

身体活動レベル[1]	低い（I）	ふつう（II）	高い（III）
	1.50（1.40〜1.60）	1.75（1.60〜1.90）	2.00（1.90〜2.20）
日常生活の内容[2]	生活の大部分が座位で，静的な活動が中心の場合	座位中心の仕事だが，職場内での移動や立位での作業・接客等，通勤・買い物での歩行，家事，軽いスポーツ，のいずれかを含む場合	移動や立位の多い仕事への従事者，あるいは，スポーツ等余暇における活発な運動習慣を持っている場合
中程度の強度（3.0〜5.9メッツ）の身体活動の1日当たりの合計時間（時間/日）[3]	1.65	2.06	2.53
仕事での1日当たりの合計歩行時間（時間/日）[3]	0.25	0.54	1.00

[1] 代表値．（ ）内はおよその範囲．
[2] Black, et al., Ishikawa-Takata, et al. を参考に，身体活動レベル（PAL）に及ぼす仕事時間中の労作の影響が大きいことを考慮して作成．
[3] Ishikawa-Takata, et al. による．

身体活動レベル別に見たたんぱく質の目標量（g/日）（非妊婦，非授乳婦）

性	男性			女性		
身体活動レベル	I	II	III	I	II	III
1〜2（歳）	—	31〜48	—	—	29〜45	—
3〜5（歳）	—	42〜65	—	—	39〜60	—
6〜7（歳）	44〜68	49〜75	55〜85	41〜63	46〜70	52〜80
8〜9（歳）	52〜80	60〜93	67〜103	47〜73	55〜85	62〜95
10〜11（歳）	63〜98	72〜110	80〜123	60〜93	68〜105	76〜118
12〜14（歳）	75〜115	85〜130	94〜145	68〜105	78〜120	86〜133
15〜17（歳）	81〜125	91〜140	102〜158	67〜103	75〜115	83〜128
18〜29（歳）	75〜115	86〜133	99〜153	57〜88	65〜100	75〜115
30〜49（歳）	75〜115	88〜135	99〜153	57〜88	67〜103	76〜118
50〜64（歳）	77〜110	91〜130	103〜148	58〜83	68〜98	79〜113
65〜74（歳）	77〜103	90〜120	103〜138	58〜78	69〜93	79〜105
75以上（歳）	68〜90	79〜105	—	53〜70	62〜83	—

II 食事摂取基準

たんぱく質の食事摂取基準（推定平均必要量，推奨量，目安量：g/日，目標量：％エネルギー）

性別	男性				女性			
年齢等	推定平均 必要量	推奨量	目安量	目標量[1]	推定平均 必要量	推奨量	目安量	目標量[1]
0～5（月）	—	—	10	—	—	—	10	—
6～8（月）	—	—	15	—	—	—	15	—
9～11（月）	—	—	25	—	—	—	25	—
1～2（歳）	15	20	—	13～20	15	20	—	13～20
3～5（歳）	20	25	—	13～20	20	25	—	13～20
6～7（歳）	25	30	—	13～20	25	30	—	13～20
8～9（歳）	30	40	—	13～20	30	40	—	13～20
10～11（歳）	40	45	—	13～20	40	50	—	13～20
12～14（歳）	50	60	—	13～20	45	55	—	13～20
15～17（歳）	50	65	—	13～20	45	55	—	13～20
18～29（歳）	50	65	—	13～20	40	50	—	13～20
30～49（歳）	50	65	—	13～20	40	50	—	13～20
50～64（歳）	50	65	—	14～20	40	50	—	14～20
65～74（歳）[2]	50	60	—	15～20	40	50	—	15～20
75以上（歳）[2]	50	60	—	15～20	40	50	—	15～20
妊婦（付加量） 初期					+0	+0	—	—[3]
中期					+5	+5	—	—[3]
後期					+20	+25	—	—[4]
授乳婦（付加量）					+15	+20	—	—[4]

[1] 範囲に関しては，おおむねの値を示したものであり，弾力的に運用すること．

[2] 65歳以上の高齢者について，フレイル予防を目的とした量を定めることは難しいが，身長・体重が参照体位に比べて小さい者や，特に75歳以上であって加齢に伴い身体活動量が大きく低下した者など，必要エネルギー摂取量が低い者では，下限が推奨量を下回る場合があり得る．この場合でも，下限は推奨量以上とすることが望ましい．

[3] 妊婦（初期・中期）の目標量は，13～20％エネルギーとした．

[4] 妊婦（後期）及び授乳婦の目標量は，15～20％エネルギーとした．

脂質の食事摂取基準(%エネルギー)

性別	男性		女性	
年齢等	目安量	目標量[1]	目安量	目標量[1]
0～5(月)	50	—	50	—
6～11(月)	40	—	40	—
1～2(歳)	—	20～30	—	20～30
3～5(歳)	—	20～30	—	20～30
6～7(歳)	—	20～30	—	20～30
8～9(歳)	—	20～30	—	20～30
10～11(歳)	—	20～30	—	20～30
12～14(歳)	—	20～30	—	20～30
15～17(歳)	—	20～30	—	20～30
18～29(歳)	—	20～30	—	20～30
30～49(歳)	—	20～30	—	20～30
50～64(歳)	—	20～30	—	20～30
65～74(歳)	—	20～30	—	20～30
75以上(歳)	—	20～30	—	20～30
妊婦			—	20～30
授乳婦			—	20～30

[1] 範囲に関しては，おおむねの値を示したものである．

炭水化物の食事摂取基準(%エネルギー)

性別	男性	女性
年齢等	目標量[1, 2]	目標量[1, 2]
0～5(月)	—	—
6～11(月)	—	—
1～2(歳)	50～65	50～65
3～5(歳)	50～65	50～65
6～7(歳)	50～65	50～65
8～9(歳)	50～65	50～65
10～11(歳)	50～65	50～65
12～14(歳)	50～65	50～65
15～17(歳)	50～65	50～65
18～29(歳)	50～65	50～65
30～49(歳)	50～65	50～65
50～64(歳)	50～65	50～65
65～74(歳)	50～65	50～65
75以上(歳)	50～65	50～65
妊婦		50～65
授乳婦		50～65

[1] 範囲に関しては，おおむねの値を示したものである．
[2] アルコールを含む，ただし，アルコールの摂取を勧めるものではない．

食物繊維の食事摂取基準(g/日)

性別	男性	女性
年齢等	目標量	目標量
0～5(月)	—	—
6～11(月)	—	—
1～2(歳)	—	—
3～5(歳)	8以上	8以上
6～7(歳)	10以上	10以上
8～9(歳)	11以上	11以上
10～11(歳)	13以上	13以上
12～14(歳)	17以上	17以上
15～17(歳)	19以上	18以上
18～29(歳)	21以上	18以上
30～49(歳)	21以上	18以上
50～64(歳)	21以上	18以上
65～74(歳)	20以上	17以上
75以上(歳)	20以上	17以上
妊婦		18以上
授乳婦		18以上

II
食事摂取基準

ビタミンAの食事摂取基準（µgRAE/日）[1]

性別	男性				女性			
年齢等	推定平均必要量[2]	推奨量[2]	目安量[3]	耐容上限量[3]	推定平均必要量[2]	推奨量[2]	目安量[3]	耐容上限量[3]
0〜5（月）	—	—	300	600	—	—	300	600
6〜11（月）	—	—	400	600	—	—	400	600
1〜2（歳）	300	400	—	600	250	350	—	600
3〜5（歳）	350	450	—	700	350	500	—	850
6〜7（歳）	300	400	—	950	300	400	—	1,200
8〜9（歳）	350	500	—	1,200	350	500	—	1,500
10〜11（歳）	450	600	—	1,500	400	600	—	1,900
12〜14（歳）	550	800	—	2,100	500	700	—	2,500
15〜17（歳）	650	900	—	2,500	500	650	—	2,800
18〜29（歳）	600	850	—	2,700	450	650	—	2,700
30〜49（歳）	650	900	—	2,700	500	700	—	2,700
50〜64（歳）	650	900	—	2,700	500	700	—	2,700
65〜74（歳）	600	850	—	2,700	500	700	—	2,700
75以上（歳）	550	800	—	2,700	450	650	—	2,700
妊婦（付加量） 初期					+0	+0	—	—
中期					+0	+0	—	—
後期					+60	+80	—	—
授乳婦（付加量）					+300	+450	—	—

[1] レチノール活性当量（µgRAE）
　＝レチノール（µg）＋β-カロテン（µg）×1/12＋α-カロテン（µg）×1/24
　＋β-クリプトキサンチン（µg）×1/24＋その他のプロビタミンAカロテノイド（µg）×1/24
[2] プロビタミンAカロテノイドを含む.
[3] プロビタミンAカロテノイドを含まない.

ビタミンDの食事摂取基準（µg/日）[1]

性別	男性		女性	
年齢等	目安量	耐容上限量	目安量	耐容上限量
0〜5（月）	5.0	25	5.0	25
6〜11（月）	5.0	25	5.0	25
1〜2（歳）	3.0	20	3.5	20
3〜5（歳）	3.5	30	4.0	30
6〜7（歳）	4.5	30	5.0	30
8〜9（歳）	5.0	40	6.0	40
10〜11（歳）	6.5	60	8.0	60
12〜14（歳）	8.0	80	9.5	80
15〜17（歳）	9.0	90	8.5	90
18〜29（歳）	8.5	100	8.5	100
30〜49（歳）	8.5	100	8.5	100
50〜64（歳）	8.5	100	8.5	100
65〜74（歳）	8.5	100	8.5	100
75以上（歳）	8.5	100	8.5	100
妊婦			8.5	—
授乳婦			8.5	—

[1] 日照により皮膚でビタミンD が産生されることを踏まえ，フレイル予防を図る者はもとより，全年齢区分を通じて，日常生活において可能な範囲内での適度な日光浴を心掛けるとともに，ビタミンD の摂取については，日照時間を考慮に入れることが重要である.

ビタミンEの食事摂取基準(mg/日)[1]

性別	男性		女性	
年齢等	目安量	耐容上限量	目安量	耐容上限量
0～5(月)	3.0	—	3.0	—
6～11(月)	4.0	—	4.0	—
1～2(歳)	3.0	150	3.0	150
3～5(歳)	4.0	200	4.0	200
6～7(歳)	5.0	300	5.0	300
8～9(歳)	5.0	350	5.0	350
10～11(歳)	5.5	450	5.5	450
12～14(歳)	6.5	650	6.0	600
15～17(歳)	7.0	750	5.5	650
18～29(歳)	6.0	850	5.0	650
30～49(歳)	6.0	900	5.5	700
50～64(歳)	7.0	850	6.0	700
65～74(歳)	7.0	850	6.5	650
75以上(歳)	6.5	750	6.5	650
妊婦			6.5	
授乳婦			7.0	—

[1] α-トコフェロールについて算定した. α-トコフェロール以外のビタミンEは含んでいない.

ビタミンKの食事摂取基準(μg/日)

性別	男性	女性
年齢等	目安量	目安量
0～5(月)	4	4
6～11(月)	7	7
1～2(歳)	50	60
3～5(歳)	60	70
6～7(歳)	80	90
8～9(歳)	90	110
10～11(歳)	110	140
12～14(歳)	140	170
15～17(歳)	160	150
18～29(歳)	150	150
30～49(歳)	150	150
50～64(歳)	150	150
65～74(歳)	150	150
75以上(歳)	150	150
妊婦		150
授乳婦		150

II 食事摂取基準

ビタミンB₁の食事摂取基準(mg/日)[1,2]

性別	男性			女性		
年齢等	推定平均必要量	推奨量	目安量	推定平均必要量	推奨量	目安量
0～5(月)	—	—	0.1	—	—	0.1
6～11(月)	—	—	0.2	—	—	0.2
1～2(歳)	0.4	0.5	—	0.4	0.5	—
3～5(歳)	0.6	0.7	—	0.6	0.7	—
6～7(歳)	0.7	0.8	—	0.7	0.8	—
8～9(歳)	0.8	1.0	—	0.8	0.9	—
10～11(歳)	1.0	1.2	—	0.9	1.1	—
12～14(歳)	1.2	1.4	—	1.1	1.3	—
15～17(歳)	1.3	1.5	—	1.0	1.2	—
18～29(歳)	1.2	1.4	—	0.9	1.1	—
30～49(歳)	1.2	1.4	—	0.9	1.1	—
50～64(歳)	1.1	1.3	—	0.9	1.1	—
65～74(歳)	1.1	1.3	—	0.9	1.1	—
75以上(歳)	1.0	1.2	—	0.8	0.9	—
妊婦(付加量)				＋0.2	＋0.2	
授乳婦(付加量)				＋0.2	＋0.2	

[1] チアミン塩化物塩酸塩(分子量=337.3)の重量として示した.
[2] 身体活動レベルⅡの推定エネルギー必要量を用いて算定した.
特記事項:推定平均必要量は, ビタミンB₁の欠乏症である脚気を予防するに足る最小必要量からではなく, 尿中にビタミンB₁の排泄量が増大し始める摂取量(体内飽和量)から算定.

ビタミンB₂の食事摂取基準(mg/日)[1]

性別	男性			女性		
年齢等	推定平均必要量	推奨量	目安量	推定平均必要量	推奨量	目安量
0〜5(月)	—	—	0.3	—	—	0.3
6〜11(月)	—	—	0.4	—	—	0.4
1〜2(歳)	0.5	0.6	—	0.5	0.5	—
3〜5(歳)	0.7	0.8	—	0.6	0.8	—
6〜7(歳)	0.8	0.9	—	0.7	0.9	—
8〜9(歳)	0.9	1.1	—	0.9	1.0	—
10〜11(歳)	1.1	1.4	—	1.0	1.3	—
12〜14(歳)	1.3	1.6	—	1.2	1.4	—
15〜17(歳)	1.4	1.7	—	1.2	1.4	—
18〜29(歳)	1.3	1.6	—	1.0	1.2	—
30〜49(歳)	1.3	1.6	—	1.0	1.2	—
50〜64(歳)	1.2	1.5	—	1.0	1.2	—
65〜74(歳)	1.2	1.5	—	1.0	1.2	—
75以上(歳)	1.1	1.3	—	0.9	1.0	—
妊婦(付加量)				+ 0.2	+ 0.3	—
授乳婦(付加量)				+ 0.5	+ 0.6	—

[1] 身体活動レベルⅡの推定エネルギー必要量を用いて算定した.
特記事項：推定平均必要量は，ビタミンB₂の欠乏症である口唇炎，口角炎，舌炎などの皮膚炎を予防するに足る最小量からではなく，尿中にビタミンB₂の排泄量が増大し始める摂取量(体内飽和量)から算定.

ナイアシンの食事摂取基準(mgNE/日)[1,2]

性別	男性				女性			
年齢等	推定平均必要量	推奨量	目安量	耐容上限量[3]	推定平均必要量	推奨量	目安量	耐容上限量[3]
0〜5(月)[4]	—	—	2	—	—	—	2	—
6〜11(月)	—	—	3	—	—	—	3	—
1〜2(歳)	5	6	—	60(15)	4	5	—	60(15)
3〜5(歳)	6	8	—	80(20)	6	7	—	80(20)
6〜7(歳)	7	9	—	100(30)	7	8	—	100(30)
8〜9(歳)	9	11	—	150(35)	8	10	—	150(35)
10〜11(歳)	11	13	—	200(45)	10	10	—	150(45)
12〜14(歳)	12	15	—	250(60)	12	14	—	250(60)
15〜17(歳)	14	17	—	300(70)	11	13	—	250(65)
18〜29(歳)	13	15	—	300(80)	9	11	—	250(65)
30〜49(歳)	13	15	—	350(85)	10	12	—	250(65)
50〜64(歳)	12	14	—	350(85)	9	11	—	250(65)
65〜74(歳)	12	14	—	300(80)	9	11	—	250(65)
75以上(歳)	11	13	—	300(75)	9	10	—	250(60)
妊婦(付加量)					+ 0	+ 0	—	—
授乳婦(付加量)					+ 3	+ 3	—	—

[1] ナイアシン当量(NE)＝ナイアシン＋1/60トリプトファンで示した.
[2] 身体活動レベルⅡの推定エネルギー必要量を用いて算定した.
[3] ニコチンアミドの重量(mg/日)，( )内はニコチン酸の重量(mg/日).
[4] 単位はmg/日.

付録

ビタミンB₆の食事摂取基準(mg/日)[1]

性別	男性				女性			
年齢等	推定平均必要量	推奨量	目安量	耐容上限量[2]	推定平均必要量	推奨量	目安量	耐容上限量[2]
0〜5(月)	—	—	0.2	—	—	—	0.2	—
6〜11(月)	—	—	0.3	—	—	—	0.3	—
1〜2(歳)	0.4	0.5	—	10	0.4	0.5	—	10
3〜5(歳)	0.5	0.6	—	15	0.5	0.6	—	15
6〜7(歳)	0.7	0.8	—	20	0.6	0.7	—	20
8〜9(歳)	0.8	0.9	—	25	0.8	0.9	—	25
10〜11(歳)	1.0	1.1	—	30	1.0	1.1	—	30
12〜14(歳)	1.2	1.4	—	40	1.0	1.3	—	40
15〜17(歳)	1.2	1.5	—	50	1.0	1.3	—	45
18〜29(歳)	1.1	1.4	—	55	1.0	1.1	—	45
30〜49(歳)	1.1	1.4	—	60	1.0	1.1	—	45
50〜64(歳)	1.1	1.4	—	55	1.0	1.1	—	45
65〜74(歳)	1.1	1.4	—	50	1.0	1.1	—	40
75 以上(歳)	1.1	1.4	—	50	1.0	1.1	—	40
妊婦(付加量)					+ 0.2	+ 0.2	—	—
授乳婦(付加量)					+ 0.3	+ 0.3	—	—

[1] たんぱく質の推奨量を用いて算定した(妊婦・授乳婦の付加量は除く).
[2] ピリドキシン(分子量＝169.2)の重量として示した.

ビタミンB₁₂の食事摂取基準(μg/日)[1]

性別	男性			女性		
年齢等	推定平均必要量	推奨量	目安量	推定平均必要量	推奨量	目安量
0〜5(月)	—	—	0.4	—	—	0.4
6〜11(月)	—	—	0.5	—	—	0.5
1〜2(歳)	0.8	0.9	—	0.8	0.9	—
3〜5(歳)	0.9	1.1	—	0.9	1.1	—
6〜7(歳)	1.1	1.3	—	1.1	1.3	—
8〜9(歳)	1.3	1.6	—	1.3	1.6	—
10〜11(歳)	1.6	1.9	—	1.6	1.9	—
12〜14(歳)	2.0	2.4	—	2.0	2.4	—
15〜17(歳)	2.0	2.4	—	2.0	2.4	—
18〜29(歳)	2.0	2.4	—	2.0	2.4	—
30〜49(歳)	2.0	2.4	—	2.0	2.4	—
50〜64(歳)	2.0	2.4	—	2.0	2.4	—
65〜74(歳)	2.0	2.4	—	2.0	2.4	—
75 以上(歳)	2.0	2.4	—	2.0	2.4	—
妊婦(付加量)				+ 0.3	+ 0.4	—
授乳婦(付加量)				+ 0.7	+ 0.8	—

[1] シアノコバラミン(分子量＝1,355.37)の重量として示した.

葉酸の食事摂取基準（μg／日）[1]

性別	男性				女性			
年齢等	推定平均必要量	推奨量	目安量	耐容上限量[2]	推定平均必要量	推奨量	目安量	耐容上限量[2]
0～5（月）	—	—	40	—	—	—	40	—
6～11（月）	—	—	60	—	—	—	60	—
1～2（歳）	80	90	—	200	90	90	—	200
3～5（歳）	90	110	—	300	90	110	—	300
6～7（歳）	110	140	—	400	110	140	—	400
8～9（歳）	130	160	—	500	130	160	—	500
10～11（歳）	160	190	—	700	160	190	—	700
12～14（歳）	200	240	—	900	200	240	—	900
15～17（歳）	220	240	—	900	200	240	—	900
18～29（歳）	200	240	—	900	200	240	—	900
30～49（歳）	200	240	—	1,000	200	240	—	1,000
50～64（歳）	200	240	—	1,000	200	240	—	1,000
65～74（歳）	200	240	—	900	200	240	—	900
75以上（歳）	200	240	—	900	200	240	—	900
妊婦（付加量）[3, 4]					＋200	＋240	—	—
授乳婦（付加量）					＋80	＋100	—	—

[1] プテロイルモノグルタミン酸（分子量＝441.40）の重量として示した.
[2] 通常の食品以外の食品に含まれる葉酸（狭義の葉酸）に適用する.
[3] 妊娠を計画している女性，妊娠の可能性がある女性及び妊娠初期の妊婦は，胎児の神経管閉鎖障害のリスク低減のために，通常の食品以外の食品に含まれる葉酸（狭義の葉酸）を400 μg／日摂取することが望まれる.
[4] 付加量は，中期及び後期にのみ設定した.

パントテン酸の食事摂取基準（mg／日）

性別	男性	女性
年齢等	目安量	目安量
0～5（月）	4	4
6～11（月）	5	5
1～2（歳）	3	4
3～5（歳）	4	4
6～7（歳）	5	5
8～9（歳）	6	5
10～11（歳）	6	6
12～14（歳）	7	6
15～17（歳）	7	6
18～29（歳）	5	5
30～49（歳）	5	5
50～64（歳）	6	5
65～74（歳）	6	5
75以上（歳）	6	5
妊婦		5
授乳婦		6

ビオチンの食事摂取基準（μg／日）

性別	男性	女性
年齢等	目安量	目安量
0～5（月）	4	4
6～11（月）	5	5
1～2（歳）	20	20
3～5（歳）	20	20
6～7（歳）	30	30
8～9（歳）	30	30
10～11（歳）	40	40
12～14（歳）	50	50
15～17（歳）	50	50
18～29（歳）	50	50
30～49（歳）	50	50
50～64（歳）	50	50
65～74（歳）	50	50
75以上（歳）	50	50
妊婦		50
授乳婦		50

ビタミンCの食事摂取基準(mg/日)[1]

性別	男性			女性		
年齢等	推定平均必要量	推奨量	目安量	推定平均必要量	推奨量	目安量
0～5(月)	—	—	40	—	—	40
6～11(月)	—	—	40	—	—	40
1～2(歳)	35	40	—	35	40	—
3～5(歳)	40	50	—	40	50	—
6～7(歳)	50	60	—	50	60	—
8～9(歳)	60	70	—	60	70	—
10～11(歳)	70	85	—	70	85	—
12～14(歳)	85	100	—	85	100	—
15～17(歳)	85	100	—	85	100	—
18～29(歳)	85	100	—	85	100	—
30～49(歳)	85	100	—	85	100	—
50～64(歳)	85	100	—	85	100	—
65～74(歳)	80	100	—	80	100	—
75以上(歳)	80	100	—	80	100	—
妊婦(付加量)				+10	+10	—
授乳婦(付加量)				+40	+45	—

[1] L-アスコルビン酸(分子量＝176.12)の重量で示した.
特記事項：推定平均必要量は，ビタミンCの欠乏症である壊血病を予防するに足る最小量からではなく，心臓血管系の疾病予防効果及び抗酸化作用の観点から算定.

ナトリウムの食事摂取基準(mg/日, ( )は食塩相当量[g/日])[1]

性別	男性			女性		
年齢等	推定平均必要量	目安量	目標量	推定平均必要量	目安量	目標量
0～5(月)	—	100(0.3)	—	—	100(0.3)	—
6～11(月)	—	600(1.5)	—	—	600(1.5)	—
1～2(歳)	—	—	(3.0未満)	—	—	(3.0未満)
3～5(歳)	—	—	(3.5未満)	—	—	(3.5未満)
6～7(歳)	—	—	(4.5未満)	—	—	(4.5未満)
8～9(歳)	—	—	(5.0未満)	—	—	(5.0未満)
10～11(歳)	—	—	(6.0未満)	—	—	(6.0未満)
12～14(歳)	—	—	(7.0未満)	—	—	(6.5未満)
15～17(歳)	—	—	(7.5未満)	—	—	(6.5未満)
18～29(歳)	600(1.5)	—	(7.5未満)	600(1.5)	—	(6.5未満)
30～49(歳)	600(1.5)	—	(7.5未満)	600(1.5)	—	(6.5未満)
50～64(歳)	600(1.5)	—	(7.5未満)	600(1.5)	—	(6.5未満)
65～74(歳)	600(1.5)	—	(7.5未満)	600(1.5)	—	(6.5未満)
75以上(歳)	600(1.5)	—	(7.5未満)	600(1.5)	—	(6.5未満)
妊婦				600(1.5)	—	(6.5未満)
授乳婦				600(1.5)	—	(6.5未満)

[1] 高血圧及び慢性腎臓病(CKD)の重症化予防のための食塩相当量の量は，男女とも6.0g/日未満とした.

カリウムの食事摂取基準(mg/日)

性別	男性		女性	
年齢等	目安量	目標量	目安量	目標量
0〜5(月)	400	—	400	—
6〜11(月)	700	—	700	—
1〜2(歳)	900	—	900	—
3〜5(歳)	1,000	1,400以上	1,000	1,400以上
6〜7(歳)	1,300	1,800以上	1,200	1,800以上
8〜9(歳)	1,500	2,000以上	1,500	2,000以上
10〜11(歳)	1,800	2,200以上	1,800	2,000以上
12〜14(歳)	2,300	2,400以上	1,900	2,400以上
15〜17(歳)	2,700	3,000以上	2,000	2,600以上
18〜29(歳)	2,500	3,000以上	2,000	2,600以上
30〜49(歳)	2,500	3,000以上	2,000	2,600以上
50〜64(歳)	2,500	3,000以上	2,000	2,600以上
65〜74(歳)	2,500	3,000以上	2,000	2,600以上
75以上(歳)	2,500	3,000以上	2,000	2,600以上
妊婦			2,000	2,600以上
授乳婦			2,200	2,600以上

カルシウムの食事摂取基準(mg/日)

性別	男性				女性			
年齢等	推定平均必要量	推奨量	目安量	耐容上限量	推定平均必要量	推奨量	目安量	耐容上限量
0〜5(月)	—	—	200	—	—	—	200	—
6〜11(月)	—	—	250	—	—	—	250	—
1〜2(歳)	350	450	—	—	350	400	—	—
3〜5(歳)	500	600	—	—	450	550	—	—
6〜7(歳)	500	600	—	—	450	550	—	—
8〜9(歳)	550	650	—	—	600	750	—	—
10〜11(歳)	600	700	—	—	600	750	—	—
12〜14(歳)	850	1,000	—	—	700	800	—	—
15〜17(歳)	650	800	—	—	550	650	—	—
18〜29(歳)	650	800	—	2,500	550	650	—	2,500
30〜49(歳)	600	750	—	2,500	550	650	—	2,500
50〜64(歳)	600	750	—	2,500	550	650	—	2,500
65〜74(歳)	600	750	—	2,500	550	650	—	2,500
75以上(歳)	600	700	—	2,500	500	600	—	2,500
妊婦(付加量)					+0	+0		—
授乳婦(付加量)					+0	+0		—

付録

マグネシウムの食事摂取基準（mg/日）

性別	男性				女性			
年齢	推定平均必要量	推奨量	目安量	耐容上限量[1]	推定平均必要量	推奨量	目安量	耐容上限量[1]
0～5(月)	—	—	20	—	—	—	20	—
6～11(月)	—	—	60	—	—	—	60	—
1～2(歳)	60	70	—	—	60	70	—	—
3～5(歳)	80	100	—	—	80	100	—	—
6～7(歳)	110	130	—	—	110	130	—	—
8～9(歳)	140	170	—	—	140	160	—	—
10～11(歳)	180	210	—	—	180	220	—	—
12～14(歳)	250	290	—	—	240	290	—	—
15～17(歳)	300	360	—	—	260	310	—	—
18～29(歳)	280	340	—	—	230	270	—	—
30～49(歳)	310	370	—	—	240	290	—	—
50～69(歳)	290	350	—	—	240	290	—	—
70以上(歳)	270	320	—	—	220	270	—	—
妊婦(付加量)					+ 30	+ 40	—	—
授乳婦(付加量)					—	—	—	—

[1] 通常の食品以外からの摂取量の耐容上限量は成人の場合350 mg/日，小児では5mg/kg 体重/日とする．それ以外の通常の食品からの摂取の場合，耐容上限量は設定しない．

リンの食事摂取基準（mg/日）

性別	男性		女性	
年齢	目安量	耐容上限量	目安量	耐容上限量
0～5(月)	120	—	120	—
6～11(月)	260	—	260	—
1～2(歳)	500	—	500	—
3～5(歳)	800	—	600	—
6～7(歳)	900	—	900	—
8～9(歳)	1,000	—	900	—
10～11(歳)	1,100	—	1,000	—
12～14(歳)	1,200	—	1,100	—
15～17(歳)	1,200	—	900	—
18～29(歳)	1,000	3,000	800	3,000
30～49(歳)	1,000	3,000	800	3,000
50～69(歳)	1,000	3,000	800	3,000
70以上(歳)	1,000	3,000	800	3,000
妊婦			800	—
授乳婦			800	—

II 食事摂取基準

鉄の食事摂取基準（mg/日）

| 性別 | 男性 | | | | 女性 | | | | | |
| | | | | | 月経なし | | 月経あり | | | |
年齢等	推定平均必要量	推奨量	目安量	耐容上限量	推定平均必要量	推奨量	推定平均必要量	推奨量	目安量	耐容上限量
0〜5(月)	—	—	0.5	—	—	—	—	—	0.5	—
6〜11(月)	3.5	5.0	—	—	3.5	4.5	—	—	—	—
1〜2(歳)	3.0	4.5	—	25	3.0	4.5	—	—	—	20
3〜5(歳)	4.0	5.5	—	25	4.0	5.5	—	—	—	25
6〜7(歳)	5.0	5.5	—	30	4.5	5.5	—	—	—	30
8〜9(歳)	6.0	7.0	—	35	6.0	7.5	—	—	—	35
10〜11(歳)	7.0	8.5	—	35	7.0	8.5	10.0	12.0	—	35
12〜14(歳)	8.0	10.0	—	40	7.0	8.5	10.0	12.0	—	40
15〜17(歳)	8.0	10.0	—	50	5.5	7.0	8.5	10.5	—	40
18〜29(歳)	6.5	7.5	—	50	5.5	6.5	8.5	10.5	—	40
30〜49(歳)	6.5	7.5	—	50	5.5	6.5	9.0	10.5	—	40
50〜64(歳)	6.5	7.5	—	50	5.5	6.5	9.0	11.0	—	40
65〜74(歳)	6.0	7.5	—	50	5.0	6.0	—	—	—	40
75以上(歳)	6.0	7.0	—	50	5.0	6.0	—	—	—	40
妊婦(付加量) 初期					+2.0	+2.5	—	—	—	—
中期・後期					+8.0	+9.5	—	—	—	—
授乳婦(付加量)					+2.0	+2.5	—	—	—	—

亜鉛の食事摂取基準（mg/日）

| 性別 | 男性 | | | | 女性 | | | |
年齢等	推定平均必要量	推奨量	目安量	耐容上限量	推定平均必要量	推奨量	目安量	耐容上限量
0〜5(月)	—	—	2	—	—	—	2	—
6〜11(月)	—	—	3	—	—	—	3	—
1〜2(歳)	3	3	—	—	2	3	—	—
3〜5(歳)	3	4	—	—	3	3	—	—
6〜7(歳)	4	5	—	—	3	4	—	—
8〜9(歳)	5	6	—	—	4	5	—	—
10〜11(歳)	6	7	—	—	5	6	—	—
12〜14(歳)	9	10	—	—	7	8	—	—
15〜17(歳)	10	12	—	—	7	8	—	—
18〜29(歳)	9	11	—	40	7	8	—	35
30〜49(歳)	9	11	—	45	7	8	—	35
50〜64(歳)	9	11	—	45	7	8	—	35
65〜74(歳)	9	11	—	40	7	8	—	35
75以上(歳)	9	10	—	40	6	8	—	30
妊婦(付加量)					+1	+2	—	—
授乳婦(付加量)					+3	+4	—	—

銅の食事摂取基準（mg/日）

性別	男性				女性			
年齢等	推定平均必要量	推奨量	目安量	耐容上限量	推定平均必要量	推奨量	目安量	耐容上限量
0〜5(月)	−	−	0.3	−	−	−	0.3	−
6〜11(月)	−	−	0.3	−	−	−	0.3	−
1〜2(歳)	0.3	0.3	−	−	0.2	0.3	−	−
3〜5(歳)	0.3	0.4	−	−	0.3	0.3	−	−
6〜7(歳)	0.4	0.4	−	−	0.4	0.4	−	−
8〜9(歳)	0.4	0.5	−	−	0.4	0.5	−	−
10〜11(歳)	0.5	0.6	−	−	0.5	0.6	−	−
12〜14(歳)	0.7	0.8	−	−	0.6	0.8	−	−
15〜17(歳)	0.8	0.9	−	−	0.6	0.7	−	−
18〜29(歳)	0.7	0.9	−	7	0.6	0.7	−	7
30〜49(歳)	0.7	0.9	−	7	0.6	0.7	−	7
50〜64(歳)	0.7	0.9	−	7	0.6	0.7	−	7
65〜74(歳)	0.7	0.9	−	7	0.6	0.7	−	7
75以上(歳)	0.7	0.8	−	7	0.6	0.7	−	7
妊婦（付加量）					+ 0.1	+ 0.1	−	−
授乳婦（付加量）					+ 0.5	+ 0.6	−	−

マンガンの食事摂取基準（mg/日）

性別	男性		女性	
年齢等	目安量	耐容上限量	目安量	耐容上限量
0〜5(月)	0.01	−	0.01	−
6〜11(月)	0.5	−	0.5	−
1〜2(歳)	1.5	−	1.5	−
3〜5(歳)	1.5	−	1.5	−
6〜7(歳)	2.0	−	2.0	−
8〜9(歳)	2.5	−	2.5	−
10〜11(歳)	3.0	−	3.0	−
12〜14(歳)	4.0	−	4.0	−
15〜17(歳)	4.5	−	3.5	−
18〜29(歳)	4.0	11	3.5	11
30〜49(歳)	4.0	11	3.5	11
50〜64(歳)	4.0	11	3.5	11
65〜74(歳)	4.0	11	3.5	11
75以上(歳)	4.0	11	3.5	11
妊婦			3.5	−
授乳婦			3.5	−

II 食事摂取基準

ヨウ素の食事摂取基準(μg/日)

性別	男性				女性			
年齢等	推定平均必要量	推奨量	目安量	耐容上限量	推定平均必要量	推奨量	目安量	耐容上限量
0～5(月)	—	—	100	250	—	—	100	250
6～11(月)	—	—	130	250	—	—	130	250
1～2(歳)	35	50	—	300	35	50	—	300
3～5(歳)	45	60	—	400	45	60	—	400
6～7(歳)	55	75	—	550	55	75	—	550
8～9(歳)	65	90	—	700	65	90	—	700
10～11(歳)	80	110	—	900	80	110	—	900
12～14(歳)	95	140	—	2,000	95	140	—	2,000
15～17(歳)	100	140	—	3,000	100	140	—	3,000
18～29(歳)	95	130	—	3,000	95	130	—	3,000
30～49(歳)	95	130	—	3,000	95	130	—	3,000
50～64(歳)	95	130	—	3,000	95	130	—	3,000
65～74(歳)	95	130	—	3,000	95	130	—	3,000
75以上(歳)	95	130	—	3,000	95	130	—	3,000
妊婦(付加量)					+75	+110		—[1]
授乳婦(付加量)					+100	+140		—[1]

[1] 妊婦及び授乳婦の耐容上限量は, 2,000 μg/日とした.

セレンの食事摂取基準(μg/日)

性別	男性				女性			
年齢等	推定平均必要量	推奨量	目安量	耐容上限量	推定平均必要量	推奨量	目安量	耐容上限量
0～5(月)	—	—	15	—	—	—	15	—
6～11(月)	—	—	15	—	—	—	15	—
1～2(歳)	10	10	—	100	10	10	—	100
3～5(歳)	10	15	—	100	10	10	—	100
6～7(歳)	15	15	—	150	15	15	—	150
8～9(歳)	15	20	—	200	15	20	—	200
10～11(歳)	20	25	—	250	20	25	—	250
12～14(歳)	25	30	—	350	25	30	—	300
15～17(歳)	30	35	—	400	20	25	—	350
18～29(歳)	25	30	—	450	20	25	—	350
30～49(歳)	25	30	—	450	20	25	—	350
50～64(歳)	25	30	—	450	20	25	—	350
65～74(歳)	25	30	—	450	20	25	—	350
75以上(歳)	25	30	—	400	20	25	—	350
妊婦(付加量)					+5	+5	—	—
授乳婦(付加量)					+15	+20	—	—

クロムの食事摂取基準（µg/日）

性別	男性		女性	
年齢等	目安量	耐容上限量	目安量	耐容上限量
0〜5(月)	0.8	—	0.8	—
6〜11(月)	1.0	—	1.0	—
1〜2(歳)	—	—	—	—
3〜5(歳)	—	—	—	—
6〜7(歳)	—	—	—	—
8〜9(歳)	—	—	—	—
10〜11(歳)	—	—	—	—
12〜14(歳)	—	—	—	—
15〜17(歳)	—	—	—	—
18〜29(歳)	10	500	10	500
30〜49(歳)	10	500	10	500
50〜64(歳)	10	500	10	500
65〜74(歳)	10	500	10	500
75以上(歳)	10	500	10	500
妊婦			10	—
授乳婦			10	—

モリブデンの食事摂取基準（µg/日）

性別	男性				女性			
年齢等	推定平均必要量	推奨量	目安量	耐容上限量	推定平均必要量	推奨量	目安量	耐容上限量
0〜5(月)	—	—	2	—	—	—	2	—
6〜11(月)	—	—	5	—	—	—	5	—
1〜2(歳)	10	10	—	—	10	10	—	—
3〜5(歳)	10	10	—	—	10	10	—	—
6〜7(歳)	10	15	—	—	10	15	—	—
8〜9(歳)	15	20	—	—	15	15	—	—
10〜11(歳)	15	20	—	—	15	20	—	—
12〜14(歳)	20	25	—	—	20	25	—	—
15〜17(歳)	25	30	—	—	20	25	—	—
18〜29(歳)	20	30	—	600	20	25	—	500
30〜49(歳)	25	30	—	600	20	25	—	500
50〜64(歳)	25	30	—	600	20	25	—	500
65〜74(歳)	20	30	—	600	20	25	—	500
75以上(歳)	20	25	—	600	20	25	—	500
妊婦(付加量)					+0	+0	—	—
授乳婦(付加量)					+3	+3	—	—

Ⅲ 在宅栄養療法

在宅栄養管理に関する診療報酬①【在宅療養指導管理料】

C104 在宅中心静脈栄養法指導管理料	3,000点
入院患者以外の患者に対して，在宅中心静脈栄養法に関する指導管理を行った場合に算定する	● 輸液セット加算 ● 注入ポンプ加算

- 高カロリー輸液，ビタミン製剤，微量元素製剤，生理食塩水，血液凝固阻止薬，脂肪乳剤は診療報酬内で投与可能である
- 1ヵ月に7組以上輸液セット[*1]を使用する場合，7組目以降は特定保険医療材料料として算定する
- 輸液の携帯用ジャケットやバッグは患者負担となる

C105 在宅成分栄養経管栄養法指導管理料	2,500点
入院患者以外の患者に対して，在宅成分栄養経管栄養法に関する指導管理を行った場合に算定する	● 栄養管セット加算 ● 注入ポンプ加算

- エレンタール®，エレンタール®P，ツインライン®NFの3種が対象となる
- 栄養カテーテルは栄養管セット加算に含まれており，患者に支給しても算定できない

C105-2 在宅小児経管栄養法指導管理料	1,050点
入院患者以外の患者に対して，在宅小児経管栄養法に関する指導管理を行った場合に算定する	● 栄養管セット加算 ● 注入ポンプ加算

- C105の要件を満たさない15歳未満の小児患者らに算定する
- 経口摂取が著しく困難な15歳未満もしくは15歳以上であって，経口摂取が著しく困難な状態が15歳未満から継続しているもの（体重20kg未満）

C105-3 在宅半固形栄養経管栄養法指導管理料	2,500点
入院患者以外の患者に対して，在宅半固形栄養経管栄養法に関する指導管理を行った場合に，最初に算定した日から起算して1年を限度として算定する	● 栄養管セット加算

- 薬価収載の半固形化栄養剤（ラコール®半固形）もしくは薬価収載されていない半固形化栄養剤が対象である．前者は薬剤料を算定，後者は患者負担となる
- 薬価収載されていない栄養剤の場合は，退院時に指導管理を行っている必要がある
- 経口摂取に向けた指導管理（口腔ケア）を合わせて行う
- 栄養管セットは院外処方で支給できない
- C105-3は，粘度可変型経腸栄養剤や，液体の経腸栄養剤を半固形状に調整した場合は患者自らが安全に使用するという観点から算定できない.

[*1] 輸液セット：輸液ライン，フィルター，クローズドアダプター，延長チューブ，Huber針など

[令和4(2022)年診療報酬改訂に準拠，審査支払機関（支払基金，国保連合会）により解釈が異なることがあり注意]

在宅栄養管理に関する診療報酬②【在宅療養指導管理料】

C109　在宅寝たきり患者処置指導管理料 1,050点

入院患者以外の患者に対して，現に寝たきりの状態にあるものまたはこれに準ずる状態にあるものに対して，当該処置(鼻腔栄養)の指導管理を行った場合に算定する	在宅療養指導管理材料料加算は算定できない

- 原則，医師が患家を訪問して指導管理を行った場合に算定するが，寝たきりまたはこれに準ずる状態の場合に家族に付き添われて来院した場合も例外的に算定可能である
- 栄養管セット加算，注入ポンプ加算は算定できない
- 栄養ディスポーザブルカテーテルは特定保険医療材料または院外処方にて支給可能である

在宅栄養管理に関する診療報酬③【在宅療養指導管理材料加算】

C160　在宅中心静脈栄養法用輸液セット加算 2,000点

- 在宅で中心静脈栄養法を行っている患者に対して算定する
- 輸液セット[*1]，その他の医療・衛生材料[2]を必要量提供したうえで算定する
- 輸液セットに関する医療材料は院外処方も可能だが，その場合輸液セット加算は算定できない

C161　注入ポンプ加算 1,250点

- 在宅で中心静脈栄養法，成分栄養経管栄養法，小児経管栄養法を行っている患者に注入ポンプを病院から貸与した場合に算定する

C162　在宅経管栄養法用栄養管セット加算 2,000点

- 在宅で成分栄養経管栄養法，小児経管栄養法，半固形化栄養経管栄養法を行っている患者に対して算定する
- 栄養管セット[*3]，その他の医療・衛生材料[*2]を必要量提供したうえで算定する

[*1] 輸液セット：輸液ライン，フィルター，クローズドアダプター，延長チューブ，Huber針など

[*2] その他の医療・衛生材料：注射針，シリンジ，消毒液，綿棒，消毒綿，ドレッシング剤，ガーゼ，固定用絆創膏など

[*3] 栄養管セット：注入バッグ・ボトル，延長チューブ，栄養カテーテル，カテーテルチップ(栄養剤注入・洗浄用)など

[令和4(2022)年診療報酬改訂に準拠，審査支払機関(支払基金，国保連合会)により解釈が異なることがあり注意]

Ⅲ　在宅栄養療法

HPN患者に必要な器具・薬剤および使用頻度(1,200 kcal/日として)

施行開始時

携帯用持続注入ポンプ	2台/2年
ジャケット(またはショルダーバッグ)	2着(2個)/1年
鉗子,鑷子	2本
剪刀	1本
消毒用容器瓶	4本

定期交換時(1ヵ月として)

器材		**輸液剤**	
輸液バッグ(1,200 mL)	30袋	糖・電解質液(400 mL)	60本
注入ライン	30本	アミノ酸製剤(200 mL)	60本
綿球(5個入)	30袋	微量元素製剤	30本
または綿棒(2本入)	100袋	ビタミン	30セット
10 mL注射器	60本	**その他薬剤・消毒液**	
インジェクションプラグ・		ノボ・ヘパリン(5 mL)	6本
コネクターシステム	30組	生理食塩水(20 mL)	30本
Huber針	30本	ポビドンヨード(250 mL)	0.25本
サージカルパット	15枚	80%エタノール(500 mL)	2.1本
ガーゼ(5枚)	60袋	0.5%クロルヘキシジンジグル	
絆創膏	6.4巻	コネート(500 mL)	1.3本

[財団法人総合健康推進財団(編):医療者用在宅中心静脈栄養法ガイドライン,文光堂,東京,1995を参考に著者作成]

- 在宅栄養療法の実施に関する保険適用と必要な器具・薬剤について示す.
- 在宅静脈栄養法(HPN)は,原因疾患によらず,中心静脈栄養以外に栄養管理が困難なもので,当該療法を医師が必要と認めたものが適応であり,在宅中心静脈栄養法管理指導料が算定できる.
- HPNでは輸液を正確に注入するため,輸液ポンプが必要となるほか,注入する薬剤以外にも,カテーテルをロックするためのヘパリンやフラッシュに用いる生理食塩水,あるいは接続部や皮膚の消毒に使用する消毒薬も必要である.
- また,綿球や滅菌ガーゼ,絆創膏といった衛生材料も必要であるが,保険請求できないものもある.
- 在宅経腸栄養法(HEN)は,実施条件として,慢性期の安定した疾患であること,長期の栄養管理が必要であること,それにより病態の改善が期待できることなどが挙げられる.保険適用は,成分栄養剤または消化態栄養剤を用いた場合に限り,在宅成分栄養経管栄養法指導管理料として算定できる.
- HEN施行時は,HPN同様,薬剤以外に注入ポンプや衛生材料といった物品が必要となる.

Ⅳ 経管投与不適薬品

分類	薬剤商品名	分類	薬剤商品名
抗てんかん薬	セレニカ®R(顆粒), デパケン®(錠), デパケン®R(錠)	去痰薬	チスタニン®(錠)
その他の解熱鎮痛消炎薬	クリアミン®S(錠), ミグリステン®(錠), ノイロトロピン®(錠)	気管支拡張薬	テオドール®(錠・顆粒), テオロング®(錠), ユニフィル®LA(錠)
抗Parkinson病薬	パーロデル®(錠)		
精神神経用薬	トフラニール®(錠), プロチアデン®(錠), アタラックス®(錠), ホーリット®(錠), ルネスタ®(錠), コンサータ®(錠), インヴェガ®(錠)	消化性潰瘍用薬	キャベジン®Uコーワ(錠), パリエット®(錠), オメプラール®(錠:経管, 腸までなら可という条件あり), ガストローム®(顆粒)
その他の中枢神経系用薬	グラマリール®(細粒), ストラテラ®(カプセル)	健胃消化薬	ベリチーム®(顆粒), エクセラーゼ®(配合錠)
自律神経作用薬	マイテラーゼ®(錠)	制酸薬	酸化マグネシウム(略:カマ)
眼科用薬	アダプチノール®(錠)	下剤	アジャスト®Aコーワ(錠), ヨーデル®S(錠), センノシド(錠・顆粒), アローゼン®(顆粒), コロネル®(錠)
強心薬	タナドーパ®(顆粒)		
抗不整脈薬	アミサリン®(錠), リスモダン®R(錠)		
血圧降下薬	カプトリル®-R(カプセル), デタントール®(錠), セロケン®L(錠), ケアロードLA®(錠)	腸疾患治療薬	ペンタサ®(錠), アサコール®(錠), リアルダ®(錠)
冠血管拡張薬	ヘルベッサー®(錠), フランドル®(錠), アダラート®CR(錠), アダラート®L(錠)	卵胞ホルモンおよび黄体ホルモン薬	プロスタール®L(錠), ヒスロン®H(錠)
脂質異常症用薬	ベザトール®SR(錠), エラスチーム®(錠), MDS®コーワ(錠), EPL®(カプセル)	その他のホルモン薬	ボンゾール®(錠), チオデロン®(カプセル), メルカゾール®(錠)

分類	薬剤商品名	分類	薬剤商品名
泌尿生殖器官および肛門用薬	セルニルトン®(錠)，エビプロスタット®(配合錠DB)	アルキル化薬	エンドキサン®(錠)
		代謝拮抗薬	メソトレキセート®(錠)，フトラフール®(カプセル)，(錠)，ユーエフティ®E(顆粒)
外皮用薬	オクソラレン®(錠)	その他の腫瘍用薬	カソデックス®(錠)，オダイン®(錠)
ビタミンAおよびD剤	チョコラ®A(錠)，アルファロール®(カプセル)	抗リウマチ薬	リマチル®(錠)
ビタミンB剤	フラビタン®(錠)，ピドキサール®(錠)	アレルギー用薬	ドメナン®(錠)
ビタミンE剤	ユベラ®(錠)	主としてグラム陰性菌に作用するもの	硫酸ポリミキシン®B(錠)
混合ビタミン剤	シナール®(錠)		
無機質製剤	フェロ・グラデュメット®(錠)，アスパラカリウム®(錠)	主としてグラム陽性菌・陰性菌に作用するもの	L-ケフレックス®(顆粒)，オーグメンチン®(錠)
アミノ酸製剤	リーバクト®(顆粒)	抗結核薬	ツベルミン®(錠)，エサンブトール®(錠)
肝臓疾患用薬	チオラ®(錠)	医療用麻薬	MSコンチン®(錠)，オキシコンチン®TR(錠)
他に分類されない代謝性医薬品	アデホス®コーワ(錠・顆粒)，イソプリノシン®(錠)		

括弧内は剤型を表す.

- 医薬品は苦味をマスクしたり，徐放性，腸溶性を施した製剤も多く，単に薬効成分を成型しただけのものではない.
- 多くの抗がん薬(ホルモン薬を含む)，免疫抑制薬，抗HIV薬の経管投与は，調剤者や投与者への被曝の観点からリスクとベネフィットを十分考慮するべきである.
- 粉砕調剤による経管投与が困難な薬剤であっても，簡易懸濁法によって経管投与が可能となる場合がある.
- 簡易懸濁法は，薬剤による曝露や薬品ロスを最小限に抑えることができる注入方法である.

Ⅴ DESIGN-R®2020（褥瘡経過評価用）

			カルテ番号（　　　　） 患者氏名（　　　　　　　）		月日	/	/	/	/	/	/
Depth*¹		**深さ** 創内の一番深い部分で評価し，改善に伴い創底が浅くなった場合，これと相応の深さとして評価する									
d	0	皮膚損傷・発赤なし	D	3	皮下組織までの損傷						
				4	皮下組織を越える損傷						
	1	持続する発赤		5	関節腔，体腔に至る損傷						
				DTI	深部損傷褥瘡（DTI）疑い*²						
	2	真皮までの損傷		U	壊死組織で覆われ深さの判定が不能						
Exudate		**滲出液**									
e	0	なし	E	6	多量：1日2回以上のドレッシング交換を要する						
	1	少量：毎日のドレッシング交換を要しない									
	3	中等量：1日1回のドレッシング交換を要する									
Size		**大きさ** 皮膚損傷範囲を測定：[長径 (cm) ×短径*³ (cm)] *⁴									
s	0	皮膚損傷なし	S	15	100以上						
	3	4未満									
	6	4以上　16未満									
	8	16以上　36未満									
	9	36以上　64未満									
	12	64以上　100未満									
Inflammation/Infection		**炎症/感染**									
i	0	局所の炎症徴候なし	I	3C*⁵	臨界的定着疑い（創面にぬめりがあり，滲出液が多い。肉芽があれば浮腫性で脆弱など）						
	1	局所の炎症徴候あり（創周囲の発赤，腫脹，熱感，疼痛）		3*⁵	局所の明らかな感染徴候あり（炎症徴候，膿，悪臭など）						
				9	全身的影響あり（発熱など）						
Granulation		**肉芽組織**									
g	0	創が治癒した場合，創の浅い場合，深部損傷褥瘡（DTI）疑いの場合	G	4	良性肉芽が，創面の10％以上50％未満を占める						
	1	良性肉芽が創面の90％以上を占める		5	良性肉芽が，創面の10％未満を占める						
	3	良性肉芽が創面の50％以上90％未満を占める		6	良性肉芽が全く形成されていない						
Necrotic tissue		**壊死組織** 混在している場合は全体的に多い病態をもって評価する									
n	0	壊死組織なし	N	3	柔らかい壊死組織あり						
				6	硬く厚い密着した壊死組織あり						
Pocket		**ポケット** 毎回同じ体位で，ポケット全周（潰瘍面も含め）[長径 (cm) ×短径*³ (cm)] から潰瘍の大きさを差し引いたもの									
p	0	ポケットなし	P	6	4未満						
				9	4以上16未満						
				12	16以上36未満						
				24	36以上						

部位 [仙骨部，坐骨部，大転子部，踵骨部，その他（　　　　　　　　）]

合計*¹

*1：深さ（Depth：d/D）の点数は合計には加えない
*2：深部損傷褥瘡（DTI）疑いは，視診・触診，補助データ（発生経緯，血液検査，画像診断等）から判断する
*3："短径"とは"長径と直交する最大径"である
*4：持続する発赤の場合も皮膚損傷に準じて評価する
*5：「3C」あるいは「3」のいずれかを記載する。いずれの場合も点数は3点とする

©日本褥瘡学会

[日本褥瘡学会ホームページ「DESIGN-R®2020褥瘡経過評価用」(http://www.jspu.org/medical/design-r/docs/design-r2020.pdf)(最終アクセス2023年11月29日)より許諾を得て転載]

Ⅵ 経腸栄養剤一覧 （次頁より）

成分値について

- 成分値は100 kcal 中のもの
- 「―」: 分析なし
- 「*」: 原料由来または自社分析値
- 「Tr」: 微量
- 「◎」: パンフレット等に記載なし

［多田紀夫ほか（編）: 静脈経腸栄養年鑑2020-21製剤・食品・器具一覧，第11巻，ジェフコーポレーション，2020より許諾を得て改変して転載］

■医薬品扱い経腸栄養剤一覧

区分	成分栄養剤(ED)	成分栄養剤(ED)	成分栄養剤(ED)	消化態経腸栄養剤
製品名	エレンタール配合内用剤	エレンタールP乳幼児用配合内用剤	ヘパンED配合内用剤	ツインラインNF配合経腸用液
製造会社	EAファーマ	EAファーマ	EAファーマ	イーエヌ大塚製薬
販売会社	EAファーマ	EAファーマ	EAファーマ	大塚製薬工場/大塚製薬
主原料	結晶アミノ酸(17種類),デキストリン,大豆油	結晶アミノ酸(18種類),デキストリン,大豆油	結晶アミノ酸(14種類),デキストリン,大豆油(肝不全用)	乳たん白加水分解物,L-メチオニン,L-トリプトファン,トリカプリリン,サフラワー油,マルトデキストリン
アレルギー表示特定原材料	―	―	―	乳成分/大豆
100kcal相当量 (mL)	26.7 g	25.6 g	25.8 g	100
たんぱく質 (g)	4.38	3.1	3.7	4.05
脂質 (g)	0.17	0.9	0.9	2.78
炭水化物(糖質+食物繊維) (g)	21.1	19.9	19.9	14.68
水分 (g)	0	0	0	約85
ビタミンA (μgRAE)	64.8	103.8	69.7	62.1
ビタミンD (μg)	0.43	2.82	2.45	0.34
ビタミンE(mgα-TE)	1.1 mg(1.1 IU)	1.8 mg(1.8 IU)	5.4 m g (5.4 IU)	トコフェロール酢酸エステルとして0.670(mg)
ビタミンK (μg)	3.0	4.7	14.2	6.25
ビタミンB₁ (mg)	0.05	0.08	0.23	0.202
ビタミンB₂ (mg)	0.08	0.13	0.3	0.225
ナイアシン (mgNE)	0.73 mg	1.17 mg	1.06 mg	2.48(ニコチン酸アミド)
ビタミンB₆ (mg)	0.07	0.12	0.18	0.248
ビタミンB₁₂ (μg)	0.24	0.38	0.7	0.32
葉酸 (μg)	14.7	23.6	42.6	25
パントテン酸 (mg)	0.37	0.58	0.48	0.940
ビオチン (μg)	13	21	12.6	3.9
ビタミンC (mg)	2.6	9.2	8	22.5
Na(食塩相当量)(mg)	87	93	59	69
Cl (mg)	172	165	122	107
K (mg)	73	159	70	118
Ca (mg)	53	109	79	44
Mg (mg)	13	14	13	14
P (mg)	41	84	61	53
Fe (mg)	0.6	1.6	0.3	0.630
Zn (mg)	0.6	0.9	1.2	0.945
Cu (mg)	0.067	0.12	0.07	0.023
Mn (mg)	0.10	0.16	0.09	0.160
I (μg)	5.1	7.9	8	
Se (μg)	0	0	0	*1.2
Cr (μg)	0	0	0	
Mo (μg)	0	0	0	
浸透圧 (mOsm/L)	755	630	633	470〜510
粘度 (mPa・s)	3.7	3.8	3.9	2.45〜2.68(等量混合液)
粘度 (測定条件)	1 kcal/mL調整時	1 kcal/mL調整時	1 kcal/mL調整時	25℃
容器	アルミ袋	アルミ袋	アルミ袋	アルミパウチ
味・フレーバー	青りんご,グレープフルーツ,ヨーグルト,パイナップル,オレンジ,コーヒー,さっぱり梅,マンゴー,フルーツトマト,コンソメ,フルーツミックス(エレンタールPのみ)			
NPC/N比	128	195	148	140
飽和脂肪酸 (g)	0.025	0.13	0.13	―
n-6系脂肪酸 (g)	0.09	0.47	0.47	0.445
n-3系脂肪酸 (g)	0.01	0.07	0.07	―
コレステロール (g)	0	0	0	―
食物繊維 (g)	0	0	0	―
水溶性食物繊維 (g)	0	0	0	―
不溶性食物繊維 (g)	0	0	0	―

区分	半消化態経腸栄養剤	半消化態経腸栄養剤	半消化態経腸栄養剤	半消化態経腸栄養剤
製品名	イノラス配合経腸用液	ラコールNF配合経腸用液	アミノレバンEN配合散	ラコールNF配合経腸用半固形剤
製造会社	イーエヌ大塚製薬	イーエヌ大塚製薬	大塚製薬	イーエヌ大塚製薬
販売会社	大塚製薬工場/大塚製薬	大塚製薬工場/大塚製薬	大塚製薬	大塚製薬工場/大塚製薬
主原料	濃縮乳たん白質, カゼインナトリウム, トリカプリリン, コーン油, シソ油, 部分加水分解デンプン, イヌリン	乳カゼイン, 分離大豆たん白質, トリカプリリン, ダイズ油, シソ油, パーム油, マルトデキストリン, 精製白糖	結晶アミノ酸(8種類), ゼラチン加水分解物, デキストリン, コメ油	乳カゼイン, 分離大豆たん白質, トリカプリリン, ダイズ油, シソ油, パーム油, マルトデキストリン, 精製白糖
アレルギー表示特定原材料	乳成分	乳成分/大豆	乳	乳成分/大豆
100kcal相当量 (mL)	62.5	100	23.5 g	100 g
たんぱく質 (g)	4.0	4.38	6.34	4.38
脂質 (g)	3.2	2.23	1.74	2.23
炭水化物(糖質+食物繊維) (g)	13.3	15.62	14.8	15.62
水分 (g)	約47	約85	0	約76
ビタミンA (μgRAE)	94.4	62.1	65.9	62.1
ビタミンD (μg)	1.67	0.34	0.54	0.34
ビタミンE (mg α-TE)	トコフェロール酢酸エステルとして2.493(mg)	トコフェロール酢酸エステルとして0.650(mg)	40 mg (4.0 IU)	トコフェロール酢酸エステルとして0.650(mg)
ビタミンK (μg)	8.33(メナテトレン)	6.25(フィトナジオン)	2.6	6.25(フィトナジオン)
ビタミンB₁ (mg)	0.155(チアミン塩化物塩酸塩)	0.380	0.05	0.380
ビタミンB₂ (mg)	0.178	0.245	0.08	0.245
ナイアシン (mgNE)	1.67(ニコチン酸アミド)	2.50(ニコチン酸アミド)	0.71	2.50(ニコチン酸アミド)
ビタミンB₆ (mg)	0.156	0.375	0.09	0.375
ビタミンB₁₂ (μg)	0.5	0.320	0.23	0.320
葉酸 (μg)	26.7	37.5	23.5	37.5
パントテン酸 (mg)	0.667	0.958	0.51	0.958
ビオチン (μg)	5.56	3.86	11.7	3.86
ビタミンC (mg)	22.2	28.1	2.9	28.1
Na(食塩相当量) (mg)	90	73.8	20	73.8
Cl (mg)	139	117	104	117
K (mg)	184	138	84	138
Ca (mg)	88.9	44.0	28	44.0
Mg (mg)	41.1	19.3	10	19.3
P (mg)	111.1	44.0	40	44.0
Fe (mg)	1.222	0.625	0.6	0.625
Zn (mg)	1.333	0.640	0.4	0.640
Cu (mg)	0.1	0.125	0.061	0.125
Mn (mg)	0.444	0.133	0.089	0.133
I (μg)	14.4	—	4.5	—
Se (μg)	5.6	*2.5	—	*2.7
Cr (μg)	4.4	—	—	—
Mo (μg)	3.3	—	—	—
浸透圧 (mOsm/L)	約670	330〜360	約570	—
粘度 (mPa·s)	約17	5.51〜6.52	—	6,500〜12,500
粘度 (測定条件)		25℃	—	20℃
容器	アルミパウチ	アルミパウチ(200 mL), アルミパウチ(400 mL)	アルミ袋	アルミバッグ
味・フレーバー	300 kcal：コーヒー, イチゴ, ヨーグルト, リンゴ 200 kcal：コーヒー, 紅茶	ミルクフレーバー, コーヒーフレーバー, バナナフレーバー, コーンフレーバー, 抹茶フレーバー	フルーツ, コーヒー	—
NPC/N比	134	119	72.8	119
飽和脂肪酸 (g)	—	—	—	—
n-6系脂肪酸 (g)	◎	0.45	—	0.45
n-3系脂肪酸 (g)	◎	0.15	—	0.15
コレステロール (g)	—	—	—	—
食物繊維 (g)	◎	—	—	0.5(粘稠剤としてアルギニン酸0.25 g, カンテン末0.25 g)
水溶性食物繊維 (g)	1 g(イヌリン)	—	—	—
不溶性食物繊維 (g)	—	—	—	—

半消化態経腸栄養剤	半消化態経腸栄養剤	半消化態経腸栄養剤
エンシュア・リキッド	エンシュア・H	エネーボ配合経腸用液
明治	明治	明治
アボットジャパン	アボットジャパン	アボットジャパン
カゼインナトリウム，カゼインナトリウムカルシウム，分離大豆たん白質，トウモロコシ油，大豆レシチン，デキストリン，精製白糖	カゼインナトリウム，カゼインナトリウムカルシウム，分離大豆たん白質，トウモロコシ油，大豆レシチン，デキストリン，精製白糖	分離牛乳タンパク質，濃縮乳清タンパク質，分離大豆タンパク質，高オレイン酸ヒマワリ油，ナタネ油，中鎖脂肪酸トリグリセリド，魚油，大豆レシチン，デキストリン，精製白糖
乳成分／大豆	乳成分／大豆	乳成分／大豆
100	66.7	83.3
3.5	3.5	4.5
3.5	3.5	3.2
13.7	13.7	13.2
85.2	51.7	67.7
75.1	75.1	63
0.5	0.5	0.9
3	3	3.7
7	7	9.7
0.15	0.15	0.17
0.17	0.17	0.27
2(ニコチン酸アミド)	2(ニコチン酸アミド)	1.5(ニコチン酸アミド)
0.2	0.2	0.3
0.6	0.6	0.3
20	20	23
0.5	0.5	0.8
15.2	15.2	4.3
15.2	15.2	21
80	80	77
136	136	83
148	148	100
52	52	97
20	20	17
52	52	83
0.9	0.9	1.5
1.5	1.5	1.5
0.1	0.1	0.2
0.2	0.2	0.5
—	—	—
—	—	7
—	—	10
—	—	11
約330	約540	約350
約9	約17	約16
B型(60)(20℃)	B型(60)(20℃)	B型(60)(20℃)
缶	缶	缶
ストロベリー味	バニラ味，コーヒー味，バナナ味，黒糖味，メロン味，ストロベリー味，抹茶味	バニラ味
157	157	116
—	—	—
—	—	—
—	—	—
—	—	—
—	—	—
—	—	—

■総合栄養食品および主要濃厚流動食一覧

区分	消化態流動食	消化態流動食	消化態流動食	消化態流動食
製品名	ペプチーノ	ペプタメン インテンス	ペプタメン AF	ペプタメンスタンダード Bag
製造会社	ニュートリー	ネスレ日本	ネスレ日本	ネスレ日本
販売会社	ニュートリー	ネスレ日本	ネスレ日本	ネスレ日本
主原料	デキストリン，乳清蛋白分解物，砂糖※，クエン酸 Na，リンゴ酸※，グリセロリン酸 Ca，塩化 Mg，香料，塩化 K，V.C，V.E，甘味料（スクラロース）※など（※アップル風味，レモン風味など）	乳清たんぱく分解物（乳成分を含む），デキストリン，中鎖脂肪酸油，大豆油，精製魚油，酵母調整品，L-カルニチン，食塩，食用油脂加工品／乳化剤，クエン酸 Na，リン酸 Na	デキストリン，乳清たんぱく分解物（乳成分を含む），中鎖脂肪酸油，大豆油，精製魚油，酵母，食塩，乳化剤，リン酸 Na，水酸化 K	デキストリン，乳清たんぱく分解物（乳成分を含む），中鎖脂肪酸油，なたね油，食塩，食用油脂加工品／乳化剤，リン酸 Na，水酸化 K
アレルギー表示特定原材料	乳，（乳成分 0.22 g 以下）	乳／大豆	乳／大豆	乳
100kcal相当量 （mL）	100	100	67	67
たんぱく質 （g）	3.6	9.2	6.3	3.5
脂質 （g）	0	3.7	4.4	4.0
炭水化物（糖質＋食物繊維）	21.4	7.5	8.8	12.5
水分 （g）	85	85	52	51
ビタミンA （μgRAE）	0	140	100	100
ビタミンD （μg）	0	2.4	0.9	1.4
ビタミンE（mgα-TE）	0	2.0 mg	1.0 mg	1.0 mg
ビタミンK （μg）	0	12	2.0	8
ビタミンB$_1$ （mg）	0.5	0.50	0.25	0.25
ビタミンB$_2$ （mg）	0.25	0.50	0.33	0.33
ナイアシン （mgNE）	2.5	10.0	5.3	5.3
ビタミンB$_6$ （mg）	0.25	0.60	0.43	0.43
ビタミンB$_{12}$ （μg）	0.6	1.20	0.80	0.80
葉酸 （μg）	50	60	31	31
パントテン酸 （mg）	1.2	3.0	2.0	2.0
ビオチン （μg）	12.5	14	11	11
ビタミンC （mg）	50	40	27	27
Na（食塩相当量）（mg）	70	120	80	143
Cl （mg）	105	60	54	100
K （mg）	77	180	155	107
Ca （mg）	75	60	67	78
Mg （mg）	18	21	21	36
P （mg）	40	50	57	57
Fe （mg）	0.7	1.8	1.1	1.1
Zn （mg）	1.2	1.3	1.5	1.5
Cu （mg）	0.1	0.11	0.10	0.10
Mn （mg）	◎	0.5	0.67	0.5
I （μg）	*30	22.0	30	14.7
Se （μg）	*1	6.0	4	4
Cr （μg）	*4	6.0	6	5.8
Mo （μg）	*8	24.0	16	10.7
浸透圧 （mOsm/L）	470/500*	310	440	510
粘度 （mPa·s）	6	7	13	14
粘度 （測定条件）	20℃			
容器	紙パック	テトラパック	テトラパック	ジッパー付きバッグ
味・フレーバー	プレーン／アップル風味／レモン風味			
NPC/N比	152	43	74	150
飽和脂肪酸 （g）	◎	2.2	2.7	◎
n-6系脂肪酸 （g）	◎	0.4	0.5（実測値）	◎
n-3系脂肪酸 （g）	◎	0.4	0.29（実測値）	◎
コレステロール （g）	0	◎	◎	◎
食物繊維 （g）	0	◎	◎	◎
水溶性食物繊維 （g）	0	◎	◎	◎
不溶性食物繊維 （g）	0	◎	◎	◎

消化態流動食	半消化態流動食	半消化態流動食	半消化態流動食	半消化態流動食
ネクサスST コーヒー風味	ヘパス (コーヒー風味/バナナ風味)	プルモケア-Ex	レナジーbit (乳酸菌飲料/コーヒー風味)	レナジーU
森永乳業	森永乳業	アボット ジャパン	森永乳業	森永乳業
クリニコ	クリニコ	アボット ジャパン	クリニコ	クリニコ
でんぷん分解物, 乳たんぱく質消化物, 植物油, 中鎖脂肪酸トリグリセリド(MCT), 精製魚油, 乾燥酵母, カルニチン/乳化剤, pH調整剤, ピロリン酸Na, ロイシン, V.C, カラメル色素, 甘味料など	デキストリン(国内製造), 難消化性デキストリン, 植物油脂, グラニュー糖, ラフィノース, ラクチュロース, 精製魚油, カルニチン/カゼインNa, ロイシン, バリンなど	マルトデキストリン, ショ糖, なたね油, 植物油脂(中鎖脂肪酸油), コーン油, 高オレイン酸ひまわり油ブドウ糖, L-カルニチン/カゼインNa, クエン酸Kなど	デキストリン, 難消化性デキストリン, 植物油脂, ラフィノース, 精製魚油, カルニチン, 乾燥酵母/カゼインNa, セルロース, pH調整剤など	デキストリン, 植物油, 難消化性デキストリン, 乳たんぱく質, 精製魚油, ラクチュロース, ラフィノース, 食塩, 乾燥酵母, カルニチン/カゼインNa, pH調整剤など
乳成分/大豆	乳成分/大豆	乳/大豆	乳成分/大豆	乳成分/大豆
67	62.5	67	83	67
4.0	3.25	4.2	0.6	3.25
2.8	3.35	6.1	2.8	2.8
14.7	16.6	7	20.8	16.9
52	46.5	52.5	67	51
90	63	106	60	42
1.3	0.5	0.7	*0.2	0.42
1.3	37.5	3.7	3.3	1.3
7.5	15	*2.9	5	6.5
0.3	0.14	0.32	0.30	0.13
0.36	0.15	0.32	0.30	0.15
4.6	2.4	3.2	3.3	1.2
0.48	0.25	0.32	0.33	0.83
0.8	*0.5	0.64	0.53	0.20
52	25	43	53	63
1.6	0.5	1.4	1.3	0.50
6	◎	7.5	10	3.8
25	50	21	10	6.7
300	69	87	30	115
67	12.5	100		142
133	26.5	116	0〜6.7	78
70	37.5	64	*1.7	33
32	20	24	*1.0	17
78	32.5	64	3.3〜10	40
1.2	*<0.15	1.4	*<0.07	0.83
1.2	3.75	1.1	2.0	1.0
	—	0.14	—	0.050
0.45	—	◎	—	0.18
15	◎	◎	—	13
4	◎	*2.9	4.0	2.9
4	◎	◎	—	2.9
10	◎	◎	—	2.5
550	650	385	390	470
14	22	20	10	22
20℃	20℃	20℃	20℃	20℃
紙パック	紙パック	缶	紙パック	紙パック
コーヒー風味	コーヒー風味/バナナ風味		乳酸菌飲料風味/コーヒー風味	バニラ風味
131	167	125	1017	167
1.53	*0.875	1.58	*0.75	*0.77
0.25	*0.755	1.23	*0.65	*0.65
0.24	*0.31	0.3	*0.26	*0.27
◎	◎	0	◎	◎
◎	2.5	◎	2.7	1.7
◎	◎	◎	◎	1.7
◎	◎	◎	◎	◎

区分	半消化態流動食	半消化態流動食	半消化態流動食	半消化態流動食
製品名	レナウェルA (ココア味・ミックスフルーツ味)	レナウェル3 (コーヒー味・プレーン)	明治リーナレンLP	明治リーナレンMP
製造会社	ニュートリー	ニュートリー	明治	明治
販売会社	ニュートリー	ニュートリー	明治	明治
主原料	デキストリン, 植物油, 難消化性デキストリン, カゼインNa, トレハロース, 乳化剤, セルロース, 香料, pH調整剤, カラメル色素, グルコン酸Ca, V.Cなど	デキストリン, 植物油, 難消化性デキストリン, 乳清蛋白, カゼインNa, 香料, 乳化剤, セルロース, pH調整剤, V.C, 安定剤(カラギナン), クエン酸鉄, V.Eなど	デキストリン, パラチノース, 食用油脂(なたね油, パーム分別油, 中鎖脂肪酸トリグリセライド, 精製魚油), 乳たんぱく質, 難消化性デキストリン, ショ糖, 食用酵母など	デキストリン, パラチノース, 食用油脂(なたね油, パーム分別油, 中鎖脂肪酸トリグリセライド, 精製魚油), 乳たんぱく質, 難消化性デキストリン, 食用酵母, カルニチンなど
アレルギー表示特定原材料	乳/大豆	乳/大豆	乳成分/大豆	乳成分/大豆
100kcal相当量 (mL)	62.5	62.5	62.5	62.5
たんぱく質 (g)	0.375	1.5	1.0	3.5
脂質 (g)	4.45	4.45	2.8	2.8
炭水化物(糖質+食物繊維) (g)	16.2	15	18.5	16.0
水分 (g)	47	47	47.4	46.8
ビタミンA (μgRAE)	15	15	60	60
ビタミンD (μg)	0.06	0.06	0.13	0.13
ビタミンE(mgα-TE)	3	3	1.0	1.0
ビタミンK (μg)	*4.8	*4.8	*2.1	*1.4
ビタミンB₁ (mg)	0.25	0.25	0.12	0.12
ビタミンB₂ (mg)	0.34	0.34	0.13	0.13
ナイアシン (mgNE)	4	4	1.8	2.3
ビタミンB₆ (mg)	0.5	0.5	1.0	1.0
ビタミンB₁₂ (μg)	1.25	1.25	0.24	0.24
葉酸 (μg)	50	50	63	63
パントテン酸 (mg)	1.8	1.8	0.50	0.50
ビオチン (μg)	◎	◎	3.0	3.0
ビタミンC (mg)	15	15	9.0	9.0
Na(食塩相当量) (mg)	30	30	30	60
Cl (mg)	7.5	7.5	7.5	10.0
K (mg)	10	10	30	30
Ca (mg)	5	5	30	30
Mg (mg)	1.5	1.5	15	15
P (mg)	10	10	20	35
Fe (mg)	1.25	1.25	1.5	1.5
Zn (mg)	*0.02	*0.03	1.5	1.5
Cu (mg)	*0.001	*0.002	0.075	0.075
Mn (mg)	*0.005	*0.005	0.23	0.23
I (μg)	◎	◎	15	15
Se (μg)	◎	◎	9.0	9.0
Cr (μg)	◎	◎	3.0	3.0
Mo (μg)	◎	◎	2.5(参考値)	2.5(参考値)
浸透圧 (mOsm/L)	410	340	720	730
粘度 (mPa·s) (測定条件)	15 20℃	15 20℃	15 20℃	25 20℃
容器	紙パック	紙パック	紙パック	紙パック
味・フレーバー	ココア味/ミックスフルーツ味	コーヒー味/プレーン	コーヒーフレーバー	コーヒーフレーバー
NPC/N比	*1676	*400	614	157
飽和脂肪酸 (g)	◎	◎	◎	◎
n-6系脂肪酸 (g)	◎	◎	◎	◎
n-3系脂肪酸 (g)	◎	◎	◎	◎
コレステロール (g)	◎	◎	◎	◎
食物繊維 (g)	1.5	1.5	1.0	1.0
水溶性食物繊維 (g)	◎	◎	◎	◎
不溶性食物繊維 (g)	◎	◎	◎	◎

半消化態流動食	半消化態流動食	半消化態流動食	半消化態流動食	半消化態流動食
グルセルナ-REX	ディムス	タピオンα	アイソカル グルコバル TF	明治メイバランス リハサポートMini
アボットジャパン	森永乳業	ニュートリー	ネスレ日本	明治
アボットジャパン	クリニコ	ニュートリー	ネスレ日本	明治
なたね油、高オレイン酸ひまわり油、難消化性デキストリン、デキストリン、イソマルツロース、果糖、分離大豆たんぱくフラクトオリゴ糖、カゼインCa(乳を含む)など	デキストリン(国内製造)、難消化性デキストリン、植物油、ラクチュロース、精製魚油、乾燥酵母、カルニチン/カゼインNa、pH調整剤、セルロース、乳化剤、カラギナンなど	デキストリン、植物油、乳蛋白、大豆ふすま、フラクトオリゴ糖、難消化性デキストリン、L-カルニチン、酵母、昆布抽出物、V.K2含有食用油脂、カゼインNa、セルロースなど	パラチノース、タピオカデキストリン、なたね油、カゼインカルシウム(乳由来)、食物繊維(グアーガム分解物、アカシア、イヌリン)、中鎖脂肪酸油、フラクトオリゴ糖など	液状デキストリン(国内製造)、パラチノース、乳清タンパク、乳たんぱく分解物、食用油脂(なたね油、パーム分別油、中鎖脂肪酸トリグリセリド、米油、精製魚油)など
乳/大豆	乳成分/大豆	乳/大豆	乳	乳成分/大豆
100	100	100	100	62.5
4.2	4.0	4	3.6	5.0
5.6	2.8	4.5	4.5	2.8
9.7	16.7	12.8	13.1	14.6
85	84	84.5	80	46.8
104	75	91	87	75
0.85	1.0	0.5	1.3	0.75
2.7	10.0	3	10.8	5.0
*3	8.0	7.5	6	*1.3
0.12	0.60	0.21	0.65	0.25
0.18	0.18	0.24	0.65	0.30
1.7	6.0	2.3	3.6	4.0
0.21	0.62	0.5	0.65	0.30
0.3	0.70	1.5	1.08	0.6(参考値)
20	70	50	54	50
0.7	1.3	0.9	1.7	1.2
4	5.0	7	18.8	7.5
11	100	30	43	50
94	85	100	75	70
100	85	100	80	80
100	75	120	75	80
70	70	65	70	80
21	35	25	32	20
65	70	60	65	70
1.4	1.0	1	0.8	1.0
1.2	1.2	1	1.9	1.0
0.16	0.10	0.09	0.19	0.05
◎	0.18	0.4	0.60	*0.014
◎	15	35	33.0	*7.5
2(参考値)	4.0	6	5.0	5.0
0.7(参考値)	4.0	6	6.0	*2.50
3(参考値)	3.0	6	4.0	*3.5
560	280	250	390	850
10	14	10	10	30
20℃	20℃	20℃		20℃
パウチ/バッグ	紙パック	紙パック	テトラパック	紙パック
なし	バニラ風味			フルーツミックス味
128	131	134	120	104
0.49	*0.68	◎	◎	◎
0.91	*0.66	◎	◎	◎
0.30	*0.24	◎	◎	◎
0.0008	◎	*2	◎	◎
0.9	2.4	1.8	2.6	1.2
0.7	2.2		2.6	
0.2	0.2	◎	◎	◎

VI 経腸栄養剤一覧

区分	半消化態流動食	半消化態流動食	半消化態流動食	半消化態流動食
製品名	アイソカル1.0ジュニア	明治メイバランスR ホワイト	CZ-Hi0.6 アセプバッグ	CZ-Hi0.8 アセプバッグ
製造会社	ネスレ日本	明治	森永乳業	森永乳業
販売会社	ネスレ日本	明治	クリニコ	クリニコ
主原料	デキストリン, 中鎖脂肪酸油, 大豆油, なたね油, 食物繊維(イヌリン), ガラクトオリゴ糖シロップ, 酵母調整品, 食塩, L-カルニチン, 食料油加工品/カゼインNa(乳由来)など	デキストリン, 乳たんぱく質, 食用油脂(なたね油), パーム分別油), 粉末状大豆たんぱく, 難消化性デキストリン, ショ糖, フラクトオリゴ糖, 食塩, カルニチンなど	でんぷん分解物(国内製造), 乳たんぱく質, 難消化性デキストリン, 植物油, 大豆たんぱく質, 精製魚油, ラクチュロース, ラフィノース, 乾燥酵母, 食塩/カゼインNaなど	でんぷん分解物(国内製造), 乳たんぱく質, 難消化性デキストリン, 植物油, 大豆たんぱく質, 精製魚油, ラクチュロース, ラフィノース, 乾燥酵母, 食塩/カゼインNaなど
アレルギー表示特定原材料	乳/大豆	乳成分/大豆	乳成分/大豆	乳成分/大豆
100kcal相当量 (mL)	100	215.5	167	125
たんぱく質 (g)	2.8	4.0	5.0	5.0
脂質 (g)	3.3	2.8	2.2	2.2
炭水化物(糖質+食物繊維) (g)	16.1	15.7	16.7	16.7
水分 (g)	83	200.0	150	109
ビタミンA (μgRAE)	63	60	75	75
ビタミンD (μg)	1.0	0.50	0.5	0.5
ビタミンE(mg α-TE)	0.9	3.0 mg	1.2	1.2
ビタミンK (μg)	9	5.0	8	8
ビタミンB$_1$ (mg)	0.15	0.15	0.16	0.16
ビタミンB$_2$ (mg)	0.17	0.20	0.18	0.18
ナイアシン (mgNE)	2.4	2.4	3.1	3.1
ビタミンB$_6$ (mg)	0.24	0.30	0.30	0.30
ビタミンB$_{12}$ (μg)	0.25	0.60	0.30	0.30
葉酸 (μg)	19	50	30	30
パントテン酸 (mg)	0.9	0.60	1.0	1.0
ビオチン (μg)	4.2	15	5	5
ビタミンC (mg)	14	50	10	10
Na(食塩相当量) (mg)	125	295	90	90
Cl (mg)	130	140	130	130
K (mg)	100	100	150	150
Ca (mg)	100	60	75	75
Mg (mg)	17	20	38	38
P (mg)	60	60	75	75
Fe (mg)	1.0	1.0	1.1	1.1
Zn (mg)	1.0	0.80	1.1	1.1
Cu (mg)	0.10	0.080	0.10	0.10
Mn (mg)	0.30	0.23	0.18	0.18
I (μg)	10.0	15	15	15
Se (μg)	3.0	3.5	4	4
Cr (μg)	2.0	3.0	4	4
Mo (μg)	2.0	2.5(参考値)	3	3
浸透圧 (mOsm/L)	335	170	160	220
粘度 (mPa·s)	6	3	6	9
粘度 (測定条件)		20℃	20℃	20℃
容器	テトラパック	ソフトパック	アセプバッグ	アセプバッグ
味・フレーバー			あずき風味	あずき風味
NPC/N比	200	134	*100	*100
飽和脂肪酸 (g)	◎	◎	*0.53	*0.53
n-6系脂肪酸 (g)	◎	◎	*0.53	*0.53
n-3系脂肪酸 (g)	◎	◎	*0.16	*0.16
コレステロール (g)	◎	◎	◎	◎
食物繊維 (g)	1.7	1.0	2.0	2.0
水溶性食物繊維 (g)	1.7	◎	1.8	1.8
不溶性食物繊維 (g)	0	◎	0.2	0.2

半消化態流動食	半消化態流動食	半消化態流動食	半消化態流動食	半消化態流動食
MA-ラクフィア0.6 アセプバッグ	MA-ラクフィア0.8 アセプバッグ	E-7 II 0.6 アセプバッグ	E-7 II 0.8 アセプバッグ	明治メイバランスR グリーン
森永乳業	森永乳業	森永乳業	森永乳業	明治
クリニコ	クリニコ	クリニコ	クリニコ	明治
でんぷん分解物（国内製造），植物油，大豆たんぱく質，グァーガム分解物，難消化性デキストリン，乾燥酵母，乳酸菌（殺菌）/カゼインNa，pH調整剤，セルロース，乳化剤など	でんぷん分解物（国内製造），植物油，大豆たんぱく質，グァーガム分解物，難消化性デキストリン，乾燥酵母，乳酸菌（殺菌）/カゼインNa，pH調整剤，セルロース，乳化剤など	でんぷん分解物（国内製造），植物油，難消化性デキストリン，精製魚油，食塩，乾燥酵母/カゼインNa，pH調整剤，乳化剤，セルロース，香料，甘味料（スクラロース）など	でんぷん分解物（国内製造），植物油，難消化性デキストリン，精製魚油，食塩，乾燥酵母/カゼインNa，pH調整剤，乳化剤，セルロース，香料，甘味料（スクラロース）など	デキストリン，乳たんぱく質，食用油脂（なたね油，パーム分別油），粉末状大豆たんぱく，難消化性デキストリン，ショ糖，フラクトオリゴ糖，食塩，カルニチンなど
乳成分/大豆	乳成分/大豆	乳成分/大豆	乳成分/大豆	乳成分/大豆
167	125	167	125	149.0
4.0	4.0	5.0	5.0	4.0
3.0	3.0	2.0	2.0	2.8
15.0	15.0	16.3	16.3	15.7
151	110	151	109	133.3
78	78	90	90	60
1.0	1.0	0.6	0.6	0.50
1.2	1.2	1.0	1.0	3.0 mg
7	7	8	8	5.0
0.13	0.13	0.13	0.13	0.15
0.14	0.14	0.18	0.18	0.20
2.7	2.7	3.2	3.2	2.4
0.20	0.20	0.20	0.20	0.30
0.30	0.30	0.30	0.30	0.60
40	40	30	30	50
1.0	1.0	0.7	0.7	0.60
5	5	5	5	15
25	25	10	10	50
197	197	180	180	197
110	110	195	195	140
120	120	130	130	100
60	60	60	60	60
30	30	30	30	20
60	60	60	60	60
0.8	0.8	1.0	1.0	1.0
1.0	1.0	1.0	1.0	0.80
0.1	0.1	0.10	0.10	0.080
0.18	0.18	0.18	0.18	0.23
13	13	13	13	15
3	3	3	3	3.5
3	3	4	4	2.5(参考値)
*4	*4	3	3	
170	230	200	260	250
7	9	10	10	7
20℃	20℃	20℃	20℃	20℃
アセプバッグ	アセプバッグ	アセプバッグ	アセプバッグ	ソフトバック
		ヨーグルト風味	ヨーグルト風味	
*131	*131	*100	*100	134
*0.75	*0.75	*0.51	*0.51	◎
*0.73	*0.73	*0.45	*0.45	◎
*0.22	*0.21	*0.19	*0.19	◎
◎	◎	◎	◎	◎
1.0	1.0	1.0	1.0	1.0
0.8	0.8	◎	◎	◎
0.2	0.2	◎	◎	◎

区分	半消化態流動食	半消化態流動食	半消化態流動食	半消化態流動食
製品名	明治メイバランスR ブルー	明治メイバランスR イエロー	明治メイバランスR ブラウン	明治メイバランスRHP ムラサキ
製造会社	明治	明治	明治	明治
販売会社	明治	明治	明治	明治
主原料	デキストリン，乳たんぱく質，食用油脂（なたね油，パーム分別油），粉末状大豆たんぱく，難消化性デキストリン，ショ糖，フラクトオリゴ糖，食塩，カルニチンなど	デキストリン，乳たんぱく質，食用油脂（なたね油，パーム分別油），粉末状大豆たんぱく，難消化性デキストリン，ショ糖，フラクトオリゴ糖，食塩，カルニチンなど	デキストリン，乳たんぱく質，食用油脂（なたね油，パーム分別油），粉末状大豆たんぱく，難消化性デキストリン，ショ糖，フラクトオリゴ糖，食塩，カルニチンなど	デキストリン，乳たんぱく質，食用油脂（なたね油，パーム分別油），粉末状大豆たんぱく，難消化性デキストリン，ショ糖，フラクトオリゴ糖，食塩，カルニチンなど
アレルギー表示特定原材料	乳成分／大豆	乳成分／大豆	乳成分／大豆	乳成分／大豆
100kcal相当量 (mL)	182.3	140.5	115.6	149.0
たんぱく質 (g)	4.0	4.0	4.0	5.0
脂質 (g)	2.8	2.8	2.8	2.5
炭水化物（糖質＋食物繊維）(g)	15.7	15.7	15.7	15.5
水分 (g)	166.7	125.0	100.0	133.3
ビタミンA (μgRAE)	60	60	60	60
ビタミンD (μg)	0.50	0.50	0.50	0.50
ビタミンE (mgα-TE)	3.0 mg	3.0 mg	3.0 mg	3.0 mg
ビタミンK (μg)	5.0	5.0	5.0	5.0
ビタミンB₁ (mg)	0.15	0.15	0.15	0.15
ビタミンB₂ (mg)	0.20	0.20	0.20	0.20
ナイアシン (mgNE)	2.4	2.4	2.4	2.6
ビタミンB₆ (mg)	0.30	0.30	0.30	0.30
ビタミンB₁₂ (μg)	0.60	0.60	0.60	0.60
葉酸 (μg)	50	50	50	50
パントテン酸 (mg)	0.60	0.60	0.60	0.60
ビオチン (μg)	15	15	15	15
ビタミンC (mg)	50	50	50	50
Na（食塩相当量）(mg)	262	197	157	197
Cl (mg)	140	140	140	110
K (mg)	100	100	100	100
Ca (mg)	60	60	60	70
Mg (mg)	20	20	20	30
P (mg)	60	60	60	70
Fe (mg)	1.0	1.0	1.0	1.0
Zn (mg)	0.80	0.80	0.80	1.0
Cu (mg)	0.080	0.080	0.080	0.050
Mn (mg)	0.23	0.23	0.23	0.23
I (μg)	15	15	15	15
Se (μg)	3.5	3.5	3.5	6.0
Cr (μg)	3.0	3.0	3.0	3.0
Mo (μg)	2.5(参考値)	2.5(参考値)	2.5(参考値)	2.5(参考値)
浸透圧 (mOsm/L)	230	270	330	260
粘度 (mPa·s)	5	8	8	7
粘度（測定条件）	20℃	20℃	20℃	20℃
容器	ソフトパック	ソフトパック	ソフトパック	ソフトパック
味・フレーバー				
NPC/N比	134	134	134	102
飽和脂肪酸 (g)	◎	◎	◎	◎
n-6系脂肪酸 (g)	◎	◎	◎	◎
n-3系脂肪酸 (g)	◎	◎	◎	◎
コレステロール (g)	◎	◎	◎	◎
食物繊維 (g)	1.0	1.0	1.0	1.2
水溶性食物繊維 (g)	◎	◎	◎	◎
不溶性食物繊維 (g)	◎	◎	◎	◎

半消化態流動食	半消化態流動食	半消化態流動食	半消化態流動食（総合栄養食品）	半消化態流動食
明治メイバランスRHP オレンジ	明治メイバランスRHP ピンク	明治YH Fast-S 300 K/400 K/500 K	CZ-Hi	カロリーメイト リキッド フルーツミックス味
明治	明治	明治	森永乳業	大塚製薬
			クリニコ	大塚製薬
デキストリン，乳たんぱく質，食用油脂（なたね油，パーム分別油），粉末状大豆たんぱく，難消化性デキストリン，ショ糖，フラクトオリゴ糖，食塩，カルニチンなど	デキストリン，乳たんぱく質，食用油脂（なたね油，パーム分別油），粉末状大豆たんぱく，難消化性デキストリン，ショ糖，フラクトオリゴ糖，食塩，カルニチンなど	液状デキストリン（国内製造），砂糖，乳清たんぱく，乳製品，食用油脂（なたね油，パーム分別油），難消化性デキストリン，ガラクトオリゴ糖，食塩，L-カルニチン，酵母／pH調整剤など	豆乳，デキストリン，乳たんぱく質，難消化性デキストリン，植物油，精製魚油，ラクチュロース（ミルクオリゴ糖），乾燥酵母，食塩，カゼインナトリウム，pH調整剤など	砂糖（国内製造），デキストリン，食用植物油脂，ホエイタンパク（乳成分を含む），ゼラチン，難消化性デキストリン，乳製品乳酸菌飲料（殺菌）／調味料（アミノ酸），酸味料，など
乳成分/大豆	乳成分/大豆	乳成分/大豆	乳成分/大豆	乳/大豆/ゼラチン
182.3	140.5	116	100	100
5.0	5.0	4.0	5.0	5
2.5	2.5	2.8	2.2	2.2
15.5	15.5	16.1	17.1	15.3
166.7	125.0	100	84	
60	60	114	75	192.5
0.50	0.50	0.75	0.5	1.4
3.0 mg	3.0 mg	4.5	1.2	1.6
5.0	5.0	7.5	8	◎
0.15	0.15	0.23	0.16	0.3
0.20	0.20	0.3	0.18	0.35
2.6	2.6	3.4	3.2	3.25 mg
0.30	0.30	0.45	0.30	0.35
0.60	0.60	0.9	0.30	0.6
50	50	40	30	60
0.60	0.60	0.9	1.0	1.2
15	15	7.5	5	◎
50	50	50	10	25
262	197	500	90	0.06
110	110	90	130	◎
100	100	100	150	12.5（分析値）
70	70	70	75	35
30	30	20	38	16
70	70	90	75	87.5
1.0	1.0	1.0	1.1	0.65
1.0	1.0	1.2	1.1	◎
0.050	0.050		0.10	◎
0.23	0.23	0.23	0.18	◎
15	15	15	15	◎
6.0	6.0	6.0	4	◎
3.0	3.0	3.0	4	◎
2.5（参考値）	2.5（参考値）	5.0	*12	◎
230	280	500	300	◎
5	8	15	17	◎
20℃	20℃	20℃	20℃	◎
ソフトパック	ソフトパック	ソフトパック	紙パック	缶
			あずき風味	フルーツミックス味
102	102	134	100	◎
◎	◎	◎	*0.53	◎
◎	◎	◎	*0.53	◎
◎	◎	◎	*0.16	◎
◎	◎	◎	◎	◎
1.2	1.2	1.8	2.4	1.25
◎	◎	◎	◎	◎
◎	◎	◎	◎	◎

区分	半消化態流動食	半消化態流動食	半消化態流動食	半消化態流動食
製品名	PRONA	E-7Ⅱ	MA-ラクフィア1.0	F2α(エフツーアルファ)ミックスフルーツ風味200 mL
製造会社	森永乳業	森永乳業	森永乳業	ニュートリー
販売会社	クリニコ	クリニコ	クリニコ	ニュートリー
主原料	でんぷん分解物(国内製造)、植物油、難消化性デキストリン、大豆たんぱく質、ラクチュロース、精製魚油、ラフィノース、乾燥酵母、カルニチン/カゼインNa、pH調整剤など	でんぷん分解物(国内製造)、植物油、難消化性デキストリン、精製魚油、食塩、乾燥酵母/カゼインNa、pH調整剤、セルロース、香料、甘味料(スクラロース)など	デキストリン(国内製造)、植物油、大豆たんぱく質、グァーガム分解物、難消化性デキストリン、食塩、乾燥酵母、乳酸菌(殺菌)/カゼインNa、pH調整剤、セルロースなど	デキストリン、乳たんぱく、砂糖、食物繊維、大豆たんぱく、中鎖脂肪酸トリグリセリド(MCT)、大豆油、イソマルトオリゴ糖、菜種油、昆布抽出物、酵母、食塩など
アレルギー表示特定原材料	乳成分/大豆	乳成分/大豆	乳成分/大豆	乳/大豆
100kcal相当量 (mL)	100	100	100	100
たんぱく質 (g)	5.5	5.0	4.0	5
脂質 (g)	2.2	2.0	3.0	2.2
炭水化物(糖質+食物繊維) (g)	15.8	16.3	15.0	15.5
水分 (g)	84	84	85	84
ビタミンA (μgRAE)	107	90	78	85
ビタミンD (μg)	0.7	0.6	1.0	0.6
ビタミンE(mgα-TE)	1.0	1.0	1.2	3 mg
ビタミンK (μg)	10	8	7	15
ビタミンB₁ (mg)	0.20	0.13	0.13	0.21
ビタミンB₂ (mg)	0.27	0.18	0.14	0.24
ナイアシン (mgNE)	4.5	3.2	2.7	2.3 mg
ビタミンB₆ (mg)	0.30	0.20	0.20	0.5
ビタミンB₁₂ (μg)	0.45	0.30	0.30	1.5
葉酸 (μg)	45	30	40	50
パントテン酸 (mg)	1.1	0.7	1.0	0.9
ビオチン (μg)	7	5	5	6.5
ビタミンC (mg)	50	10	25	30
Na(食塩相当量) (mg)	220	180	197	100
Cl (mg)	195	195	110	63
K (mg)	130	130	120	110
Ca (mg)	60	60	60	90
Mg (mg)	30	30	30	15
P (mg)	60	60	60	70
Fe (mg)	1.0	1.0	0.8	1.2
Zn (mg)	1.5	1.0	1.0	1.2
Cu (mg)	0.12	0.10	0.1	0.1
Mn (mg)	0.15	0.18	0.18	0.4
I (μg)	17	13	13	35
Se (μg)	4	3	3	3
Cr (μg)	5	4	3	4
Mo (μg)	*4	3	*4	3
浸透圧 (mOsm/L)	340	340	300	370
粘度 (mPa・s)	17	17	14	10
粘度 (測定条件)	20℃	20℃	20℃	20℃
容器	紙パック	紙パック	紙パック	紙パック
味・フレーバー	コーンスープ風味	ヨーグルト風味		ミックスフルーツ味
NPC/N比	89	100	*131	102
飽和脂肪酸 (g)	*0.55	*0.51	*0.76	◎
n-6系脂肪酸 (g)	*0.51	*0.45	*0.73	◎
n-3系脂肪酸 (g)	*0.20	*0.19	*0.22	◎
コレステロール (g)	◎	◎	◎	*3
食物繊維 (g)	1.5	1.0	1.0	2
水溶性食物繊維 (g)	1.4	1.0	0.8	1.4
不溶性食物繊維 (g)	0.1		0.2	0.6

半消化態流動食	半消化態流動食	半消化態流動食	半消化態流動食	半消化態流動食
サンエットK2 300/400/500 kcal	リカバリーK5 300/400/500 kcal	アイソカルRTU	明治メイバランス1.0	明治メイバランスHP1.0
ニュートリー	ニュートリー	ネスレ日本	明治	明治
ニュートリー	ニュートリー	ネスレ日本	明治	明治
デキストリン(国内製造)，乳たんぱく質(乳成分を含む)，パラチノース，植物油，グァーガム分解物，コラーゲンペプチド(ゼラチンを含む)，中鎖脂肪酸油，ガラクトオリゴ糖，卵黄油(卵を含む)，乾燥酵母など	デキストリン(国内製造)，乳たんぱく質(乳成分を含む)，パラチノース，植物油，グァーガム分解物，大豆たんぱく質(大豆を含む)，コラーゲンペプチド(ゼラチンを含む)，中鎖脂肪酸油，ガラクトオリゴ糖など	デキストリン，大豆油，カゼインカルシウム(乳由来)，しょ糖，中鎖脂肪酸油，食物繊維(グァーガム分解物)，大豆たんぱく，酵母調整品，カゼインNa(乳由来)など	デキストリン，食用油脂(なたね油，パーム分別油)，乳たんぱく質，難消化性デキストリン，ショ糖，フラクトオリゴ糖，食塩，カルニチン，食用酵母/カゼインNaなど	デキストリン，乳たんぱく質，食用油脂(なたね油，パーム分別油)，難消化性デキストリン，ショ糖，フラクトオリゴ糖，食塩，カルニチン，食用酵母/カゼインNaなど
乳成分/大豆/ゼラチン	乳成分/大豆/ゼラチン	乳/大豆	乳成分/大豆	乳成分/大豆
300 kcal : 110/400 kcal : 82.5/500 kcal : 66	300 kcal : 110/400 kcal : 82.5/500 kcal : 66	100	100	100
3.8	5.0	3.3	4.0	5.0
2.7	2.7	4.2	2.8	2.5
16.1/16.0/16.3	15.1	12.6	15.7	15.5
94/66/50	94/66/50	87	84.3	84.1
113	113	80	60	60
0.9	0.9	0.6	0.50	0.50
1.4	1.4	0.9	3.0 mg	3.0 mg
16	16	9	5.0	5.0
0.22	0.22	0.20	0.15	0.15
0.22	0.22	0.23	0.20	0.20
2.9	2.9	3.0	2.4	2.8
0.2	0.2	0.25	0.30	0.30
0.7	0.7	0.24	0.60	0.60
38	38	25	50	50
1.1	1.1	1.3	0.60	0.60
7.3	7.3	0.4	15.0	15.0
20	20	18	16	16
135	165	55	110	110
125	150	100	140	110
140	135	130	100	100
70	70	70	60	70
35	35	32	30	30
80	80	50	60	70
0.8	0.8	0.7	1.0	1.0
1.2	1.2	1.1	0.80	1.00
		0.08	0.080	0.050
0.42	0.42	0.01	0.23	0.23
11	11	1.0	15	15
7.0	7.0	3.0	3.5	6.0
5.0	5.0	1.0	3.0	3.0
5.0	5.0	1.0	2.5(参考値)	2.5(参考値)
389/525/698	385/530/692	280	380	420
7/10/16	7/12/25	8	10	10
◎	◎		20℃	20℃
紙パック	紙パック	テトラパック	紙パック	紙パック
			バニラ風味	バニラ風味
139	100	160	134	102
◎	◎	0.7	◎	◎
◎	◎	◎	◎	◎
◎	◎	◎	◎	◎
◎	◎	0	◎	◎
1.5/1.5/2.0	2	0.6	1.0	1.2
◎	◎	0.6	◎	◎
◎	◎	0	◎	◎

VI 経腸栄養剤一覧

区分	半消化態流動食	半消化態流動食	半消化態流動食	半消化態流動食
製品名	メディエフバッグ 300 mL/400 mL	アイソカルサポート1.0 Bag	明治YH Fast-H 400 K/500 K	MA-ラクフィア1.5
製造会社	ネスレ日本	ネスレ日本	明治	森永乳業
販売会社	ネスレ日本	ネスレ日本	明治	クリニコ
主原料	デキストリン，砂糖，食用植物油（大豆を含む），水溶性植物繊維，中鎖脂肪酸トリグリセライド，オリゴ糖，酵母，V.K2含有食用油脂，カゼインNa（乳由来）など	デキストリン，しょ糖，食物繊維（グーアガム分解物），なたね油，中鎖脂肪酸油，酵母調整品，L-カルニチン，食用油脂加工品/カゼインNa（乳由来），クエン酸（Na）など	液状デキストリン（国内製造），砂糖，乳清たんぱく，乳製品，食用油脂（なたね油，パーム分別油，精製魚油），難消化性デキストリン，ガラクトオリゴ糖，食塩，L-カルニチン，酵母/pH調整剤など	でんぷん分解質，植物油，乳たんぱく質，グーアガム分解物，難消化性デキストリン，大豆たんぱく質，食塩，乾燥酵母，カルニチン，乳酸菌（殺菌）/ガゼインNa，pH調整剤，セルロース，乳化剤など
アレルギー表示特定原材料	乳/大豆	乳/大豆	乳成分/大豆	乳成分/大豆
100kcal相当量 (mL)	100	100	400 K：78.6/500 K：76.1	67
たんぱく質 (g)	4.5	4.5	4.0	4.0
脂質 (g)	2.8	2.8	2.8	3.0
炭水化物（糖質+食物繊維） (g)	14.3	15.0	16.3	15
水分 (g)	84	84	62.5/60.0	51
ビタミンA (μgRAE)	67	80	114	78
ビタミンD (μg)	0.5	1.2	0.75	1.0
ビタミンE (mgα-TE)	0.6	0.9	4.5	1.2
ビタミンK (μg)	7	9	7.5	7.0
ビタミンB₁ (mg)	0.18	0.25	0.23	0.13
ビタミンB₂ (mg)	0.15	0.28	0.3	0.14
ナイアシン (mgNE)	1.3	3.5	3.4	2.7
ビタミンB₆ (mg)	0.15	0.35	0.45	0.2
ビタミンB₁₂ (μg)	0.20	0.30	0.9	0.3
葉酸 (μg)	20	25	40	40
パントテン酸 (mg)	0.5	1.8	0.9	1.0
ビオチン (μg)	4.2	6.3	7.5	5.0
ビタミンC (mg)	15	21	50	25
Na（食塩相当量） (mg)	185	190	250	120
Cl (mg)	80	80	90	110
K (mg)	130	160	100	120
Ca (mg)	65	70	70	60
Mg (mg)	26	27	20	30
P (mg)	55	55	90	60
Fe (mg)	0.8	0.9	1.0	0.8
Zn (mg)	1.7	1.1	1.2	1.0
Cu (mg)	0.11	0.10		
Mn (mg)	0.34	0.40	0.23	0.2
I (μg)	13.0	16.0	15	13
Se (μg)	2.5	4.0	6.0	3.0
Cr (μg)	2.5	4.0	3.0	3.0
Mo (μg)	2.1	4.5	5.0	3.0
浸透圧 (mOsm/L)	350	420	680/720	350
粘度 (mPa・s)	11	11	20	30
粘度 （測定条件）			20℃	20℃
容器	ジッパー付きバッグ	ソフトバッグ	ソフトパック	紙パック
味・フレーバー				
NPC/N比	110	110	135	131
飽和脂肪酸 (g)	◎	◎	◎	0.76
n-6系脂肪酸 (g)	◎	◎	◎	0.73
n-3系脂肪酸 (g)	◎	◎	◎	0.22
コレステロール (g)	◎	◎	◎	◎
食物繊維 (g)	1.2	1.5	1.8	1.0
水溶性食物繊維 (g)	◎	1.5	◎	0.8
不溶性食物繊維 (g)	◎	0	◎	0.2

半消化態流動食	半消化態流動食	半消化態流動食	半消化態流動食	半消化態流動食
CZ-Hi1.5	アイソカルプラス 200 mL/1000 mL	アイソカルプラス EX	アイソカルサポート	明治メイバランス1.5
森永乳業	ネスレ日本	ネスレ日本	ネスレ日本	明治
クリニコ	ネスレ日本	ネスレ日本	ネスレ日本	明治
でんぷん分解物（国内製造），乳たんぱく質，難消化性デキストリン，植物油，大豆たんぱく質，精製魚油，ラクチュロース，ラフィノース，乾燥酵母，食塩/カゼインNaなど	デキストリン，中鎖脂肪酸油，大豆油，しょ糖，大豆たんぱく，なたね油，食物繊維（グアーガム分解物），精製魚油，酵母調整品，カゼインNa（乳由来）など	デキストリン，カゼインカルシウム（乳成分を含む），大豆油，中鎖脂肪酸油，しょ糖，食物繊維（グアーガム分解物），精製魚油，酵母調整品/アルギニン，乳化剤など	デキストリン，カゼインカルシウム（乳由来），大豆油，中鎖脂肪酸油，食物繊維（グアーガム分解物），食塩，酵母調整品，カゼインNa（乳由来），乳化剤など	デキストリン，食用油脂（なたね油，パーム分別油），乳たんぱく質，難消化性デキストリン，ショ糖，フラクトオリゴ糖，食塩，カルニチン，食用酵母/カゼインNaなど
乳成分/大豆	乳/大豆	乳/大豆/バナナ	乳/大豆	乳成分/大豆
67	66.7	66.7	66.7	66.7
5.0	3.8	5.0	3.8	4.0
2.2	4.6	4.6	4.6	2.8
16.7	11.2	9.9	11.7	15.7
50	51	51	51	50.9
75	80	80	80	60
0.5	0.7	0.6	0.7	0.50
1.2	0.9	0.9	0.9	3.0 mg
8	5	6	6.7	5.0
0.16	0.20	0.20	0.20	0.15
0.18	0.23	0.23	0.23	0.20
3.1	3.0	3.0	3.0	2.4
0.30	0.25	0.25	0.25	0.30
0.30	0.24	0.30	0.30	0.60
30	25	25	25	50
1.0	1.3	1.3	1.3	0.60
5	5.0	5.0	6.0	15.0
10	20	20	20	16
90	177	70	90	110
130	93	86	93	140
150	123	120	80	100
75	75	70	75	60
38	32	32	32	20
75	67	76	80	60
1.1	1.0	1.0	1.0	1.0
1.1	1.1	1.1	1.3	0.80
0.10	0.08	0.08	0.10	0.080
0.18	0.40	0.40	0.40	0.23
15	15.0	13.0	15.0	15
4	3.0	3.0	5.0	3.5
4	3.3	3.5	3.3	3.0
3	2.7	2.5	4.5	2.5(参考値)
450	450	390	410	590
43	18	22	30	15
20℃				20℃
紙パック	テトラパック	テトラパック	テトラパック	紙パック
あずき風味		バナナ風味		バニラ風味
100	140	89	140	134
*0.53	◎	2.4	◎	◎
*0.53	◎	1.25	◎	◎
*0.16	◎	0.33	◎	◎
◎	◎	0.7	◎	◎
2.0	0.6	0.5	1.5	1.0
1.8	0.5	0.5	1.5	◎
2.0	0.1	0	0	0

VI 経腸栄養剤一覧

区分	半消化態流動食	半消化態流動食	半消化態流動食	半消化態流動食
製品名	明治メイバランスHP1.5	MA-R2.0	テルミール2.0α ストロベリー味/バニラ味	アイソカル2K Neo
製造会社	明治	森永乳業	ニュートリー	ネスレ日本
販売会社	明治	クリニコ	ニュートリー	ネスレ日本
主原料	デキストリン、乳たんぱく質、食用油脂（なたね油、パーム分別油）、難消化性デキストリン、ショ糖、フラクトオリゴ糖、食塩、カルニチン、食用酵母/カゼインNaなど	でんぷん分解物（国内製造）、植物油、乳たんぱく質、難消化性デキストリン、カゼイン、消化物、乾燥酵母、食塩/カゼインNa、pH調整剤、乳化剤、塩化K、香料など	デキストリン、植物油、乳たんぱく、砂糖※、酵母、V.K2含有食用油脂、カゼインNa、香料※※、乳化剤、pH調整剤、香料※など（※バニラのみ、※※ストロベリーのみ）	デキストリン、大豆油、中鎖脂肪酸油、大豆たんぱく、ポークゼラチン、難消化性デキストリン、酵母調整品、カゼインNa（乳由来）クエン酸塩（Na、K）、乳化剤、安定剤（セルロース）
アレルギー表示特定原材料	乳成分/大豆	乳成分/大豆	乳	乳/大豆/ゼラチン
100kcal相当量　(mL)	66.7	50	50	50
たんぱく質　(g)	5.0	3.7	3.6	3.0
脂質　(g)	2.5	2.8	3.8	4.3
炭水化物(糖質+食物繊維)　(g)	15.5	15.8	13	13.0
水分　(g)	50.7	35	35	35
ビタミンA　(μgRAE)	60	75	71	80
ビタミンD　(μg)	0.50	1.0	0.46	0.6
ビタミンE(mgα-TE)	3.0 mg	1.2	0.75 mg	0.9
ビタミンK　(μg)	5.0	7	6.3	5
ビタミンB₁　(mg)	0.15	0.15	0.21	0.20
ビタミンB₂　(mg)	0.20	0.18	0.17	0.23
ナイアシン　(mgNE)	2.8	2.8	1.8	3.0
ビタミンB₆　(mg)	0.30	0.30	0.25	0.25
ビタミンB₁₂　(μg)	0.60	0.30	0.75	0.24
葉酸　(μg)	50	30	25	25
パントテン酸　(mg)	0.60	1.0	0.75	1.3
ビオチン　(μg)	15.0	5	5.4	0.4
ビタミンC　(mg)	16	15	15	18
Na(食塩相当量)(mg)	110	75	50	120
Cl　(mg)	110	74	50	50
K　(mg)	100	80	50	75
Ca　(mg)	70	50	38	75
Mg　(mg)	30	25	19	32
P　(mg)	70	50	50	60
Fe　(mg)	1.0	0.9	0.8	1.3
Zn　(mg)	1.00	1.2	1.2	1.1
Cu　(mg)	0.050	0.10	0.12	0.08
Mn　(mg)	0.23	0.18	0.35	0.02
I　(μg)	15	13	Tr	20.0
Se　(μg)	6.0	4	5	4.5
Cr　(μg)	3.0	4	Tr	1.0
Mo　(μg)	2.5(参考値)	3	*2	1.5
浸透圧　(mOsm/L)	620	620	480	460
粘度　(mPa・s)	25	55	30	22
(測定条件)	20℃	20℃	20℃	
容器	紙パック	紙パック	紙パック	テトラパック
味・フレーバー	バニラ風味	バナナ風味	ストロベリー味/バニラ味	
NPC/N比	102	146	150	180
飽和脂肪酸　(g)	◎	*0.71	◎	1.67
n-6系脂肪酸　(g)	◎	*0.68	◎	
n-3系脂肪酸　(g)	◎	*0.20	◎	◎
コレステロール　(g)	◎	◎	*1.5	Tr
食物繊維　(g)	1.2	1.0	*0.2	1.0
水溶性食物繊維　(g)	◎	1.0	◎	0.9
不溶性食物繊維　(g)	◎	0.0	◎	0.1

半消化態流動食	半消化態流動食
明治メイバランス2.0	アイソカルBag2K
明治	ネスレ日本
明治	ネスレ日本
デキストリン，食用油脂（なたね油，パーム分別油），乳たんぱく質，難消化性デキストリン，ショ糖，フラクトオリゴ糖，食塩，カルニチン，食用酵母／カゼインNaなど	デキストリン，中鎖脂肪酸油，大豆油，なたね油，大豆たんぱく，難消化性デキストリン，酵母調整品，食用油脂加工品，カゼインNa（乳由来），クエン酸塩（Na，K），乳化剤
乳成分／大豆	乳／大豆
50	50
3.4	3.6
3.3	4.0
15.2	12.9
34.6	35
60	80
0.50	1.0
30 mg	1.0
5.0	9
0.15	0.15
0.20	0.23
2.3	4.0
0.30	0.30
0.60	0.30
50	25
0.60	1.3
15.0	5.0
16	18
80	150
80	50
80	80
50	75
15	32
50	75
1.0	1.3
0.80	1.1
0.080	0.08
0.20	0.40
15	15.0
3.5	4.5
3.0	3.3
2.5（参考値）	4.5
600	480
50	40
20℃	
紙パック	ソフトバック
バニラ風味	
163	150
◎	1.51
◎	◎
◎	◎
◎	1.0
1.0	1.0
◎	1.0
◎	─

区分		半消化態流動食	半消化態流動食	半消化態流動食	半消化態流動食
製品名		プロミア	栄養サポート食品ファインケア	栄養サポート食品ファインケアすっきりテイスト	エンジョイクリミール
製造会社		ニュートリー	ニシラク乳業	ニシラク乳業	森永乳業
販売会社		ニュートリー	キユーピー	キユーピー	クリニコ
アレルギー表示特定原材料		a)乳/大豆/鶏 b)乳/大豆 c)乳/大豆/小麦	乳成分	乳成分	乳成分/大豆
100kcal相当量 (mL)		26.8 g	62.5	62.5	62.5
たんぱく質 (g)		10	3.8	3.8	3.75
脂質 (g)		0-0.4	3.8	3.8	3.35
炭水化物(糖質+食物繊維) (g)		10.3-b), 12.1-17.0	12.8	12.8	14.65
水分 (g)		◎	47.4	47.4	47
ビタミンA (μgRAE)		283	175	175	80
ビタミンD (μg)		1.83	1.5	1.5	1.2
ビタミンE(mg α-TE)		2.33	2.5 mg	2.5 mg	1.4
ビタミンK (μg)		25	6.5	6.5	8
ビタミンB₁ (mg)		0.87	0.35	0.35	0.175
ビタミンB₂ (mg)		0.50	0.30	0.30	0.25
ナイアシン (mgNE)		4.7	4.0	4.0	4.1
ビタミンB₆ (mg)		0.47	0.25	0.25	0.325
ビタミンB₁₂ (μg)		0.8	0.5	0.5	0.6
葉酸 (μg)		80	50	50	65
パントテン酸 (mg)		2	1.20	1.20	1.4
ビオチン (μg)		16.7	◎	◎	3
ビタミンC (mg)		67	15	15	17.5
Na (mg)		394	70	70	55
Cl (mg)		*322ª), *309b), *260c)	43	43	58
K (mg)		*24ª), *6b), *26c)	65	65	89.5
Ca (mg)		*7ª), *19b), *5c)	48	48	69
Mg (mg)		*1ª), *5b), *2c)	13	13	16.5
P (mg)		*22ª), *39b), *25c)	45	45	64.5
Fe (mg)		2.5	2.0	2.0	0.75
Zn (mg)		4.0	1.2	1.2	0.7
Cu (mg)		0.30	0.20	0.20	0.07
Mn (mg)		1.33	0.23	0.23	0.115
I (μg)		*73ª), *75b)c)	◎	◎	9.5
Se (μg)		10	3	3	2.5
Cr (μg)		13	4	4	2.5
Mo (μg)		8	◎	◎	2
浸透圧 (mOsm/L)		◎	590	590	430
粘度 (mPa・s)		◎	14	14	20
(測定条件)		◎	20℃±1℃	20℃±1℃	20℃
容器		袋	アセプティック紙容器	アセプティック紙容器	紙パック
味・フレーバー		コンソメ味/コーンスープ味/和風味	コーヒー味/いちご味/バナナ味/おしるこ味	ミルク味/ピーチ味/ブルーベリー味/エスプレッソ味/フルーツミックス味	ヨーグルト味/いちご味/バナナ味/コーンスープ味/コーヒー味/ミルクティー味/ココア味/ほうじ茶ラテ味
NPC/N比		38	145	145	142
飽和脂肪酸 (g)		◎	0.32	0.32	*0.845
n-6系脂肪酸 (g)		◎	0.73	0.73	*0.815
n-3系脂肪酸 (g)		◎	0.34	0.34	*0.24
コレステロール (g)		*1.9ª), 2.7b), 1.6c)	◎	◎	◎
食物繊維 (g)		◎	◎	◎	1.25
水溶性食物繊維 (g)		◎	◎	◎	◎
不溶性食物繊維 (g)		◎	◎	◎	◎

半消化態流動食	半消化態流動食	半消化態流動食	半消化態流動食
テルミールミニ	テルミールミニα	テルミールミニ Soup	プロキュアZ コーヒー味/ヨーグルト味
ニュートリー	ニュートリー	ニュートリー	日清オイリオグループ
ニュートリー	ニュートリー	ニュートリー	日清オイリオグループ
乳/大豆a)/小麦a)	乳/大豆	乳/鶏肉a)/大豆b)c)/小麦c)/鶏肉c)	乳/大豆
62.5	62.5	62.5	62.5
3.7	3.7	3.7	5
3.8	3.8	3.8	2.2
13	13.4	13.0	15.1
47	47	47	48
71	85	71	Tr
0.46	0.55	0.46	Tr
0.75 mg	3.00 mg	1.30 mg	0.02
6.3	7.5	6.3	2
0.21	0.50	0.30	Tr
0.17	0.24	0.17	a)0.02 b)0.01
1.75	2.25	1.75	a)1.2 b)1.1
0.25	0.50	0.25	a)0.005 b)0.004
0.75	1.50	0.75	0.09
25	50	25	4
0.75	0.90	0.75	Tr
5.4	6.5	5.4	◎
25	30	25	151
50/88a)	75	105	135
75	50	85	◎
50	75	50	a)9 b)6
45	60	45	7
10	30	10	2
45	40	45	48
0.9	1.2	0.9	3.6
1.2	1.2	1.2	3.6
0.10	0.10	0.10	a)0.03 b)0.05
0.35	0.40	0.35	0.04
*29	35	29a)b)/*73c)	0
5	3	5	Tr
5	4	5	◎
5	3	5	◎
390	470a)/420b)	470a)	a)685 b)691
19/22a)	25	35a)/22b)c)	a)37 b)33
20℃	20℃	20℃	B型回転粘度計60rpm20℃
紙パック	紙パック	紙パック	テトラパック
コーヒー味/バナナ味/麦茶味a)/コーンスープ味	いちご味a)/抹茶味b)	トマトスープ味a)/クリームシチュー味b)/和風鰹だし味c)	コーヒー味a)/ヨーグルト味b)
149	149	149	100
◎	◎	◎	1.09
◎	◎	◎	0.27
◎	◎	◎	0.11
*1.3	*1.3	*4.4	◎
*0.3	1.3	*0.3	0.2
◎	◎	◎	◎
◎	◎	◎	◎

VI 経腸栄養剤一覧

区分	半消化態流動食	半消化態流動食	半消化態流動食	半消化態流動食
製品名	リカバリー-Mini	JuiciOミニ	明治メイバランスMini コーヒー味	明治メイバランス ArgMiniカップ ミックスベリー味
製造会社	ニュートリー	ニュートリー	明治	明治
販売会社	ニュートリー	ニュートリー	明治	明治
アレルギー表示特定原材料	乳/大豆	オレンジ味：乳/オレンジ/ゼラチン、ピーチ味：乳/もも/ゼラチン、その他瓜味：乳/ゼラチン	乳成分/大豆	乳成分/大豆
100kcal相当量　（mL）	62.5	62.5	62.5	62.5
たんぱく質　　　　（g）	4.0	4.0	3.75	5.0
脂質　　　　　　　（g）	3.8	1.34	2.8	3.75
炭水化物(糖質+食物繊維)　（g）	13.3	18.8	15.9	12.5
水分　　　　　　　（g）	47	46.7	47	47.2
ビタミンA　（µgRAE）	54	118	60	90
ビタミンD　　　（µg）	0.44	0.9	0.5	0.75
ビタミンE（mgα-TE）	1.8 mg	1.5 mg	3.0	4.5
ビタミンK　　　（µg）	6	12.5	*2.1	*3.0
ビタミンB₁　　　（mg）	0.10	0.2	0.15	0.225
ビタミンB₂　　　（mg）	0.14	0.23	0.20	0.30
ナイアシン　（mgNE）	2.6	2.3	2.45	4.55
ビタミンB₆　　　（mg）	0.20	0.23	0.30	0.45
ビタミンB₁₂　　　（µg）	0.4	0.40	0.6	0.90
葉酸　　　　　　（µg）	40	40	30	45
パントテン酸　　（mg）	0.5	1	0.6	0.90
ビオチン　　　　（µg）	2.0	8.5	*0.21	—
ビタミンC　　　（mg）	23	25	16	50
Na　　　　　　　（mg）	115	40	55	67.5
Cl　　　　　　　（mg）	23	54	55	55
K　　　　　　　（mg）	90	36	60	60
Ca　　　　　　　（mg）	45	50	60	60
Mg　　　　　　　（mg）	15	28	20	15
P　　　　　　　（mg）	85	30	70	60
Fe　　　　　　　（mg）	1.5	1.3	0.75	1.2
Zn　　　　　　　（mg）	1.5	1.5	1.0	1.5
Cu　　　　　　　（mg）	0.09	0.14	0.05	0.075
Mn　　　　　　　（mg）	0.2	0.7	*0.007	*0.008
I　　　　　　　（µg）	—	22	*0.6	*0.75
Se　　　　　　　（µg）	1.5	5	6	6.0
Cr　　　　　　　（µg）	3.5	6	*0.49	*1.44
Mo　　　　　　　（µg）	13	4	*2.1	*0.8
浸透圧　　（mOsm/L）	550	731	508	490
粘度（mPa・s）	28	9.0	20	20
（測定条件）	20℃	20℃	20℃	20℃
容器	紙パック	紙パック	紙パック	カップ容器
味・フレーバー	マンゴー味/ミルクティー味/コーヒー味/バナナ味/きなこ味	グレープ味/フルーツミックス味/オレンジ味/ピーチ味/マンゴー味/青うめ味/いちご味/メロン味	コーヒー味	ミックスベリー味
NPC/N比	131	131	145	81
飽和脂肪酸　　　（g）	*1.0	*1.03	◎	◎
n-6系脂肪酸　　　（g）	*1.0	*0	◎	◎
n-3系脂肪酸　　　（g）	*0.2	*0.02	◎	◎
コレステロール　（g）	◎	◎	◎	◎
食物繊維　　　　（g）	1.0	1.6	1.25	1.25
水溶性食物繊維　（g）	1.0	1.6	◎	◎
不溶性食物繊維　（g）	◎	◎	◎	◎

付録

半消化態流動食	半消化態流動食	半消化態流動食	半固形状流動食
明治メイバランスぎゅっとMini	「メディミル」ロイシン プラス	アイソカル100	明治メイバランスソフトJelly200 マスカットヨーグルト味
明治	味の素	ネスレ日本	明治
明治	味の素/ネスレ日本(医療・介護系ルート)	ネスレ日本	明治
乳成分/大豆	乳/大豆/ゼラチン	乳/大豆/ゼラチン	乳成分/大豆
50	50	50	62.5
3.75	4	4	3.8
2.8	5.15	4	2.8
15.9	10.2	12.5	15.5
34.5	35	35	47.4
60	65	64	60
0.6	10	0.9	0.6
3	0.65	0.6 mg	3.5
9.5	—	10	5(参考値)
0.15	0.225	0.20	0.15
0.2	0.25	0.22	0.20
2.75	2.5	2.4	2.8
0.3	0.3	0.27	0.30
0.6	0.6	0.30	0.6
30	24	18	50
0.6	1.25	1.3	0.6(参考値)
15	—	2.5	6.5
50	20	19	16
165	55	54	40
60	30.5	70	65
90	63.5	85	40
60	40.5	63	40
20	10.5	24	20
70	24	60	60
0.75	1	1.0	1.0
1.0	0.75	0.4	1.0
	0.065	0.03	0.05
0.23	—	0.14	0.20
15	5	7	16(参考値)
6.0	4	3	5(参考値)
3.0	*1.1	2	3.0(参考値)
5.0	*1.1	2	2.0(参考値)
580	◎	560	—
40	◎	31	◎
20℃	◎	25℃	◎
紙パック	紙パック	テトラパック	スパウト付容器
コーヒー味/バナナ味/ピーチ味/コーンスープ味/ミックスフルーツ味/ストロベリー味	バナナミルク風味/コーヒー牛乳風味/いちごミルク風味/バニラ風味/抹茶ミルク風味	コーヒー味/ストロベリー味/バナナ味/あずき味	マスカットヨーグルト味
145	136	130	145
◎	◎	◎	◎
◎	1.05	◎	◎
◎	0.15	◎	◎
◎	◎	◎	◎
1.25	0.95	◎	1.0
◎	◎	◎	◎
◎	◎	◎	◎

区分	半固形状流動食	半固形状流動食	半固形状流動食
製品名	テルミールソフトアップルヨーグルト味	テルミールソフトM	テルミールアップリードりんご風味/サワー風味
製造会社	ニュートリー	ニュートリー	ニュートリー
販売会社	ニュートリー	ニュートリー	ニュートリー
アレルギー表示特定原材料	乳/大豆	乳/大豆	乳成分/ゼラチン
100kcal相当量 (mL)	67 g	63 g	25
たんぱく質 (g)	3.0	3.0	3.5
脂質 (g)	3.0	3.0	5.4
炭水化物(糖質+食物繊維) (g)	15.3	15.3	9.4
水分	42.7	40	11
ビタミンA (μgRAE)	71	71	53
ビタミンD (μg)	0.46	0.46	0.34
ビタミンE(mg α-TE)	0.75 mg	0.75 mg	0.56 mg
ビタミンK (μg)	6.3	6.3	9.4
ビタミンB$_1$ (mg)	0.21	0.21	0.16
ビタミンB$_2$ (mg)	0.17	0.17	0.13
ナイアシン (mgNE)	1.8	1.8	1.3
ビタミンB$_6$ (mg)	0.25	0.25	0.19
ビタミンB$_{12}$ (μg)	0.75	0.75	0.56
葉酸 (μg)	25	25	19
パントテン酸 (mg)	0.75	0.75	0.56
ビオチン (μg)	5.4	5.4	4.1
ビタミンC (mg)	15	15	6
Na (mg)	50	50	38
Cl (mg)	35	50	38
K (mg)	50	50	38
Ca (mg)	58	58	24
Mg (mg)	29	29	8
P (mg)	*12	*11	34
Fe (mg)	0.8	0.8	0.6
Zn (mg)	1.2	1.2	0.8
Cu (mg)	0.11	0.11	0.08
Mn (mg)	0.33	0.33	0.25
I (μg)	*5.3	*4.4	16
Se (μg)	5	5	4
Cr (μg)	*0.7	*0.6	4
Mo (μg)	*6.0	*5.6	4
浸透圧 (mOsm/L)	*380	*420	*420
粘度 (mPa·s)	20000以上	20000以上	10000前後
粘度 (測定条件)	25℃, B型6rpm	25℃, B型6rpm	25℃, B型6rpm
容器	スパウト付容器	スパウト付容器	スパウト付容器
味・フレーバー	アップルヨーグルト味	ストロベリー味/ヨーグルト味	りんご風味/サワー風味
NPC/N比	187	187	142
飽和脂肪酸 (g)	◎	◎	*2.21
n-6系脂肪酸 (g)	◎	◎	*1.00
n-3系脂肪酸 (g)	◎	◎	*0.26
コレステロール (g)	*6.7	*6.3	*2.8
食物繊維 (g)	*0.3	*0.3	*0.1
水溶性食物繊維 (g)	◎	◎	◎
不溶性食物繊維 (g)	◎	◎	◎

区分	半固形状流動食 (総合栄養食品)	半固形状流動食 (総合栄養食品)	半固形状流動食	半固形状流動食
製品名	ハイネゼリー	ハイネゼリーアクア	F2ライト55	エコフローアクア300
製造会社	大塚製薬工場	大塚製薬工場	ニュートリー	森永乳業
販売会社	大塚製薬工場	大塚製薬工場	ニュートリー	クリニコ
主原料	マルトデキストリン, グラニュー糖, 豚コラーゲンペプチド (ゼラチン), 植物油, グァーガム分解物, ラクトスクローシロップ, 中鎖脂肪酸トリグリセライド, 食塩など	マルトデキストリン, グラニュー糖, 植物油, 豚コラーゲンペプチド (ゼラチン), グァーガム分解物, ラクトスクローシロップ, 中鎖脂肪酸トリグリセライド, 食塩, 酵母など	デキストリン, 乳清たんぱく, 植物油, 大豆食物繊維, 大豆たんぱく, 寒天, 食塩, 魚油, V.K2含有食用油脂, 昆布抽出物, L-カルニチン/酸味料, 安定剤(ペクチン)など	デキストリン, 乳たんぱく質, 植物油, 寒天, 難消化性デキストリン, 精製魚油, 食塩, 乾燥酵母/カゼインナトリウム, pH調整剤, セルロース, 増粘多糖類, 乳化剤, 香料など
アレルギー表示特定原材料	乳/ゼラチン/大豆	乳/ゼラチン/大豆	乳成分/大豆	乳成分/大豆
100kcal相当量　(mL)	100 g	125 g	182 g	157 g
たんぱく質　(g)	5.0	5.0	4.0	4.0
脂質　(g)	2.3	2.3	2.2	2.8
炭水化物(糖質+食物繊維)(g)	15.7	15.7	17.5	16.4
水分　(g)	76	101	150	133.3
ビタミンA　(μgRAE)	82	82	85	95
ビタミンD　(μg)	0.50	0.50	0.55	0.7
ビタミンE(mgα-TE)	3.5 mg	3.5 mg	0.90 mg	1.4
ビタミンK　(μg)	9.5	9.5	15.0	9
ビタミンB1　(mg)	0.32	0.32	0.25	0.30
ビタミンB2　(mg)	0.35	0.35	0.20	0.35
ナイアシン　(mgNE)	3.5	3.5	2.1	4.3
ビタミンB6　(mg)	0.45	0.45	0.30	0.30
ビタミンB12　(μg)	0.45	0.45	0.90	0.70
葉酸　(μg)	45	45	30	40
パントテン酸　(mg)	2.0	2.0	0.90	1.0
ビオチン　(μg)	6.0	6.0	6.5	6
ビタミンC　(mg)	80	80	15	50
Na(食塩相当量)(mg)	177	177	184	180
Cl　(mg)	199	199	225	210
K　(mg)	156	156	129	150
Ca　(mg)	94	94	60	75
Mg　(mg)	39	39	35	38
P　(mg)	75	75	75	75
Fe　(mg)	0.81	0.81	1.0	1.1
Zn　(mg)	1.8	1.8	1.2	1.4
Cu　(mg)	0.12	0.12	0.10	0.10
Mn　(mg)	0.5	0.5	0.40	0.18
I　(μg)	19	19	25	15
Se　(μg)	5.0	5.0	6	4
Cr　(μg)	4.0	4.0	6	4
Mo　(μg)	3.2	3.2	6	*3
浸透圧　(mOsm/L)	―	―	*300	
粘度　(mPa·s)	約6000	約6000	2000	約1400
(測定条件)	20℃, 12 rpm	20℃, 12 rpm	25℃, B型6 rpm	20℃, 6 rpm
容器	口栓付きアルミパウチ	口栓付きアルミパウチ	スパウト付容器	オリジナルパウチ
味・フレーバー	黒糖風味	ミルク風味	ヨーグルト風味	カフェオレ風味
NPC/N比	100	100	134	131
飽和脂肪酸　(g)	0.89	0.89	*0.61	*0.66
n-6系脂肪酸　(g)	0.48	0.48	*0.46	*0.72
n-3系脂肪酸　(g)	0.16	0.16	*0.18	*0.20
コレステロール　(mg)	◎	◎	*9.1	◎
食物繊維　(g)	1.2	1.2	2.1	2.0
水溶性食物繊維　(g)	*1.2	*1.2	1.2	◎
不溶性食物繊維　(g)	*0.0	*0.0	0.9	◎

区分	半固形状流動食	半固形状流動食	半固形状流動食	半固形状流動食
製品名	明治メイフロー RHP 300K	明治メイフロー RHP 400K	エコフローアクア 400	エコフロー 300
製造会社	明治	明治	森永乳業	森永乳業
販売会社	明治	明治	クリニコ	クリニコ
主原料	デキストリン（国内製造）, 食用油脂（なたね油, パーム分別油）, 砂糖, 難消化性デキストリン, 大豆食物繊維, 寒天, 食塩, 酵母／カゼイン Na, 増粘剤（カラギナン）など	デキストリン（国内製造）, 食用油脂（なたね油, パーム分別油）, 砂糖, 難消化性デキストリン, 大豆食物繊維, 寒天, 食塩, 酵母／カゼイン Na, 増粘剤（カラギナン）など	デキストリン, 乳たんぱく質, 植物油, 寒天, 難消化性デキストリン, 精製魚油, 食塩, 乾燥酵母／カゼインナトリウム, pH調整剤, セルロース, 増粘多糖類, 乳化剤, 香料など	デキストリン, 乳たんぱく質, 植物油, 難消化性デキストリン, 精製魚油, 食塩, 乾燥酵母／カゼインナトリウム, pH調整剤, セルロース, 乳化剤, 増粘多糖類など
アレルギー表示特定原材料	乳成分／大豆	乳成分／大豆	乳成分／大豆	乳成分／大豆
100kcal相当量 (mL)	149.0	140.5	137 g	133 g
たんぱく質 (g)	5.0	5.0	4.0	4.0
脂質 (g)	2.5	2.5	2.8	2.8
炭水化物(糖質+食物繊維) (g)	15.3	15.3	16.4	16.4
水分 (g)	133.3	125.0	113	109
ビタミンA (μgRAE)	60	60	95	95
ビタミンD (μg)	0.50	0.50	0.7	0.7
ビタミンE(mgα-TE)	3.0 mg	3.0 mg	1.4	1.4
ビタミンK (mg)	5.0	5.0	9	9
ビタミンB₁ (mg)	0.15	0.15	0.30	0.30
ビタミンB₂ (mg)	0.20	0.20	0.35	0.35
ナイアシン (mgNE)	3.0	3.0	4.3	4.3
ビタミンB₆ (mg)	0.30	0.30	0.30	0.30
ビタミンB₁₂ (μg)	0.60	0.60	0.70	0.70
葉酸 (μg)	50	50	40	40
パントテン酸 (mg)	0.60	0.60	1.0	1.0
ビオチン (μg)	15	15	6	6
ビタミンC (mg)	16	16	50	50
Na(食塩相当量) (mg)	197	197	180	180
Cl (mg)	110	110	210	210
K (mg)	100	100	150	150
Ca (mg)	60	60	75	75
Mg (mg)	20	20	38	38
P (mg)	70	70	75	75
Fe (mg)	1.0	1.0	1.1	1.1
Zn (mg)	1.5	1.5	1.4	1.4
Cu (mg)	0.13	0.13	0.10	0.10
Mn (mg)	0.23	0.23	0.18	0.18
I (μg)	15	15	15	15
Se (μg)	6.0	6.0	4	4
Cr (μg)	3.0	3.0	4	4
Mo (μg)	2.5	2.5	*3	*3
浸透圧 (mOsm/L)	223	237		
粘度 (mPa・s) (測定条件)	400（参考値）20℃, B型12 rpm	400（参考値）20℃, B型12 rpm	約1400 20℃, 6 rpm	約1800 20℃, 6 rpm
容器	ソフトパック	ソフトパック	オリジナルパウチ	オリジナルパウチ
味・フレーバー	バニラ風味	バニラ風味	カフェオレ風味	カフェオレ風味
NPC/N比	102	102	131	131
飽和脂肪酸 (g)	◎	◎	*0.66	*0.66
n-6系脂肪酸 (g)	◎	◎	*0.72	*0.72
n-3系脂肪酸 (g)	◎	◎	*0.20	*0.20
コレステロール (g)	◎	◎	◎	◎
食物繊維 (g)	1.2	1.2	2.0	2.0
水溶性食物繊維 (g)	◎	◎	◎	◎
不溶性食物繊維 (g)	◎	◎	◎	◎

付録

	半固形状流動食	半固形状流動食	半固形状流動食	半固形状流動食	半固形状流動食
商品名	アクトエールアクア300	F2ライト (300 kcal/400 kcal)	F2ライトMP (300 kcal/400 kcal)	PGソフトエース	PGソフトエースMP
	森永乳業	ニュートリー	ニュートリー	ニュートリー	ニュートリー
	クリニコ	ニュートリー	ニュートリー	ニュートリー	ニュートリー
原材料	デキストリン, 乳たんぱく質, 植物油, 寒天, 難消化性デキストリン, 精製魚油, 食塩, 乾燥酵母, カゼインナトリウム, pH調整剤, セルロース, 香料, 増粘多糖類など	デキストリン, 乳清たんぱく, 植物油, 大豆食物繊維, 大豆たんぱく, 寒天, 魚油, 食塩, 昆布抽出物, V.K2含有食用油脂, 酵母, L-カルニチン/酸味料, pH調整剤など	高分岐デキストリン, 乳清たんぱく, 植物油, 大豆食物繊維, 大豆たんぱく, 寒天, グアーガム酵素分解物(食物繊維), 魚油, 食塩, 酵母, V.K2含有食用油脂, 昆布抽出物など	デキストリン, 乳清たんぱく, 植物油, 食物繊維, 寒天, 魚油, V.K2含有食用油脂, 昆布抽出物, 酵母, 食塩, L-カルニチン/加工デンプン, pH調整剤, 酸味料など	高分岐デキストリン, 乳清たんぱく, 植物油, 寒天, 大豆食物繊維, 魚油, 食塩, 酵母, デキストリン, V.K2含有食用油脂, 昆布抽出物など
	乳成分/大豆	乳成分/大豆	乳成分/大豆	乳成分	乳成分/大豆
	133 g	133 g	133 g	133 g	133 g
	4.0	4.0	3.3	4.0	3.3
	2.8	2.2	2.5	2.2	2.5
	16.4	17.1	17.1	17.1	17.2
	109	110	110	110	110
	95	85	85	85	85
	0.7	0.55	0.55	0.55	0.55
	1.4	0.90 mg	0.90 mg	0.90 mg	0.90 mg
	9	15.0	15.0	15.0	15.0
	0.30	0.25	0.25	0.25	0.25
	0.35	0.20	0.20	0.20	0.20
	4.3	2.1	2.1	2.1	2.1
	0.30	0.30	0.30	0.30	0.30
	0.70	0.90	0.90	0.90	0.90
	40	30	30	30	30
	1.0	0.90	0.90	0.90	0.90
	6	6.5	6.5	6.5	6.5
	50	15	15	15	15
	180	136	165	165	165
	210	150	195	150	195
	150	129	129	129	129
	75	60	60	60	60
	38	35	30	35	30
	75	75	60	75	60
	1.1	1.0	1.0	1.0	1.0
	1.4	1.2	1.2	1.2	1.2
	0.10	0.10	0.10	0.10	0.10
	0.18	0.40	0.40	0.40	0.40
	15	25	25	25	25
	4	6	6	6	6
	4	6	6	6	6
	*3	6	6	6	6
		*345	*400	*360	*400
	約20000	2000	2000	20000	20000
	20℃, 6 rpm	25℃, B型6 rpm	25℃, B型6 rpm	25℃, B型6 rpm	25℃, B型6 rpm
	オリジナルパウチ	スパウト付容器	スパウト付容器	スパウト付き容器	スパウト付き容器
	カフェオレ風味	ヨーグルト風味	ヨーグルト風味	ヨーグルト風味	ヨーグルト風味
	131	134	168	134	168
	*0.66	*0.61	*0.70	*0.61	*0.70
	*0.72	*0.47	*0.53	*0.46	*0.53
	*0.20	*0.18	*0.20	*0.19	*0.20
	◎	*9.3	*8.0	検出限界以下	*9.3
	2.0	1.6	1.5	1.4	1.5
	◎	0.7	0.7	—	◎
	◎	0.9	0.8	—	◎

区分	半固形状流動食	半固形状流動食	半固形状流動食	半固形状流動食
製品名	カームソリッド300	カロリーメイトゼリー アップル味	エコフロー 400	エコフロー 500
製造会社	トーアス	大塚製薬	森永乳業	森永乳業
販売会社	ニュートリー	大塚製薬	クリニコ	クリニコ
主原料	デキストリン（国内製造）, 砂糖, 植物油, 大豆タンパク, グァーガム分解物, ドロマイト, ブドウ糖, 乾燥酵母, 食塩, V.K2含有粉末油脂（乳成分・大豆を含む）/ カゼインNaなど	砂糖（国内製造）, りんご果汁, 乳製品乳酸菌飲料（殺菌）, ホエイタンパク, デキストリン, 食用植物油脂, ゼラチン, 寒天 / 酸味料, 香料, 増粘多糖類, 乳化剤	デキストリン, 乳たんぱく質, 植物油, 難消化性デキストリン, 精製魚油, 食塩, 寒天, 乾燥酵母 / カゼインナトリウム, pH調整剤, セルロース, 乳化剤, 増粘多糖類など	デキストリン, 乳たんぱく質, 植物油, 難消化性デキストリン, 精製魚油, 食塩, 寒天, 乾燥酵母 / カゼインナトリウム, pH調整剤, セルロース, 乳化剤, 増粘多糖類など
アレルギー表示特定原材料	乳成分 / 大豆	乳 / りんご / ゼラチン	乳成分 / 大豆	乳成分 / 大豆
100kcal相当量 (mL)	133.3	100 g	100 g	100 g
たんぱく質 (g)	3.8	4.1	4.0	4.0
脂質 (g)	2.2	2.2	2.8	2.8
炭水化物(糖質+食物繊維) (g)	16.9	16.6	16.4	16.4
水分 (g)	116	84.9	76	76
ビタミンA (μgRAE)	88	192.5	95	95
ビタミンD (μg)	0.63	1.4	0.7	0.7
ビタミンE(mg α-TE)	1.13 mg	1.6	1.4	1.4
ビタミンK (μg)	16.7	◎	9	9
ビタミンB₁ (mg)	0.33	0.3	0.30	0.30
ビタミンB₂ (mg)	0.18	0.35	0.35	0.35
ナイアシン (mgNE)	1.75	3.25 mg	4.3	4.3
ビタミンB₆ (mg)	0.18	0.35	0.30	0.30
ビタミンB₁₂ (μg)	0.30	0.6	0.70	0.70
葉酸 (μg)	30	60	40	40
パントテン酸 (mg)	0.75	1.2	1.0	1.0
ビオチン (μg)	5.6	◎	6	6
ビタミンC (mg)	12.5	◎	50	50
Na(食塩相当量) (mg)	196	0.04	180	180
Cl (mg)	178	◎	210	210
K (mg)	156	26.5(分析値)	150	150
Ca (mg)	67	100	75	75
Mg (mg)	33	25	38	38
P (mg)	70	87.5	75	75
Fe (mg)	0.8	◎	1.1	1.1
Zn (mg)	1.1	◎	1.4	1.4
Cu (mg)	0.08	◎	0.1	0.1
Mn (mg)	0.4	◎	0.18	0.18
I (μg)	15	◎	15	15
Se (μg)	5.6	◎	4	4
Cr (μg)	4.4	◎	4	4
Mo (μg)	2.5	◎	*3	*3
浸透圧 (mOsm/L)	496 mOsm/kg	◎		
粘度 (mPa·s)	20000	◎	約1800	約1800
（測定条件）	20℃, 6 rpm	◎	20℃, 6 rpm	20℃, 6 rpm
容器	専用スパウト付パウチ	スパウト付パウチ	オリジナルパウチ	オリジナルパウチ
味・フレーバー	バニラ風味	アップル味	カフェオレ風味	カフェオレ風味
NPC/N比	142	◎	131	131
飽和脂肪酸 (g)	0.62	◎	*0.66	*0.66
n-6系脂肪酸 (g)	0.52	◎	*0.72	*0.72
n-3系脂肪酸 (g)	0.13	◎	*0.20	*0.20
コレステロール (mg)	—	◎	◎	◎
食物繊維 (g)	1.3	1	2.0	2.0
水溶性食物繊維 (g)	—	◎	◎	◎
不溶性食物繊維 (g)	—	◎	◎	◎

半固形状流動食	半固形状流動食	半固形状流動食	半固形状流動食	半固形状流動食
アクトエールアクア 400	F2ショットEJ (200 kcal, 300 kcal, 400 kcal)	カームソリッド400	明治メイグット300K	カームソリッド500
森永乳業	ニュートリー	トーアス	明治	トーアス
クリニコ	ニュートリー	ニュートリー	明治	ニュートリー
デキストリン，乳たんぱく質，植物油，寒天，難消化性デキストリン，精製魚油，食塩，乾燥酵母，カゼインナトリウム，pH調整剤，セルロース，香料，増粘多糖類など	デキストリン，乳清たんぱく，植物油，大豆食物繊維，大豆たんぱく，魚油，寒天，食塩，酵母，V.K2含有食用油脂，昆布抽出物，L-カルニチン／酸味料，pH調整剤など	デキストリン（国内製造），砂糖，植物油，大豆タンパク，グァーガム分解物，ドロマイト，ブドウ糖，乾燥酵母，食塩，V.K2含有粉末油脂（乳成分・大豆を含む）／カゼインNaなど	ショ糖，デキストリン，乳清たんぱく質，食用油脂（なたね油，パーム分別油），難消化性デキストリン，寒天，食塩，食用酵母／pH調整剤，ゲル化剤（増粘多糖類），乳酸Caなど	デキストリン（国内製造），砂糖，植物油，大豆タンパク，グァーガム分解物，ドロマイト，ブドウ糖，乾燥酵母，食塩，V.K2含有粉末油脂（乳成分・大豆を含む）／カゼインNaなど
乳成分／大豆	乳成分／大豆	乳成分／大豆	乳成分／大豆	乳成分／大豆
100 g	100 g	100	100	80
4.0	4.0	3.8	4.0	3.8
2.8	2.2	2.2	2.8	2.2
16.4	17.0	16.9	15.7	16.9
76	77	83	83.3	63
95	85	88	75	88
0.7	0.55	0.63	0.63	0.63
1.4	0.90 mg	1.13 mL	3.8 mg	1.13 mg
9	15.0	16.7	6.3（参考値）	16.7
0.30	0.25	0.33	0.19	0.33
0.35	0.20	0.18	0.25	0.18
4.3	2.1	1.75	3.3	1.75
0.30	0.30	0.18	0.38	0.18
0.70	0.90	0.30	0.75	0.30
40	30	30	63	30
1.0	0.90	0.75	0.75（参考値）	0.75
6	6.5	5.6	7.5	5.6
50	15	12.5	20	12.5
180	136	196	197	196
210	150	178	140	178
150	129	156	100	156
75	60	67	60	67
38	35	33	20	33
75	75	70	75	70
1.1	1.2	0.8	1.0	0.8
1.4	1.2	1.1	1.5	1.1
0.10	0.10	0.08	0.13	0.08
0.18	0.40	0.4	0.20	0.4
15	25	15	14	15
4	6	5.6	6.0	5.6
4	6	4.5	4.6（参考値）	4.4
*3	6	2.5	6.5（参考値）	2.5
	*470	685 mOsm/kg	—	857 mOsm/kg
約20000	2000	20000	10000～30000（参考値）	20000
20℃，6 rpm	25℃，B型6 rpm	20℃，6 rpm	20℃，E型1 sec^{-1}	20℃，6 rpm
オリジナルパウチ	スパウト付容器	専用スパウト付パウチ	スパウト付容器	専用スパウト付パウチ
カフェオレ風味	ヨーグルト風味	バニラ風味	アップルヨーグルト風味	バニラ風味
131	134	142	134	142
*0.66	*0.61	0.62	◎	0.62
*0.72	*0.47	0.52	◎	0.52
*0.20	*0.18	0.13	◎	0.13
◎	*9.0	—	◎	—
2.0	1.5	1.3	1.5	1.3
◎	0.6	—	◎	—
◎	0.9	—		

区分	半固形状流動食	半固形状流動食	半固形状流動食	半固形状流動食
製品名	明治メイグット 400K	PGソフト (300 kcal/400 kcal)	PGソフトEJ (300 kcal/400 kcal)	リカバリーニュートリート BeSolid 300/400/500 kcal
製造会社	明治	ニュートリー	ニュートリー	ニュートリー
販売会社	明治	ニュートリー	ニュートリー	ニュートリー
主原料	ショ糖，デキストリン，乳清たんぱく質，食用油脂（なたね油，パーム分別油），難消化性デキストリン，寒天，食塩，食用酵母/pH調整剤，乳酸Ca，ゲル化剤（増粘多糖類）など	デキストリン，砂糖，乳清たんぱく，植物油，大豆たんぱく，寒天，食塩，酵母，昆布抽出物，V.K2含有食用油脂，pH調整剤，酸味料，グルコン酸Ca，安定剤（ペクチン）など	デキストリン，砂糖，乳清たんぱく，植物油，大豆たんぱく，寒天，魚油，食塩，酵母，V.K2含有食用油脂，昆布抽出物，L-カルニチン/pH調整剤，酸味料など	デキストリン（国内製造），植物油，コラーゲンペプチド（ゼラチンを含む），グァーガム分解物，ドロマイト，食塩，乾燥酵母，ブドウ糖，V.K2含有粉末油脂（乳成分・大豆を含む），乳酸菌など
アレルギー表示特定原材料	乳成分/大豆	乳/大豆	乳成分/大豆	乳成分/ゼラチン/大豆
100kcal相当量 (mL)	78	67 g	67 g	66.7 g
たんぱく質 (g)	4.0	4.0	4.0	5.0
脂質 (g)	2.8	2.2	2.2	2.4
炭水化物(糖質+食物繊維) (g)	15.7	16.1	16.1	15.4
水分 (g)	62.5	44	44	42
ビタミンA (μgRAE)	75	85	85	78
ビタミンD (μg)	0.63	0.55	0.55	1
ビタミンE(mgα-TE)	3.8 mg	0.90 mg	0.90 mg	1.2
ビタミンK (μg)	6.3(参考値)	7.5	15.0	10
ビタミンB$_1$ (mg)	0.19	0.25	0.25	0.22
ビタミンB$_2$ (mg)	0.25	0.20	0.20	0.23
ナイアシン (mgNE)	3.3	2.1	2.1	1.85
ビタミンB$_6$ (mg)	0.38	0.30	0.30	0.23
ビタミンB$_{12}$ (μg)	0.75	0.90	0.90	0.4
葉酸 (μg)	63	30	30	28
パントテン酸 (mg)	0.75(参考値)	0.90	0.90	0.67
ビオチン (μg)	7.5	6.5	6.5	5
ビタミンC (mg)	20	15	15	23
Na(食塩相当量) (mg)	148	136	136	180
Cl (mg)	109	150	150	190
K (mg)	100	129	129	155
Ca (mg)	60	60	60	80
Mg (mg)	20	35	35	33
P (mg)	75	75	75	100
Fe (mg)	1.0	1.0	1.0	1.5
Zn (mg)	1.5	1.2	1.2	1.5
Cu (mg)	0.13	0.10	0.10	
Mn (mg)	0.20	0.40	0.40	0.45
I (μg)	14	25	25	17
Se (μg)	6.0	6	6	4.5
Cr (μg)	4.6(参考値)	6	6	3.5
Mo (μg)	6.5(参考値)	6	6	11
浸透圧 (mOsm/L)	—	*460	*460	◎
粘度 (mPa・s)	10000～30000(参考値)	20000	20000	3000(12 rpm)，6000(6 rpm)
粘度 (測定条件)	20℃，E型1 sec-1	25℃，B型6 rpm	25℃，B型6 rpm	
容器	スパウト付容器	スパウト付容器	スパウト付容器	スパウト付容器
味・フレーバー	アップルヨーグルト風味	ヨーグルト風味	ヨーグルト風味	キャラメルココア風味
NPC/N比	134	134	134	
飽和脂肪酸 (g)	◎	◎	*0.61	◎
n-6系脂肪酸 (g)	◎	◎	*0.47	◎
n-3系脂肪酸 (g)	◎	◎	*0.17	◎
コレステロール (g)	◎	*8.7	*8.7	◎
食物繊維 (g)	1.5	*0.38	*0.4	1.5
水溶性食物繊維 (g)	◎	◎	◎	◎
不溶性食物繊維 (g)	◎	◎	◎	◎

付録

半固形状流動食	半固形状流動食	半固形状流動食	半固形状流動食	半固形状流動食
アイソカル サポート ソフト	ラクフィール	明治メイフロー 300K/400K	アイソカル セミソリッド サポート	メディエフ プッシュケア2.5 (120 g/160 g)
ネスレ日本	森永乳業	明治	ネスレ日本	ネスレ日本
ネスレ日本	クリニコ	明治	ネスレ日本	ネスレ日本
デキストリン，大豆たんぱく，しょ糖，大豆油，食物繊維（グアーガム分解物），中鎖脂肪酸油，乳清たんぱく，食塩，酵母調整品，酸味料，安定剤（ペクチン，寒天）など	でんぷん分解物，植物油，カゼイン消化物，グァーガム分解物，難消化性デキストリン，食塩，寒天，乾燥酵母，カルニチン，乳酸菌（殺菌）/カゼインNa，pH調整剤，セルロース，乳化剤など	デキストリン（国内製造），食用油脂（なたね油，パーム分別油），乳たんぱく質，砂糖，難消化性デキストリン，大豆食物繊維，食塩，酵母/カゼインNa，乳化剤，水酸化Kなど	デキストリン，大豆たんぱく，しょ糖，大豆油，食物繊維（グアーガム分解物），中鎖脂肪，乳清たんぱく，食塩，酵母調整品，酸味料，安定剤（寒天，ペクチン）など	デキストリン，乳たんぱく（乳成分を含む），大豆たんぱく，食用植物油，水溶性食物繊維，中鎖脂肪酸トリグリセライド，精製魚油，オリゴ糖，酵母調整品，食塩など
乳/大豆/ゼラチン	乳成分/大豆	乳成分/大豆	乳/大豆/ゼラチン	乳/大豆
66.7	66.7 g	55.6	50	40 g
3.8	4.0	4.0	3.6	4.7
4.6	3.0	2.8	4.0	2.8
12.1	15.8	15.9	13.4	14.0
51	43	40.0	33	17
100	78	75	150	89
1.0	1.0	0.63	1.1	0.6
0.8	1.2	3.8 mg	0.8	0.8
6.7	7.00	6.3	6	8
0.27	0.3	0.19	0.40	0.24
0.40	0.37	0.25	0.45	0.20
3.0	4.3	2.8	4.5	1.7
0.53	0.3	0.38	0.45	0.20
0.30	0.7	0.75	0.55	0.27
25	40	63	30	27
1.9	1.0	0.75	1.5	0.7
5.0	6.0	19	5.0	5.7
20	50	20	25	30
90	500	140	125	200
107	210	120	140	200
163	120	100	120	168
75	60	60	70	78
32	30	20	32	33
80	60	75	100	75
1.0	1.1	1.0	0.8	1.1
1.3	1.4	1.5	1.1	2.0
0.13		0.13	0.11	0.13
0.40	0.18	0.22	0.50	0.47
15.0	13	17	22.5	17
3.8	3.0	6.0	3.5	3.3
3.3	3.0	4.0(参考値)	3.5	3.3
11.3	4.0	2.2(参考値)	8.0	2.8
◎	◎	790	◎	◎
◎	約10,000	400(参考値)	◎	◎
	20℃，6 rpm	20℃，B型12 rpm		
スパウト付きパウチ	オリジナルパウチ	ソフトバック	スパウト付きパウチ	スパウト付きパウチ
ヨーグルト味	キャラメル風味	バニラ風味	ヨーグルト味	
140	131	134	150	110
1.69	◎	◎	1.50	0.83
◎	0.73	◎	◎	◎
◎	0.22	◎	◎	◎
Tr	◎	◎	Tr	5.2
1.9	2.0	1.5	1.9	1.2
1.9	◎	◎	1.9	◎
—	◎	◎	—	◎

VI 経腸栄養剤一覧

区分	粘度可変型流動食	粘度可変型流動食	粘度可変型流動食	粘度可変型流動食
製品名	ハイネックスイーゲル (375 mL/500 mL)	ハイネックスイーゲルLC (250 mL/375 mL/500 mL)	マーメッドプラス 300/400	マーメッドワン (300 mL/400 mL)
製造会社	大塚製薬工場	大塚製薬工場	ニュートリー	ニュートリー
販売会社	大塚製薬工場	大塚製薬工場	ニュートリー	ニュートリー
主原料	マルトデキストリン, 大豆タンパク酵素分解物, 豚コラーゲンペプチド(ゼラチン), 植物油, 中鎖脂肪酸トリグリセリライド, 酵母, コンブエキス/増粘剤(増粘多糖類)など	マルトデキストリン, 植物油, 豚コラーゲンペプチド(ゼラチン), 中鎖脂肪酸トリグリセライド, 大豆タンパク酵素分解物, 酵母, カルニチンなど	澱粉分解物, 大豆たんぱく, 植物油, ポリデキストロース, 大豆たんぱく酵素分解物, 魚油, 酵母, L-カルニチン, 増粘剤(アルギン酸Na), 乳化剤, 塩化Kなど	澱粉分解物, 大豆たんぱく, 植物油, ポリデキストロース, DHA含有精製魚油, 酵母, L-カルニチン, 増粘剤(アルギニン酸Na), 乳化剤, 香料, 塩化K, 安定剤(セルロース)など
アレルギー表示特定原材料	大豆/ゼラチン	大豆/ゼラチン	大豆	大豆
100kcal相当量 (mL)	125	125	133	100
たんぱく質 (g)	4.0	4.0	4.0	4.0
脂質 (g)	2.2	3.78	3.8	3.8
炭水化物(糖質+食物繊維) (g)	16.8	13.25	13.6	13.8
水分 (g)	110	110	118	84
ビタミンA (μgRAE)	67.5	67.5	105	105
ビタミンD (μg)	1.25	1.25	0.80	0.8
ビタミンE(mgα-TE)	2.38 mg	2.38 mg	1.0 mg	1.0
ビタミンK (μg)	6.25	6.25	15	15
ビタミンB₁ (mg)	0.225	0.225	0.21	0.21
ビタミンB₂ (mg)	0.238	0.238	0.22	0.22
ナイアシン (mgNE)	2.25	2.25	3.3	3.3
ビタミンB₆ (mg)	0.30	0.30	0.30	0.30
ビタミンB₁₂ (μg)	0.30	0.30	2.2	2.2
葉酸 (μg)	30	30	34	34
パントテン酸 (mg)	1.25	1.25	0.85	0.85
ビオチン (μg)	4.25	4.25	8.0	8.0
ビタミンC (mg)	52.5	52.5	16	16
Na(食塩相当量) (mg)	166.3	0.422	180	140
Cl (mg)	151.3	194.4	115	115
K (mg)	156.3	156.3	165	165
Ca (mg)	58.8	58.8	85	102
Mg (mg)	22.5	22.5	39	39
P (mg)	82.5	82.5	110	110
Fe (mg)	0.588	0.588	1.1	1.1
Zn (mg)	1.20	1.20	1.3	1.3
Cu (mg)	0.080	0.080	0.10	0.10
Mn (mg)	0.325	0.325	0.44	0.44
I (μg)	13.8	13.8	28	21
Se (μg)	3.25	3.25	6.6	6.6
Cr (μg)	2.88	2.88	4.5	4.5
Mo (μg)	5.0	5.0	6.5	6.5
浸透圧 (mOsm/L)	約360	約340	283	353
粘度 (mPa・s)	約10	約10	35	40
粘度 (測定条件)	25℃, 12 rpm	25℃, 12 rpm	20℃	20℃
容器	バッグ	バッグ	ソフトパック	ソフトパック
味・フレーバー	紅茶風味	紅茶風味	◎	◎
NPC/N比	131	131	131	131
飽和脂肪酸 (g)	0.85	1.33	*1.19	◎
n-6系脂肪酸 (g)	0.39	0.53	*1.18	◎
n-3系脂肪酸 (g)	0.14	0.25	*0.17	◎
コレステロール (g)	検出限界(1mg/100 g)未満	検出限界(1mg/100 g)未満	*1.4	検出限界以下
食物繊維 (g)	1.38	1.50	1.1	1.3
水溶性食物繊維 (g)	1.32	1.44	◎	◎
不溶性食物繊維 (g)	0.06	0.06	◎	◎

■栄養補助食品一覧

製品名	流動食品A　200 mL	流動食品C　200 mL	NT-5 200 mL/300 mL	アコロンDK みかん味
製造会社	ホリカフーズ	ホリカフーズ	ホリカフーズ	—
販売会社	ホリカフーズ	ホリカフーズ	ホリカフーズ	クラシエ薬品
主原料	牛乳（国産），にんじん，脱脂粉乳，マルトース，デキストリン，米，卵パウダー，パン粉，乳たんぱく，植物油脂，粉末状大豆たん白，食塩／クエン酸塩（Na, K）など	マルトデキストリン（国産製造），米，難消化性デキストリン，大豆油，大豆ペースト，卵たん白，ドロマイト，にんじん，粉末状大豆たん白，卵パウダー，食塩，酵母／トレハロースなど	粉あめ，乳たん白，大豆油，難消化性デキストリン，中鎖脂肪，オリーブ油，食塩，ドロマイト，しそ油，酵母，乳酸菌／カゼインNa，トレハロース，クエン酸塩（K, Na）など	砂糖，デキストリン，乳清タンパク，植物抽出エキス，セレン酵母，アルギニン，酸味料，乳酸Ca，香料，グルコン酸亜鉛，ピロリン酸鉄，ビタミンC，甘味料（スクラロース）など
アレルギー表示特定原材料	卵／乳／小麦／大豆	卵／乳／大豆	乳	乳／大豆
100kcal相当量　　（mL）	96.15	95.24	93.46	125
たんぱく質　　　　（g）	4.9	3.7	4.8	5
脂質　　　　　　　（g）	2.6	2.1	2.5	0
炭水化物（糖質＋食物繊維）（g）	14.1	16.5	14.6	20
水分　　　　　　　（g）	80.8	79.8	78.1	108
ビタミンA　（μgRAE）	115	91	59	300
ビタミンD　　　（μg）	0	1.0	Tr	2.4
ビタミンE（mgα-TE）	0.3	1.2	1.1	5 mg
ビタミンK　　　（μg）	1.0	4.7	2.8	0
ビタミンB₁　　　（mg）	0.17	0.20	0.15	1
ビタミンB₂　　　（mg）	0.17	0.16	0.21	1
ナイアシン　　（mgNE）	2.1	3.5	1.6	12
ビタミンB₆　　　（mg）	0.05	0.16	0.17	1.2
ビタミンB₁₂　　（μg）	0.3	0.4	0.3	0
葉酸　　　　　　（μg）	10.5	29.5	30.8	0
パントテン酸　　（mg）	0.42	0.82	0.37	0
ビオチン　　　　（μg）	3.85	0.86	0	0
ビタミンC　　　（mg）	3	21	8	10
Na（食塩相当量）（mg）	130	160	150	10
Cl　　　　　　　（mg）	211	152	130	0
K　　　　　　　（mg）	160	12	200	36
Ca　　　　　　　（mg）	110	84	61	50
Mg　　　　　　　（mg）	13	43	36	0
P　　　　　　　（mg）	110	38	43	500〜600
Fe　　　　　　　（mg）	0.4	1.1	1.3	7
Zn　　　　　　　（mg）	0.5	1.4	1.7	7.5
Cu　　　　　　　（mg）	0.03	0.05	0.28	0.7
Mn　　　　　　　（mg）	0.07	0.06	0.56	0
I　　　　　　　　（μg）	◎	◎	0	0
Se　　　　　　　（μg）	5	5	11	50
Cr　　　　　　　（μg）	0	2.8	4.7	0
Mo　　　　　　　（μg）	◎	5	0	0
食物繊維　　　　（g）	0.5	2.3	1	Tr
NPC/N比	99	143	101	—
n-6/n-3比	0.02	0.06	0.16	0
浸透圧　　（mOsm/L）	496	395	393	860
容器	スタンディングパウチ	スタンディングパウチ	スタンディングパウチ	紙パック

製品名	アコロンDKバランス リンゴ味	Sunkistくだものの栄養＋Fiber オレンジ	Sunkistベジたいむ＋Ca レッドミックス	テゾン アップル風味/サワー風味
製造会社	—	森永乳業	森永乳業	ニュートリー
販売会社	クラシエ薬品	クリニコ	クリニコ	ニュートリー
主原料	砂糖, デキストリン, 乳清タンパク質, 植物抽出エキス, セレン酵母, 酸味料, アルギニン, 安定剤(ペクチン), 乳酸Ca, 香料, V.C, グルコン亜鉛, ナイアシンなど	果実, 糖類, 難消化性デキストリン, 乳酸菌(殺菌), 乾燥酵母/ビタミン類, 乳酸Ca, ピロリン酸鉄, 香料, グルコン酸銅	糖類, 果実, 野菜, 乾燥酵母/乳酸Ca, ビタミン類, グルコン酸亜鉛, 香料, 色素, ピロリン酸鉄, 甘味料(スクラロース), グルコン酸銅	L-カルニチン, 寒天, 酵母, 昆布抽出物/香料, 安定剤(増粘多糖類), 酸味料, V.C, グルコン酸亜鉛, 甘味料(アセスルファムK, ステビア, スクラロース)など
アレルギー表示特定原材料	乳/大豆	乳成分/オレンジ	乳成分/りんご	リンゴ(アップル風味)/乳(サワー風味)
100kcal相当量 (mL)	139	167	167	625
たんぱく質 (g)	2.8	0.4	0.3	0/0～6.5
脂質 (g)	0	0	0	0
炭水化物(糖質＋食物繊維) (g)	22	31.2	25.9	24/22.5
水分 (g)	123	148	151	610
ビタミンA (μgRAE)	472	233	567	◎
ビタミンD (μg)	3.1	1.67	7.33	◎
ビタミンE (mgα-TE)	3.9 mg	6.7	10.7	◎
ビタミンK (μg)	0	—	—	◎
ビタミンB₁ (mg)	1.4	0.87	1.73	21.5
ビタミンB₂ (mg)	1.7	0.93	2.00	2.5
ナイアシン (mgNE)	16	10.7	18.7	23.5
ビタミンB₆ (mg)	1.6	1.07	1.87	2.35
ビタミンB₁₂ (μg)	2.7	1.60	3.20	4
葉酸 (μg)	267	160	*320	400
パントテン酸 (mg)	7	*4.0	8.33	10
ビオチン (μg)	56	—	—	100
ビタミンC (mg)	111	667	667	165
Na(食塩相当量) (mg)	14	17	28	*0-315
Cl (mg)	0	—	—	*Tr/62.5
K (mg)	26	*80	*67	212/97.5
Ca (mg)	56	107	294	7/56.5
Mg (mg)	0	*5	*5	7/5.5
P (mg)	111～167	*16	*16	15.5/45
Fe (mg)	7.8	6.7	6.7	12.5
Zn (mg)	8.3	14.7	14.7	20
Cu (mg)	0.8	0.24	0.24	1.5
Mn (mg)	0	0.53	0.53	6.5
I (μg)	0	—	—	150
Se (μg)	56	7	20	100
Cr (μg)	0	4	*8	65
Mo (μg)	0	—	—	◎
食物繊維 (g)	0.4	6.7		*1.5/*2.0
NPC/N比	—	—	—	—
n-6/n-3比	0	—	—	—
浸透圧 (mOsm/L)	650～700	790	900	—
容器	紙パック	カートカン	カートカン	紙パック

ブイ・クレスBIO(ビオ)ピーチ	ブイ・クレスニューベリーズ	ブイ・クレスグルコサミンマンゴー	ブイ・クレスCP10(シーピーテン)ミックスフルーツ	ブイ・クレスCP10(シーピーテン)ゼリーミックスフルーツ
ニュートリー	ニュートリー	ニュートリー	ニュートリー	ニュートリー
ニュートリー	ニュートリー	ニュートリー	ニュートリー	ニュートリー
ブドウ糖(国内製造)、ガラクトオリゴ糖、砂糖、ピーチ果汁、焙焼蜜、還元水飴、乾燥酵母、乳酸菌/V.C、乳酸Ca、香料、V.E、クエン酸鉄Na、増粘多糖類、ナイアシンなど	ガラクトオリゴ糖(国内製造)、果汁(ストロベリー、ブルーベリー)、ブドウ糖、乾燥酵母、コエンザイムQ10/V.C、乳酸Ca、香料、V.E、増粘多糖類、酸味料など	ブドウ糖(国内製造)、ガラクトオリゴ糖、マンゴー果汁、乾燥酵母、コエンザイムQ10/グルコサミン(微生物由来)、V.C、乳酸Ca、香料、V.E、増粘多糖類、クエン酸鉄Naなど	コラーゲンペプチド(ゼラチンを含む、国内製造)、ガラクトオリゴ糖、ブドウ糖、果汁(オレンジ、リンゴ、パインアップル、ピーチ、バナナ)、乾燥酵母、コエンザイムQ10/V.Cなど	コラーゲンペプチド(ゼラチンを含む、国内製造)、砂糖、ブドウ糖、果汁(オレンジ、リンゴ、パインアップル、ピーチ、バナナ)、乾燥酵母、コエンザイムQ10/V.Cなど
			ゼラチン/りんご/オレンジ/もも/バナナ	ゼラチン/りんご/オレンジ/もも/バナナ
もも	無し	無し		
139	500	156	156	72.7 g
0.3	1.2	0.9	15.0	10.9
0	0	0	0	0
25.6	24.0	25.4	10.0	14.1
123	480	140	138	42
375	1200	375	374	273
6.9	22	6.9	6.9	5.0
25 mg	80 mg	25 mg	25 mg	18 mg
—	—	—	—	—
3.8	12.0	3.8	3.8	2.7
3.8	12.0	3.8	3.8	2.7
19	60	19	19	14
6.3	20.0	6.3	6.3	4.5
12.5	40.0	12.5	12.5	9.1
688	2200	688	688	500
13	40	13	13	9
63	200	63	63	45
625	2000	625	625	454
13	16	18	53	35
—	—	—	—	—
19	56	37	37	12
78	320	88	94	68
1	8	0.9	1	0.9
6	16	5	5	6
5.6	0	63	6.3	4.5
13	48	15	15	11
0	0	0	0	
—	—	—	—	—
—	—	—	—	—
56	200	63	63	45
—	120	—	—	—
—	—	—	—	—
—	—	—	—	—
1850	496	689	17	32
—	—	—	—	—
—	—	—	—	—
カートカン	カートカン	カートカン	カートカン	カップ

製品名	一挙千菜ドリンク ピーチ味	HINEXリハデイズ コーヒー風味／ フルーツミックス風味	アルジネード みかん味	アルジネードウォーター
製造会社	フードケア	大塚製薬工場	ネスレ日本	ネスレ日本
販売会社	フードケア	大塚製薬工場	ネスレ日本	ネスレ日本
主原料	もも(中国産)，種類(砂糖，果糖ぶどう糖液糖，ぶどう糖)，発酵乳(殺菌)，亜鉛イースト，銅イースト，セレンイースト，マンガンイースト，クロムイースト／トレハロースなど	マルトデキストリン，乳たんぱく質(乳成分を含む)，中鎖脂肪酸トリグリセリド，シトルリン／ロイシン，安定剤(セルロース，増粘多糖類)，乳化剤，炭酸Ca，香料など	しょ糖，デキストリン，乳清たんぱく質(乳成分を含む)，酵母調整品，酵母エキス／アルギニン，酸味料，甘味料(ステビア)，香料，カロテノイド色素	デキストリン，しょ糖／アルギニン，酸味料，紅花色素，甘味料(スクラロース)，香料
アレルギー表示特定原材料	乳成分／もも／大豆	乳成分／りんご	乳	無し
100kcal相当量 (mL)	156	78	125	125
たんぱく質 (g)	0.6	6.9	5.0	2.5
脂質 (g)	0.1	1.39	0	0
炭水化物(糖質+食物繊維) (g)	24.2	15	20.0	22.5
水分 (g)	140	*61.4	107	107
ビタミンA (μgRAE)	150	0	150	―
ビタミンD (μg)	1.4	12.5	2.4	―
ビタミンE(mgα-TE)	24	0	5.0	―
ビタミンK (μg)	0	0	―	―
ビタミンB₁ (mg)	1.1	0.41	0.90	―
ビタミンB₂ (mg)	1.1	0.44	0.80	―
ナイアシン (mgNE)	12.2	0	10	―
ビタミンB₆ (mg)	1.5	0.56	1.00	―
ビタミンB₁₂ (μg)	2.5	0	―	―
葉酸 (μg)	212	0	100	―
パントテン酸 (mg)	4.0	0	5.0	―
ビオチン (μg)	52	0	―	―
ビタミンC (mg)	600	0	500	―
Na(食塩相当量) (mg)	96	20.7~50.2	55	0
Cl (mg)	―	*11.3	―	―
K (mg)	51	*53.3	30	―
Ca (mg)	115	125	20	―
Mg (mg)	3.6	*7.56	3.5	―
P (mg)	19	*77.5	630	225
Fe (mg)	8.6	0	7.0	―
Zn (mg)	14	0	10.0	10.0
Cu (mg)	0.9	0	1.00	1.00
Mn (mg)	1.7	0	―	―
I (μg)	―	0	―	―
Se (μg)	76	0	50	―
Cr (μg)	15	0	―	―
Mo (μg)	―	0	―	―
食物繊維 (g)	0.6	Tr	0	0
NPC/N比	―	68	67	113
n-6/n-3比	―	Tr	―	―
浸透圧 (mOsm/L)	711	約480	960	590
容器	紙パック	紙パック	テトラパック	テトラパック

付

録

アイソカル クリア ピーチ風味	エンジョイArgina（オレンジ味）	エブリッチドリンク コーヒー風味	エブリッチドリンク Sara アップル風味	エブリッチドリンク すいすい ミックスフルーツ風味
ネスレ日本株式会社	森永乳業	守山乳業	守山乳業	守山乳業
ネスレ日本株式会社	クリニコ	フードケア	フードケア	フードケア
デキストリン，しょ糖，乳清たんぱく（乳成分を含む），香料	でんぷん分解物，グラニュー糖，コラーゲンペプチド，難消化性デキストリン，乾燥酵母／アルギニン，酸味料，グルコン酸亜鉛，クエン酸鉄Naなど	デキストリン（国内製造），砂糖，植物油脂，難消化性デキストリン，大豆たん白，食塩，カゼインNa（乳由来），香料，乳化剤，安定剤（セルロース，カラギナン）など	デキストリン（国内製造），コラーゲンペプチド（ゼラチンを含む）／pH調整剤，香料，V.C，グルコン酸亜鉛，甘味料（スクラロース，アセスルファムK），V.B2，V.B6など	デキストリン（国内製造），水飴，コラーゲンペプチド（ゼラチンを含む），乾燥酵母／pH調整剤，香料，V.C，紅花色素，カラメル色素，ピロリン酸鉄，ナイアシンなど
乳	乳成分／大豆／ゼラチン	乳／大豆	ゼラチン	ゼラチン
100	62.5	62.5	62.5	78.1
5	2.5	4.1	4.0	5.0
0	0	2.7	0	0
20	23.55	16.4	21.0	20.0
84	46	46.8	47.3	62.5
—	88	未検出	0	0
—	0.8	未検出	0	0
—	3.0	0.2	0	0
—	—	未検出	0	0
—	0.45	未検出	0.25	0.38
—	0.50	0.02	0.25	0.41
—	6	0.8	0	4.1
—	0.6	0.01	0.25	0.44
—	0.9	0.1	0.4	—
—	100	1	0	31
—	2.35	未検出	0	—
—	12.5	—	—	12.5
—	250	未検出	18	16
—	0〜20	82	9〜49	17
—	*0.5	—	—	—
—	*1	3	0	(0)
—	40	4	1	—
—	*0.3	1	0.1	—
*105	*0	40	0	(3)
—	3.8	0.1	0	1.4
—	5.0	2.1	2.0	2.2
—	0.5	0.2	0	0.18
—	*0.01	—	—	—
—	—	—	—	—
—	2.5	—	—	—
—	*1	—	—	—
—	*0	—	—	—
—	1.0	1.6	0	0
—	—	—	—	89
—	—	53	0	—
546	900	573	666	470
紙パック	紙パック	紙パック	紙パック	紙パック

製品名	バランス献立PLUS 栄養プラス プレーンヨーグルト味	アバンド (オレンジ味)	GFO	オルニュート マスカット味
製造会社	—	アボット ジャパン	大塚製薬工場	—
販売会社	アサヒグループ食品	アボット ジャパン	大塚製薬工場	キリンホールディングス
主原料	砂糖，乳タンパク，デキストリン，水溶性食物繊維，ドライトマトエキス，還元水飴，パラチノース/トレハロース，クエン酸，安定剤(大豆多糖類，ペクチン)，乳酸など	カルシウムHMB，粉末オレンジジュース，ショ糖，植物油脂(中鎖脂肪酸油)/L-グルタミン，L-アルギニン，クエン酸，香料(オレンジ由来)など	ポリデキストロース，ラクトスクロース，デキストリン，砂糖/グルタミン，グアー分解物，酸味料，酸味料，香料，甘味料(スクラロース)	オルニチン，還元麦芽糖水飴/グルタミン，V.C，酸味料，甘味料(アスパルテーム・L-フェニルアラニン化合物)，グルコン酸亜鉛，糊料(プルラン) 香料，V.A
アレルギー表示特定原材料	乳/大豆	無し	無し	無し
100kcal相当量 （mL)	100	30 g	42 g	25 g
たんぱく質 (g)	6.6	17.5	10.0	15.5
脂質 (g)	0	0	0	0
炭水化物(糖質+食物繊維) (g)	19.1	9.9	31	9
水分 (g)	*83.4	0	1袋を水100〜150 mLに溶解	◎
ビタミンA （μgRAE)	320	0	0	750
ビタミンD （μg)	3.6	0	0	—
ビタミンE (mgα-TE)	2.0	0	0	—
ビタミンK （μg)	—	0	0	—
ビタミンB₁ (mg)	0.12〜0.8	0	0	—
ビタミンB₂ (mg)	0.44	0	0	—
ナイアシン (mgNE)	5.4	0	0	—
ビタミンB₆ (mg)	0.4	0	0	—
ビタミンB₁₂ （μg)	1.3	0	0	—
葉酸 （μg)	64	0	0	—
パントテン酸 (mg)	0.36〜3.2	0	0	—
ビオチン （μg)	—	0	0	—
ビタミンC (mg)	8〜56	0	0	2500
Na(食塩相当量) (mg)	—	3.0	1.4	*0(食塩相当量)
Cl (mg)	—	0	0	—
K (mg)	*43	0	0	0
Ca (mg)	96	250	0	—
Mg (mg)	*73	0	0	—
P (mg)	*85	0	0	*検出せず
Fe (mg)	*0.06	0	0	—
Zn (mg)	*0.50	0	0	30.0〜37.5
Cu (mg)	*0.008	0	0	—
Mn (mg)	—	0	0	—
I （μg)	—	0	0	—
Se （μg)	—	0	0	—
Cr （μg)	—	0	0	—
Mo （μg)	—	0	0	—
食物繊維 (g)	1.6	—	13.9	—
NPC/N比	—	—	15.32	—
n-6/n-3比	—	0	—	—
浸透圧 (mOsm/L)	—	461(240 mLの水で溶解した場合)	—	—
容器	紙パック	袋	アルミパウチ	アルミスティック

エンジョイプロテイン	エンジョイプロテイン Fez	キャロラクト-F	明治メイプロテイン
森永乳業	森永乳業	味日本	明治
クリニコ	クリニコ	ニュートリー	明治
乳清たんぱく質粉末/レシチン	乳たんぱく質, 乳清たんぱく質消化物, コラーゲントリペプチド含有ゼラチン加水分解物, デキストリン, 乾燥酵母, レシチン, 炭酸カルシウム, グルコン酸亜鉛など	ニンジンパウダー(国内製造), デキストリン, ニンジンエキスパウダー, 乳酸菌	乳清たんぱく質, デキストリン/カゼインNa, 炭酸Ca, レシチン, グルコン酸亜鉛, ピロリン酸鉄, (一部に乳成分・大豆を含む)
乳成分/大豆	乳成分/大豆/ゼラチン		乳成分/大豆
26.8 g	26.2 g	30 g	27 g
24	21	1.74	22
0.3	0.5~1.3	0.36	0.3
0.3	2.0	25.3	2.6
1.6	1.2	1.2	◎
—	377	—	◎
—	—	—	◎
—	—	—	◎
—	*227	—	◎
—	0.84	—	*0.01
—	0.84	—	*0.13
—	—	—	*8.0
—	0.84	—	*0.002
—	1.26	—	*0.9
—	126	—	*20
—	—	—	◎
—	—	—	◎
—	—	—	◎
161	79	210	178
—	—	◎	◎
*8~19	—	330	*10.5
—	105	—	335
—	52	◎	*2.3
13	118	55.2	*85
—	6.3	—	15
—	10.5	—	15
—	0.4	—	*0.01
—	—	—	*0.03
—	—	—	◎
—	—	—	*5
—	—	—	◎
—	—	—	◎
—	—	5.6	◎
—	—	◎	—
—	—	◎	—
—	—	◎	—
アルミスティック/アルミ袋	アルミ袋	小袋(アルミ)	アルミスティック(分包)/アルミパウチ(大袋)

索 引

事項索引

輸液・栄養剤索引

※太字は, 付録「Ⅵ. 経腸栄養剤一覧」収載頁を示す.

**メディカルスタッフのための
栄養療法ハンドブック（改訂第3版）**

2014年3月10日	第1版第1刷発行
2017年4月20日	第1版第2刷発行
2019年2月25日	第2版第1刷発行
2022年6月20日	第2版第3刷発行
2024年2月20日	改訂第3版発行

編集者　佐々木雅也
発行者　小立健太
発行所　株式会社　南　江　堂
〒113-8410 東京都文京区本郷三丁目42番6号
☎（出版）03-3811-7198　（営業）03-3811-7239
ホームページ　https://www.nankodo.co.jp/

印刷・製本　公和図書
装丁　渡邊真介

Handbook of Nutrition Therapy, 3rd Edition
©Nankodo Co., Ltd., 2024

Printed and Bound in Japan
ISBN978-4-524-20684-1

定価はカバーに表示してあります.
落丁・乱丁の場合はお取り替えいたします.
ご意見・お問い合わせはホームページまでお寄せ下さい.

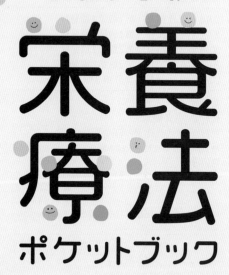